岭南针药相须流派
医案医话

李滋平 梁兆晖 主编

针药并用治验集

SPM 南方出版传媒

广东科技出版社 | 全国优秀出版社

·广州·

图书在版编目（CIP）数据

针药并用治验集：岭南针药相须流派医案医话 / 李滋平，梁兆晖主编 . —广州：广东科技出版社，2022.1
ISBN 978-7-5359-7785-4

Ⅰ . ①针…　Ⅱ . ①李…②梁…　Ⅲ . ①针灸疗法②中药疗法
Ⅳ . ① R245 ② R243

中国版本图书馆 CIP 数据核字（2021）第 236026 号

针药并用治验集——岭南针药相须流派医案医话
Zhen-yao Bingyong Zhiyanji — Lingnan Zhenyao Xiangxu Liupai Yi'an Yihua

出 版 人：严奉强
责任编辑：黎青青　潘羽生
封面设计：彭　力
责任校对：李云柯
责任印制：彭海波
出版发行：广东科技出版社
　　　　　（广州市环市东路水荫路 11 号　邮政编码：510075）
销售热线：020-376074133
http://www.gdstp.com.cn
E-mail：gdkjbw@nfcb.com.cn
经　　销：广东新华发行集团股份有限公司
排　　版：创溢文化
印　　刷：广州市彩源印刷有限公司
　　　　　（广州市黄埔区百合三路8号　邮政编码：510700）
规　　格：787mm×1 092mm　1/16　印张25.25　字数500千
版　　次：2022年1月第1版
　　　　　2022年1月第1次印刷
定　　价：98.00元

如发现因印装质量问题影响阅读，请与广东科技出版社
印制室联系调换（电话：020-37607272）。

编委会名单

总顾问：郑宗昌　符文彬

主　编：李滋平　梁兆晖

副主编：马　瑞　李健敏　尹力为　罗　丁

编　委：（按姓氏笔画）

马　瑞　马瑞霞　王孟雨　尹力为　江穗征

李南臻　李健敏　李滋平　汪燕玲　张　田

陈晓彦　陈雅芳　林畅航　罗　丁　罗宇轩

周荣富　段颖钰　徐书君　黄云城　黄演芬

梁兆晖　彭颖君　赖蕾芯　魏翠颖

序

自古以来针药从不分家，"岐伯曰：当今之世，必齐毒药攻其中，镵石、针艾治其外也"。意即在当今社会，治疗疾病应包含针艾外治与中药内治，如此才可收效良好。今岭南针药相须流派传承人李滋平主任意将流派的临床经验及经典医案总结整理于此，以资中医学者共同探讨针药相合之魅力，并邀请我为此书作序，深感荣幸！

此书秉承实用主义精神，将临床常用的针刺技术与李滋平主任门诊常见病例诊治经验归纳于此，详细记录了临床常见病的相关内容，有机整合了针药相须的学术思想与临床应用，使读者对其治疗疾病的思路和方法有整体认识，也更清楚地了解相关疾病在临床上的有效治疗方法。因此，我认为此书在传承到发扬的过程中都散发着中医针药相须的魅力，符合当代读者的阅读需求，值得读者深入学习探讨。

针灸作为中医文化之精粹已被世界上绝大多数国家所认可，中药又因其独特的理论体系和治疗作用获得了广大患者的青睐。针药相须流派将两者强强联合，旨在发挥中医的最大功效，从而更加快捷地祛除患者病痛。医者仁心，帮助患者减轻乃至消除病痛是每位医务工作者共同的心声，我相信在我们共同的努力下，针药相须流派未来的发展会越来越好，同时，我也期待越来越多的中医人能够积极加入针药并用的行列中，发挥它们的最大治疗效力。

国医大师

2021年6月于羊城

中医历史上，一直有针药并用、杂合以治的观点。针灸和中药的理论起源于《黄帝内经》，其中《灵枢》专门对针灸理论和方法做出了论述，后世继承其理论并使其进一步发展，涌现出一批针药俱精的医家。如张仲景，他继承了《内经》针药各有所宜这一学术观点，并有所丰富和发展。唐代著名医家孙思邈积极倡导针药兼用、针灸并重的观点，他说"针灸而不药，药不针灸，尤非良医"。他认为"知针知药，固是良医"，把精通针药作为评判良医的一个标准。金元四大家也是擅长针药并用的医家，其理论、临床医案都体现了针药合用方得为上医的思想。如李东垣立足脾胃论治，创立名方补中益气汤，同时针灸足三里、太白、公孙等穴，加强补益脾气之功。明代著名针灸学家高武，针对当时"活人之术止于药，故弃针与灸而莫之讲"的重药轻针轻灸思想，严厉批评只会用药，"非药饵所能愈，而必使夫刺者，则束手无策，自愧技穷"的倾向，指出"针灸药，皆为医家分内事""针灸药三者得兼，而后可与言医""针灸药因病而施者，医之良也"，医生只有技术全面，才能随时根据病情采用不同的治疗方法。同时代的杨继洲在其著作《针灸大成》中也反复论证"针灸药不可缺一"的论点，他认为针灸、药物各有所长，不能互相取代。

岭南针药相须流派以针灸药并举为核心，起源于近代岭南名医夏祥麟，后经由历代传承人的继承与发展，逐渐成为一个具有鲜明特色的学术流派。针刺灸熨，决凝开滞，由外而达内；汤液酒醪，调燮脏腑，由内而及外。针药相须的核心在于主张在临床上针灸药并举，针、灸、药因疾而施，互相配合。岭南针药相须流派认为针刺善于解形体外部之苦，而精确选穴、治神与得气是针刺治疗取效的三大要素，针刺的主要功效在于调气通络，使气血循行有道。

本书分为四个章节。第一章主要介绍岭南针药相须流派的发展源流、传承脉络和代表性传承人，并收录了流派代表性医家的医话访谈；第二章系统地介绍了流派的核心学术思想，列举了流派的特色诊断方法、辨治原则和临床应用特点；第三章是流派的临证经验集萃，分类介绍了疾病的诊治方案和思路，侧重于流派对各种疾病的辨证论治原则和方法，包括处方取穴、用药及特色技术的运用；第四章是流派利用现代技术的方法和应用总结。本书力求与广大读者分享流派的诊治特点和特色技术的精髓，为岭南中医流派的传承尽一份绵薄之力。由于时间仓促，书中内容欠完善之处，请广大同行不吝赐教。

本书承蒙国医大师禤国维教授厚爱，亲自作序，在此表示衷心感谢！

目 录

第一章 岭南针药相须流派源流与传承

第一节　追源溯流　医道传承

　　岭南针药相须的思想源远流长，最早可追溯到东晋著名道教理论家、炼丹家和医药学家，被誉为"南医之祖"的葛洪（283—363，字稚川，号抱朴子。丹阳句容人，即今江苏省句容县人）。葛洪年轻时曾任属官、咨议、将军等职，但苦于战乱的流离失所，他晚年决意放弃仕途，遁隐罗浮山，修炼丹药，钻研医术。葛洪在隐世游历的过程中行医救人，并记录了大量救急用的药方，而且方中的药物均易于获得、价格便宜，后将其笔录编辑成册——《肘后备急方》，即可以备于肘后，随时参考的应急书（见图1-1）。全书不用难得的药，简要易明。书中最早记述了结核，葛洪称其为"尸注"，染上这种疾病后会有发热畏寒、全身倦乏、精神恍惚等不适，甚则日渐消瘦、日久丧命，且该病还会互相传染，病情复杂。除此之外，书中还记载了天花、恙虫病、狂犬病等病的治疗，所以葛洪是世界医学史上最早观察和记载结核、天花、恙虫病等传染病的医药学家。不仅如此，葛洪将内、外、妇、儿、五官、神经科等30余类、共61种病证，如尸厥、心痛、霍乱、疟疾、中风、腰痛、痈疽、奶发、颓疝等，以及近百个针灸处方，收录于《肘后备急方》。书中记录的针灸处方中，大部分是用以救治急症，其中爪切人中穴救治晕厥的方法，沿用至今。《肘后备急方》还首次记述了应用脐中四周、腰眼、十宣、中魁、内踝、外踝等经外奇穴以治疗急症。他所撰之《肘后救卒方》和《玉函方》，虽此两书已佚，但有古籍如此评价二者："余所撰百卷，名曰《玉函方》，皆分别病名，以类相续，不相杂错，其《救卒》三卷，皆单行

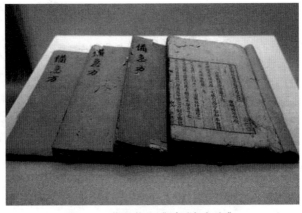

图1-1　葛洪著作《肘后备急方》
（摄自广东中医药博物馆）

径易，约而易验，篱陌之间，顾眄皆药，众急之病，无不毕备，家有此方，可不用医。"可见葛洪在中医急症医学方面的贡献之突出。此外，葛洪另撰有《抱朴子内篇·仙药》，书中记载了多种药用植物的形态特性、主要产地、入药部分及其治疗作用等，对后世中医药的发展具有重大影响（见图1-2）。

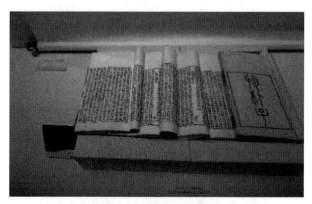

图1-2　葛洪著作《抱朴子》
（摄自广东中医药博物馆）

葛洪曾师承南海郡太守鲍靓，修炼道术，鲍靓对其钟爱有加，将女儿鲍姑（309—363，名潜光。先祖鲍宣原籍东海高城，即今河北省盐山县，后迁徙上党，即今山西省长治市，鲍姑幼时随父亲鲍靓迁徙广东南海，定居岭南）许配给葛洪。受父亲影响，鲍姑亦精通医术，与葛洪一同悬壶济世，曾于广东南海、广州、惠阳等多地行医、采药，所到之处的县志、府志均记载了其事迹（见图1-3）。据载，鲍姑尤擅灸法，对治疗赘瘤、赘疣等疾病颇有心得。游历至广州行医时，鲍姑就地取材，采摘广州越秀山脚满地生长的红脚艾，灸疗赘瘤、赘疣，疗效显著。《羊城古钞》对此有述："每赘疣，灸之一炷，当即愈，不独愈病，且兼获美艳。"当地事志中都把鲍姑奉为仙人，称为鲍仙姑，她制的艾也被称为"神艾"。《肘后备急方》中对灸法阐述颇多，近百条针灸处方中，八成以上是灸方。该书首创隔盐灸、隔蒜灸、隔椒灸等间接灸法，并详细记述了各种灸法的作用、操作方法、注意事项等，对中医学之灸法作出了巨大贡献。在介绍灸法处方时，指出"灸坦言其分寸，不名孔穴，凡人览之，可了其所用"，鼓励不懂针灸穴位的人也可学习灸法治疗疾病，强调灸法的易学易用。据载，鲍姑是我国医学史上的第一位女灸家，虽其一生未有著作，但《肘后备急方》中包含的丰富的灸方可能与擅长灸法的鲍姑有着密切的关系，从中可参悟鲍姑对葛洪的施治理念产生了一定的影响。葛洪诸籍含有丰富的中药方剂、针灸等中医治疗方法，其与鲍姑对后世中医药及针灸学的发展影响颇深，为后世发展针药相须治疗疾病奠定了基础。

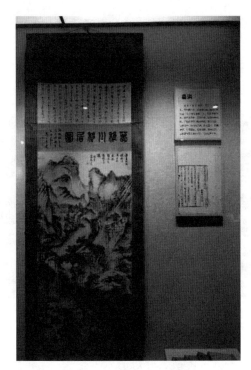

图1-3 《葛稚川移居图》

（摄自广东中医药博物馆）

至宋元时期，各家学术争鸣，促使中医细分为多学科发展，同时，印刷术的应用为医学专著的流传提供了便利的渠道，促进了岭南地区中医知识的普及，针药相须治疗的思想亦随之茁壮成长。南宋刘昉（生卒年份不详，字方明，宋代海阳东津人，即今潮州市，进士出身，官至直龙图阁直学士）因见小儿疾苦甚深，当时又无儿科全书供大夫参考以施治，遂汇集前贤之所著中关于儿科的论述，另外又搜集了许多民间儿科验方及私人藏方，将小儿诸疾之治法，丸、散、膏、丹等用药，针法、灸法、外治法等收录于一书，编成《幼幼新书》（见图1-4）。书中设有针灸专篇，如"灸脐法""灸二十四第十""灸痫法""无辜针烙法第二"等，其余灸法条文散见于各篇章中，据统计，书中收录的灸法处方多达204条。除此之外，还收录了"取穴图""用尺寸取穴法""艾炷大小法"等对取穴与艾炷的大小进行标准化的内容，可见岭南地区的针灸治疗技术在南宋时期已经快速发展。最早的灸法专著《骨蒸病灸方》（唐代崔知涕著）现虽已佚失，但《幼幼新书》完整地保留了此书，因而《幼幼新书》具有重要的文献价值，不仅如此，《幼幼新书》为宋以前儿科学之集大成者，对儿科临床有较高的参考价值。世传岭南自古气候恶劣，潮湿溽热，朝中每有贬官流放者，皆下派至此地。

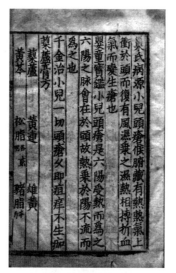

图1-4 刘昉《幼幼新书》（卷三十八）
（图片来自网络）

元代释继洪（约1208—1289，号澹寮，河南汝州人，幼年因家贫被送往寺中为僧，法名继洪，俗名不详）因从小聪明好学，且有名师指导，25岁便精通文学、医学、天文学等多个学科，被授予"师"的称号，准予单独外出从事佛教与医疗活动。曾先后多次云游岭南的柳州、熙平、连州、五羊、封州等地区，期间发现岭南地区瘴疟、虫蛊盛行，但又迫于缺乏医疗人员及药物，导致瘴疟、虫蛊致死者十有八九。释继洪对此深感同情，在宗教活动之余，义务为百姓治病防病。据载，释继洪医术精湛，在看病时根据患者的禀赋、性情、性别，以及当地的环境、气候来仔细诊察证候，将三因制宜的原则融入诊疾及用药当中，疗效如神，深受岭南人民爱戴。他认为岭南瘴病与当地的气候及环境息息相关，对瘴病的诊治有一番见解，并将自己丰富的临床经验总结并记录至其专著中，先后著有《岭南卫生方》《澹寮集验秘方》《卫生补遗回头瘴说》《指要方续论》《治瘴续说》《蛇虺螫蛊诸方》《治瘴用药七说》等籍。其中《岭南卫生方》《澹寮集验秘方》两书出版后，受到国内外医学家的关注与重视。15世纪，朝鲜著名医学家金礼蒙编纂巨著《医方类聚》时，引用释继洪专著《澹寮集验秘方》中逾百条方药。另《岭南卫生方》同时辑录了宋元时期诸多医学著作中关于岭南地区瘴疟等多发病证的证候、有效方剂等资料，还结合了其自身的临床经验，将"蛊毒"、药毒及杨梅疮等病的诊治收录于书中。《岭南卫生方》曾在元、明代经4次刊印，远在日本也有其多种刻本，被誉为"南海明珠"，为岭南中医药发展之崛起打下基础，对岭南地区的医学史、卫生史具有一定的影响。

明清时代，随着社会经济和科技文化的充分发展，中医药学达到成熟的高峰，同时也是岭南针药相须思想蓬勃发展的时期。此前岭南本草的发展以加工、炮制药材和运用外地药物为主，对本地草药研究尚浅，只是民间相传，鲜有记载。明代时期，岭南地区经济文化进一步发展，学说、学派推陈出新，一部分以儒通医的知识分子开始致力于研究岭南中草药的使用，以满足当时药物稀缺的现状。而丘濬、龚廷贤、何克谏等便是在这样的大背景下与中医药结缘。丘濬（1421—1495，字仲深，号深庵、琼山，别号琼台。琼山下田村人，即今海南省海口市琼山区）是明代著名政治家、理学家、史学家、经济学家、文学家和医学家，出生于医学世家，从小好学，过目不忘，聪慧过人，历任礼部侍郎、礼部尚书、太子太保等高官，并兼任文渊阁大学士（见图1-5）。在读《通志略·序文》《日华子本草》《图经本草》《汤液草本》等书时，遗憾作者对草药的描述较为片面及局限，为读书之人不能根据书中所述将中药为己所用而感到可惜，欲将自己对本草的认识辑录成书，却困于当时的官职，无法抽身于天下尝百草。故以《周礼》五药为目，撰《本草格式》及条例一则，专论中药性味功效，若日后国家编修本草书目，他认为也可参考此格式，书中序言有云："医书之有本草如儒家之有字书也，不识字者断不能为文，不识药者又安能治病哉？"他虽未将《本草格式》写成一部完整的专著，但为李时珍的《本草纲目》打好了框架，为后世的本草专著的刊行打下了坚实的基础。另外，丘濬为针灸学在岭南的传播同样作出了重要的贡献，他参照宋代针灸医家王惟一《铜人腧穴针灸图经》进行复刻与重绘，同时根据自身的临床经验，为书中内容添加校订，撰成《重刊明堂经络前图》《重刊明堂经络后图》《群书抄方》等针灸专著，对后世发展岭南针药相须治疗具有一定的影响（见图1-6）。丘濬在世时虽任高官，却十分清廉。据载，丘濬"自处无异韦布，产业仅能卒岁，第宅逾不齐民，在都城市屋于苏州巷南，规模卑陋，聊蔽风雨"。他病逝时，朝廷派官员为其送葬，其家中除了皇帝赏赐之物外，仅剩数卷图书。弘治皇帝闻讣，叹息痛失人才，遂停止视朝一日以表哀悼，赠"特进左柱国太傅，谥文庄"。

明代龚廷贤（1522—1619，字子才，号云林山人，又号悟真子，江西金溪人）自幼好学，熟读四书五经，因其父龚信为太医院医官，从小耳濡目染，随父学医。龚廷贤深知医术不仅要有深厚的理论知识作支撑，更要有丰富的临床经验，于是他虚心向良师学习，汲取诸医家之精华，将它们融会贯通。经过日积月累的学习和实践，他精通内、外、妇、儿各科疾病之诊治。他认为肾之阴阳虚衰是人体衰老的根本原因，而饮食不洁、情志不畅、房事失节等过度行为皆会加速衰老，创立了"衰老论"，并提出了"善养生者养内，不善养生者养外"的

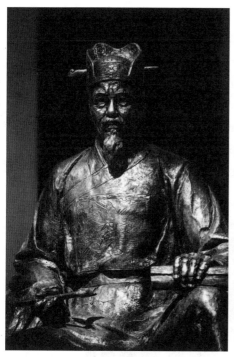
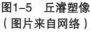

图1-5　丘濬塑像
（图片来自网络）

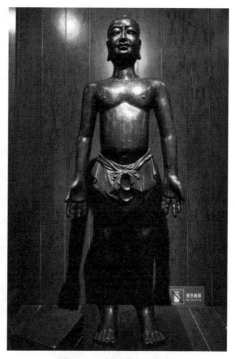

图1-6　针灸铜人模型
（摄自广东中医药博物馆）

观点，反对恣食厚味，反对单纯使用补益药以养生，倡导摄生养性、修心寡欲的生活方式以延年。1588年，开封地区突发流行疫病，染疾者表现为头面、颈项俱红肿疼痛，壮热憎寒，周身疼痛，咽喉肿痛，神志模糊，称此为"大头瘟"。当地大夫按往年瘟疫进行诊治，却未收效，故病死者无数。当时龚廷贤正行医至此，他仔细诊察患者证候及当地气候环境，研究当地医家的理法方药，加上对中医药之己见，反其道而行之，拟牙皂、大黄为君的方药，患者服用后病情得到了缓解，他又对原方进行加减，制成易于大量生产及服用的"二圣救苦丸"，救百姓于水火之中。不久后当地疫情逐渐消散，此后龚廷贤名声大振。1593年，鲁王爱妃患鼓胀，腹大如鼓，皮色苍黄，左胁肋刺痛，坐卧难休，多位太医诊治未效，生命危在旦夕。鲁王忆起五年前龚廷贤治开封疫病一事，便传其入宫为爱妃诊病。他诊脉发现患者脉象散乱，考虑为前人用攻下峻下药损其脾土、加重病情所致，故以参、术培土制水。众医见龚氏所开方药，觉大剂人参恐助邪火、动痰喘，皆不敢命人抓药。鲁王亦表示疑虑，龚廷贤只好无奈将人参减量。妃子饮一剂后，当夜便可安睡。连续饮用几天，便肿胀渐消，气色转佳。鲁王大喜，欲重金酬谢，龚廷贤婉拒，让鲁王越发赏识他，下令资助龚氏刊行其医学著作，广散天下。这便是其专著《鲁府禁方》的来源。后他被赐予"天下医之魁首"的称号，并被赠以"医林状元"匾额。尽管龚廷贤能治各科疾病，但他实际上尤擅于诊治儿科疾患，其所著《小儿推拿秘旨》是中国史上第一部中医儿科推拿专著，书中介绍了各种小儿推拿手法及所主病证，并附有插图指导手法操作，内容丰富生动。龚氏一生著作颇丰，如《万病回春》《济世全书》《云林神彀》《寿世保元》《种杏仙方》《鲁府禁方》《医学入门万病衡要》《眼方外科神验全书》《本草炮制药性赋定衡》《秘授眼科百效全书》《痘疹辨疑全录》等，其中《万病回春》和《寿世保元》流传最广（见图1-7）。

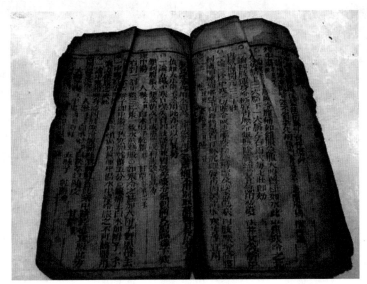

图1-7　龚廷贤《寿世保元》
（图片来自网络）

何克谏（约生于1633年，殁年不详，名其言，号青罗山人，广东番禺人）生于清初广东番禺沙湾镇的一个名声显赫、崇尚诗书礼仪的望族，家中历代均有入朝任官者。而何克谏出生的时期正好处于明清朝代更替之时，世间动荡不安，纷争四起，民不聊生。加上当时岭南地区交通不便，经济也较中原落后，导致当地医疗条件匮乏，医药稀缺。故何克谏未立志登科为官，而是开始学习医理，收集并整理岭南民间使用中草药治病的验方，并游遍岭南地区，期间进行采药及行医。他将粤东当地中草药的生长特性、形态、功效、用法，以及结合自己多年治病用药的经验，辑录成一部专著——《生草药性备要》。这是岭南第一部地方性民间草药专著，书中以药为纲，指导使用粤东当地中草药治病，疾病种类涵盖了各科多达250余种，治疗方法简单，治疗手段丰富，对当世及后人学习岭南地区中药均有很大帮助。《生草药性备要》是最早载有破布叶这一中药的专著："破布叶，味酸，性平，五毒。解一切蛊胀，清黄气，清热毒。作茶饮，去食积。又名布渣叶。"王老吉、邓老凉茶等多种广式凉茶里均加入了这味中药，布渣叶现在被广泛应用于临床。此外，书中的药名、用词均十分富有粤语方言特色，如滴滴金（天胡荽）、水君叶（使君子）、钱贯草（金钱草）等，记载珍珠草"味劫"（味涩）、黄花雾具有"埋口"（愈合伤口）的作用、磨盆茶治疗"扭肚"（腹痛）等。另外，他倡导药食同源，与侄子何省轩首次对岭南地区的膳食食疗进行总结，共同编著了《增补食物本草备考》（见图1-8），书中记载了许多日常食物具有的药效、同种食材的南北差异、其毒副作用及解毒方法和特殊体质人群的食用禁忌等，为百姓在家中以饮食进行瘥后调理提供了重要参考。其书中提及使用万年青治疗热咳，需"取叶同煲猪精肉食"；以苦楝根"退热"，宜"用二皮同片糖煲水"；运用钱贯草以消热毒利小便，要"煲粥食"；桑寄生、枇杷叶可以"作茶饮"，入风可饮葱粥，感受寒邪可食干姜粥或饮肉桂酒等，契合了广东地区人们在家中煲汤、煲粥水、煮茶的习惯，许多方法现今仍被沿用。从此，中草药不再唯医者可用，可谓妇孺皆知。

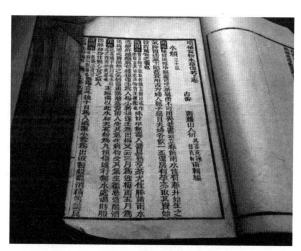

图1-8 何克谏《增补食物本草备考》
（图片来自网络）

陈复正（1690—1751，字飞霞，世称飞霞道士，广东惠州府人）自幼体弱多病，故对中医药有特殊的情怀。他曾游历四方，行踪不定。他行医四十余载，目睹了无数幼儿因庸医误治而夭折，感慨小儿体幼稚嫩，于是广泛搜集前人的儿科专著，取其精华，弃其糟粕，结合自己行医多年的经验，辑成《幼幼集成》。他指出，在治疗小儿疾病时，应重视小儿正气，顾护脾胃生生之气，反对当时部分医家全凭"小儿为纯阳之体"一说而滥用寒凉之药。当时还存在着医者将小儿外感、内伤发热统称为"惊风",而不分虚实乱投以治疗惊风药物,导致无数小儿丧命的情况。陈复正痛彻心扉,主张废除"惊风"病名,应根据病因及证候,分为误搐(伤寒病痉)、类搐(杂病致搐)、非搐(竭绝脱证)三种类型,力纠当时儿科对惊风一病的误识。他提出外感、杂病、脾虚乃小儿痉挛的三大病因,治疗原则应据其病因施以解表、清热、温中,切不可妄行"开关镇附、截风定搐"。有传,从前张氏一个五六岁的女孩子,一天坐着忽然摔倒,作反弓状,眼目翻腾,见白不见黑。儿科医生群集,都作"惊风"治,毫无疗效。三天后,病孩骨露筋浮,病情严重。陈复正诊视患儿后,认为不是惊风,而是太阳少血,寒气伤荣所致。他用厥阴门中当归四逆汤(由当归、桂枝、芍药、细辛、炙甘草、通草、大枣组成)为主方治疗,只用几剂就治好了。此外,他首次总结出观察小儿指纹指导八纲辨证的方法:"浮沉分表里,红紫辨寒热,淡滞定虚实。"《幼幼集成》虽以方药占大幅篇章,书中亦载有针灸处方,如刮痧、引痰、针挑、按摩、热熨、贴敷、艾灸、磁锋砭法等,倡导根据小儿体质选择适宜的外治法结合方药进行治疗。

清代何梦瑶(1693—1764,字报之,号西池,清代广东南海人)早年曾游仕于多地,当时便对中医抱有浓厚的兴趣,后辞官回广东才得以有闲暇钻研中医。他对治疗岭南气候导致的各种温病研究颇深,提出因南北不同气候所致之温病的证候和用药的不同,指出应明确分辨伤寒、温热病及瘟疫的不同。他力纠时人温补之弊,认为在治疗岭南温病时,应依据岭南地区的环境气候和当地百姓的体质选择清温解热之药,初步建立了岭南温病学的框架。何梦瑶对针灸治疗疾病亦颇有见解,可在其著作中略见一斑。如《妇科辑要·经期》:"冲为血海,任主胞胎,详针灸经脉。"《医碥·卷五》(见图1-9)末篇:"奇经之病,当以证诊,勿专恃脉。其病证详针灸奇经病篇。"更著有针灸专著《针灸吹云集》,惜现已佚,但他在《医碥·凡例》中提及此书已成稿。在学习过程中,他敢于质疑,以自身经历验证《黄帝内经》中的理论。他认为五运六气理论应运用于临床辨证中,而不是将其玄化。对于当时医家用药之弊,他在书中自序有云,"或曰:方今《景岳全书》盛行,桂、附之烈,等于岘冈,子作焦头烂额客数矣。人成谓子非医病,实医医,是书出,其时之药石欤?'碥'当作砭。予笑而不敢言"。在其凡例中更明言:"今日桂附之毒,等于刀钜。"何梦瑶是最早全文注解《伤寒论》的岭南医家,并将全注本命名为《伤寒论近言》。该书先后在清乾隆、嘉庆、道光年间广泛流传,后被广东中医药专门学校的教导主任廖伯鲁刊于校报。何梦瑶在家乡更设立了私塾招募学医之徒,传授医理,亲自为学徒编写四诊讲义,撰有《四诊韵语》《本草韵语》《煎药用水歌》等歌诀,把中医学知识简化并高度浓缩，帮助弟子学习中医。他为岭南中医的传承和普及作出了巨大贡献。后人称之为"粤东医界古今第一国手"。

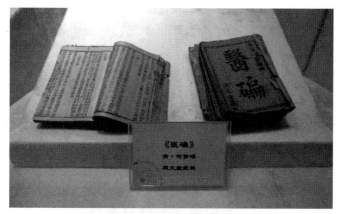

图1-9　何梦瑶著作《医碥》
（摄自广东中医药博物馆）

清代邱熺（1796—1820，字浩川，晚清广东南海人）是在中国传播牛痘术的鼻祖，他将牛痘接种术引进国内，不仅在自己身上进行试种，并著有《引痘略》（见图1-10），帮助国人理解牛痘接种法，以预防天花。三焦者，是人体身上最为关要之府，如同天地之中的三元，总领五脏六腑，营卫经络，通内外左右上下之气。三焦通，则内外左右上下皆通。他提出人的双臂是手少阳三焦经循经之处，在手少阳经之消泺、清冷渊两个穴位上下交连之处接种牛痘，痘毒便可通过皮毛、血脉、肌肉、筋络直接传入人体，使深藏在人体内的胎毒引出体外。另外，他还注重使用中药预防和治疗种痘的不良反应。

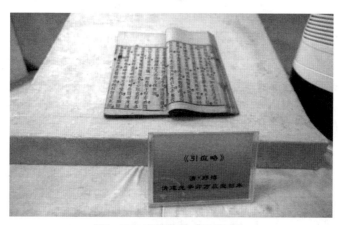

图1-10　邱熺著作《引痘略》
（摄自广东中医药博物馆）

朱沛文（生于1805年，殁年不详，字少廉，晚清广东南海人）出生于晚清的中医世家，当时岭南恰是西医在我国传播最广的地方，因从小好读医书，故他对中西医均有相当的认识，认为中西医"各有是非，不能偏主"。他沟通中西医理论，主张将两者汇通存异以诊治临床疾病。朱沛文曾于西医院学习解剖知识，并将其与中医脏腑理论进行对比。他对"命门""精宫"等名词的概念、位置及作用的解读与历代医家均有所不同，他认为"真阳真阴"对人体的生育、生长等重要生理功能起着调节的作用，与现代医学对神经体液调节功能的阐述异曲同工。朱沛文融汇了中西医之理论，撰有《华洋脏象约纂》（见图1-11），被誉为"中西汇通四大家之一"。

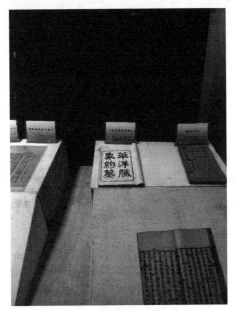

图1-11　朱沛文著作《华洋脏象约纂》
（摄自广东中医药博物馆）

光绪年间，岭南地区鼠疫流行，病死人数高达数十万，因当时通商口岸对外开放，海陆便捷的交通促使了鼠疫的入侵，加之岭南地区湿热的气候，传播规模之大，难以控制，造成了鼠疫的流行。作为岭南医家，罗汝兰（1875—1908年，字芝园，清代广东石城人）面对肆行的鼠疫，悔恨空有一身医术，却无计可施，无方可用。在其穷途末路之时，他偶然拜读《医林改错》一书，书中提出以解毒活血方救治染有鼠疫的患者，他便在此基础上，采取吴鞠通之三焦辨证法，根据不同的症状将鼠疫划分为上中下三焦及直中三焦四类症候以加减用药。因解毒活血方中犀角、羚羊角、藏红花等清热护心之药物稀价昂，他代以相对廉价且易于搜寻的麦冬、竹叶心、石膏、茅根、大青叶、桃仁、苏木等药物，为贫穷的鼠疫患者带来一线希望。他还总结了顺口溜帮助百姓记忆以预防染病："居要通风，卧勿黏地，药取清解，食戒热滞。"另外，罗汝兰针对鼠疫提出了创新性的服药方法，他认为，染疫"尤要初起即急服药""重危之症，必要连追三服""重危之症，初起重剂急追"等。他不拘于服药形式，中药汤剂除了可以内服，还可外涂，针刺放出"毒血"，针药合用以治疗鼠疫危重之证，但切忌贴敷膏药。他的新疗法对当时鼠疫的治愈率高达90%，便将这些治疫经验汇辑一册，于1897年著成《鼠疫汇编》，成为近代流传最广的中医治疗鼠疫的专著。

另外，清代还有许多医家著有对后世岭南针药有影响的专著，如易艮山撰《男妇小儿针灸》，胡天铭撰《金针撮要》，叶广祚撰《采艾编》《采艾编翼》，孔继溶撰《经穴异同考》。以及朱珩著有《针灸秘诀辨证》，梁大川著《经穴撮要歌诀》，赵其光著《本草求原》，林庆铨著《时疫辨》等。

近代时期，西方医学知识逐渐被引进，因西医在诊治疾病上具有科学的理论、精确的设备以及西药速效等特点，导致当时政府的卫生、行政部门均对中医进行了歧视及孤立，后经近代岭南诸多中医医家，如陈伯坛、黄省三等人的努力和抗争，使中医药在学术上发展与创新，形成了中西医并存的局势，争取到了中医在医学界教育和医疗的话语权。

陈伯坛（1863—1938，字英畦，近代广东新会人）虽出生于贫穷的家庭，但从小聪颖过人、勤奋好学，缩衣节食以购买医书，废寝忘食以研读《内经》《难经》《伤寒杂病论》等典籍（见图1-12）。他在广州府学院前开诊所行医期间，秉持着"富者多取而不伤，贫者减免而受惠"的原则，名震一时。当时，两广总督谭仲麟不慎得了外感，一月余仍未愈。谭总督的好友南海知县裴景福推荐他去陈伯坛处就医。裴知县叮嘱他："谭总督此前曾服过三分桂枝便舭血，你切不可用桂枝。"当时正值初夏，谭总督却身着棉衣，且不断地出汗，加上脉象浮弱，陈伯坛诊断谭总督为伤寒桂枝汤证，于是处以桂枝汤原方，并重用桂枝，共一两二钱。桂枝用量是谭总督先前所服的四倍。裴知县见状大惊，若谭总督发生什么差池，不仅陈伯坛，连自己都性命难保，于是当即劝阻陈伯坛。在场的人也认为谭总督不敢服用此重剂。于是，陈伯坛将患者的症状、舌脉以及病因病机，引经据典地写了下来。谭总督看后，对其甚是佩服，亦为之信服，云："此公下笔千言，定有真知灼见。"于是煎服此剂一饮而尽，次日痊愈。陈伯坛善治疑难杂症，用药惯用较大剂量，有"陈大剂"之称，著有《读过伤寒》《读过金匮》《伤寒门径》等，医术高明，被誉为"仲景后身"，曾在广州、香港创办伯坛中医学校，为岭南中医的发展作出贡献。

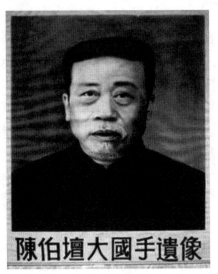

图1-12 陈伯坛遗像
（图片来自网络）

　　黄省三（1882—1965，广州番禺人，现代岭南名医）出生于广州番禺化龙镇一个贫穷乡村医生的家庭，因当时村里尚未有药铺，父亲常常上山采药为乡亲治病。耳濡目染之下，黄省三对中医药产生了浓厚的兴趣。自12岁时父亲溘然长逝后，他在打工维持生计之余，夜以继日攻读父亲留下的医籍。5年后，乡村瘟疫盛行，疫情凶险，村里长辈皆束手无策，便让日夜学习医书的黄省三试着给染疫的乡亲治病。他结合此前所学，诊病细心，用药大胆，长辈见其药到病除，都惊讶无比，连隔壁村的乡里均慕名前来找他看病。黄省三便如此逐渐把疫情控制下来，他的名声也随之而振。1910年，他来到广州市中心的南关西横街（即今北京南路旁），正式开设了自己的第一间医馆"黄崇本堂"并开始行医济世。不幸的是，1924年其在医馆行医过程中，被歹徒勒索，黄省三被迫连夜逃往香港。他初到香港后发现西医的微观理论、实验设施等均比中医更令人信服。于是，他便开始学习英文、日文，钻研外文医学书籍，斥巨资购入显微镜、实验设施，欲以己力结合中西医学。他认为，中医诊治方法较为主观，概念相对模糊，西医虽有更精确的化验及检查设备，但西药副作用却难以避免，故应"取西医之长补中医之短"。在当时，他便尝试使用西医的手段进行诊察疾病，进而处以中医之针药进行治疗，使他对慢性肾炎、麻疹、肺结核、霍乱、伤寒等疾病的诊治有了全新的认识，并且能以中医治疗达到治愈的程度，让他的医术得到了进一步的提高。黄省三将中西医之长融会贯通，对中西医结合学的诞生作出了巨大的贡献，是倡导中西医结合体系的杰出先驱者。他一生著作十余本，如《肺结核实验新疗法》《肾脏炎肾变性实验新疗法》《急性阑尾炎药物新疗法》《白喉病药物新疗法》等（见图1-13），大部分均被奉为医学必读专著，他亦被誉为"南派医学权威"。

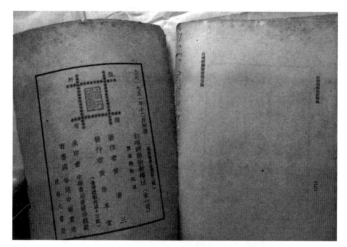

图1-13 黄省三《白喉病药物新疗法》
（图片来自网络）

　　基于岭南历代医家对中医药事业的贡献和影响，中医药发展在民国时期达到了历史巅峰，在此背景下，岭南针药相须流派（以下简称"流派"）逐渐衍生。流派起源于近代岭南名医夏祥麟（字稚威，惠州人氏，1901年5月生于惠州县城，即现惠城区桥东片）（见图1-14）。他出生于龙井巷养志园夏氏书香世家，在清末民初的社会动荡之中，因从小对中医倍感兴趣，毅然投身祖国医学事业，1923年成为了当时岭南地区中医科最高学府——广东省中医药专门学校（现广州中医药大学）第一期的学子。他在攻读中医的三年间接受了系统的中医药教育，并刻苦研习中医药典籍、文献。3年后，他以第一届优秀毕业生的身份，返回家乡惠州开设中医诊所。由于夏祥麟中医药基础知识牢固，行医初期为患者诊治便收效颇佳。又经过多年执业行医积累的临床经验，夏祥麟的医术取得了质的飞跃，其诊断明确，对症施治，针药结合，名震一时，连邻近城乡的乡亲亦慕名而来求医问诊。他治病救人的丰功伟绩不胜枚举，其中以救治一位老人的事例流传最广：曾有一位住在惠州县城惠新中街的老人患有重疾，已意识模糊，命悬一线，其子女便将老人移送至祠堂大厅（惠州的习俗称之为"出厅下"，意思是等将故之人的亲属来到为其送终），并准备好了陪葬用品和棺材等，等待老人办理身后事。但是一子女舍不得老人，便请夏祥麟上门为其行最后的诊治。在当时，医师都忌讳诊治性命垂危的患者，若治不好便会影响自己的名声，故对这种情况不是回避就是婉拒。但是夏祥麟从不计较个人得失，有求必应，竭尽全力诊治老人。他仔细地为老人进行诊察后，立刻为老人施针，同时开中药处方，让家属熬好药后为患者灌服。片刻后，老人便恢复意识，可以对答，病情逐渐好转。后夏祥麟又为其调治了一段日子，让这位老人延寿了几年。此后，老人的儿女多向旁人讲述老人病危及夏祥麟将其抢救的事迹，说老人"出厅下"后，又"翻生"（意思为活过来了）。他从医多年，经常为贫困的患者免费诊治；每逢夏季，他命人每天煲解暑凉茶，请人派发给乡里大众饮用消暑解热；对排成"长龙"的患者，夏老均耐心为他们诊治，等看完所有患者才肯休息。他在惠州行医十余年间，医术高明，医德高尚，救治无数，声名鹊起，被街坊誉为"神医"。夏祥麟为了发展中医药事业，使中医针药后继有人，历经多年调研和考察，在1936年白手起家，亲自筹划，创办了惠州历史上第一所中医学院——惠阳开明中医学校。他亲自担任校长，请同为广东省中医药专门学校毕业的校友陈钦余任教导主任，请刘仕昌（惠州人，当年是惠州名中医，中华人民共和国成立后任广州中医药大学教授，广州市名老中医，2005年已故）以及惠州名中医师余道元、汪少云、夏伯宽等人为任课老师，因经费有限，上课的环境十分简陋，而且学校所用的中药、方剂、针灸等教材均为借用广东省中医药专门学校的课本，或是夏老亲自编写的讲义，但教师和学生均未被这些条件限制，专注于教与学，乐在其中。而夏老的种种善举亦得到了社会各界的倾囊相助，使惠阳开明中医学校的发展逐渐步入正轨。办校三年，期间中医药人才辈出，为岭南中医药学派的发展和传承作出了突出的贡献。

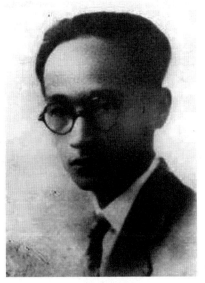

图1-14　夏祥麟
（图片来自网络）

其中林文仰（1918—2004，中华人民共和国成立后任广东省中医院的中医师，针灸科主任）便是惠阳开明中医学校的优秀毕业生，就读期间十分钦佩夏老，认真研读其写下的每一条医理。后林文仰主任至广州就读于广东省中医药专门学校。1955年毕业后留在广东省中医院就职。他继承了夏祥麟针药相须的学术思想，对求诊的患者认真进行四诊。他在继承的基础上有所创新：以针药结合的形式施治，使用针灸治疗疾病的同时，讲求快速进针达到无痛进针，以减少患者的疾苦。他认为，对于年老、正虚等针灸难起速效的患者，应以中药汤剂调理气机后再进行针灸治疗以"气至病所"。林文仰在中医上承岐黄之学，汇通扁鹊、华佗之精要，中采孙真人、杨济时之妙，下纳岭南针灸学派特点，医术与医德兼备，口碑甚佳，深受群众的爱戴，为发展祖国中医药事业、培训医务人才作出重要贡献，成为广东省中医院岭南针药相须流派的重要传承人物。林文仰之子林鹏志子承父业，行医治病，曾任广东省中医院主治医师。1966年，林文仰主任参与了"针麻手术研究小组工作"，普及并推广了针刺麻醉这一技术。20世纪80年代，林文仰主任开始大力发展各种针灸的特色技术。1984年，林文仰主任协同刘炳权、陈全新等专家根据《张氏医通》的经验拟定了天灸贴药处方，并在广东省中医院开展了三伏天天灸疗法，对过敏性鼻炎、哮喘、慢性支气管炎、体虚感冒、消化系统疾患等疾病均有较好的调治作用，得到广大市民的推崇。经过多年发展，现三伏天天灸疗法已在广州全市乃至广东省普及，在全国亦颇有影响。1983—1986年，林文仰主任及多位专家与广东京粤电脑中心合作完成了针灸微电脑诊断教学软件，经省科委主持鉴定通过，并多次在国内外博览会交流展览，获得了一致好评。1987年，由林文仰等多位主任主持及领导，加上所有针灸科医务人员的共同努力下，广东省中医院针灸病房正式成立，这是广东省第二个成立病房的针灸科室。林文仰主任主张病房以针灸治疗为主，中西医结合诊治脑梗死、外伤性瘫痪、血管性痴呆、椎基底动脉供血不足、颈椎病、腰椎间盘突出症等疾病。针灸病房的建立为针灸治疗疑难疾病、救治危急重症提供了保障，为开展针灸示范教学和研究工作提供了场所。此后，针灸病房便由郑宗昌主任负责。

郑宗昌（1941—）是针药相须流派第二代主要传承人，他出身中医世家，早年在上海学习西医，1965年于上海第一医学院医疗系毕业后，先于进修学院当老师，后适逢"四清运动"时期，郑老便去基层行医。当时前来看病的患者患内、外、骨、儿科各类病证都有。其中一个踝关节扭伤的患者曾多处求治，均未见效，辗转多时遂至郑老处求医。郑老苦恼西医没有为其治疗的好办法，但因家人习中医的原因，灵机一动，便尝试以针灸治疗，针刺了七八次后，患者疼痛已去，疗效显著。"四清"结束回来后的第二年就开始"文化大革命"，当时职位高的医生都被遣至农村，郑老则留在了广州，在广东省中医院当了两年医生，期间也给患者做针灸，便对针灸兴趣日渐深厚，感叹祖国医学精粹博大精深，于是前去三元里中医学院深造。学习过程中，郑老认为中西医各有所长：西医的治疗措施对于某个疾病可以起较好的疗效，而中医治疗的优势在于整体论治，对于全身调理还是中医更优。在改革开放的年代、出国热的浪潮中，许多外宾欲重金聘请郑老出国行医，甚至有西医院邀请他任外科医生，但郑老心念中医，心系广东省中医院，欲将中医、针灸发扬光大，均一一婉拒。曾有一位下肢疼痛，尤其以阳陵泉穴附近痛甚的患者来找郑老看病，他考虑到地塞米松有抗炎消肿镇痛的作用，便尝试使用穴位注射为其治疗，用注射器在患者的阳陵泉处注入了小剂量的地塞米松。患者第二天找郑老复诊时，他欣喜若狂地说疼痛已经好了八成。这是郑老第一次使用地塞米松穴位注射治疗疾病，避免了西医静滴导致药物作用于全身循环的局限，巧借中医经络腧穴，使药效集中于该处，以提高疗效。后用这一方法配合针刺治疗多例痛证患者，均收效颇佳。后来，郑老发现有个别体质差的患者使用这种方法治疗后，会出现少许头昏心慌的感觉。经过查阅书籍和自身的思考后，他考虑使用营养神经的药物维生素B_{12}混合胶性钙进行穴位注射，临床使用过程中发现疗效很好，且没有副作用。从此，郑老开创了针药相须流派的特色疗法先河，将中西医的优势汇集于一体，形成流派的针药结合特色。

1972年，在经过十余年的临床观察和经验总结后，郑老推崇使用头皮电针治疗脑血管疾病所致偏瘫。他认为头皮电针与头皮针使用手法的效果是相似的，而前者还兼备电针刺激频率稳定的特点，可以减少患者的痛苦以及节省人力，具有易掌握、易推广的优势。他提出，对于病程较长，且患肢痉挛明显，伴有麻木疼痛或肩关节脱垂、失语的患者，仅用头皮电针治疗疗效欠佳，若配合使用体针治疗，可以有效缓解患肢痉挛等症状。缘患肢疼痛多由肌肉痉挛，或局部软组织损伤引起，故体针取穴应重点取手足少阳经的穴位，如中渚、支沟、风池、风市、阳陵泉等，每次上下肢各取2穴，刺激后不留针。如遇肩周疼痛明显的患者，可于加用穴位注射，选用维生素B_{12}混合胶性钙，选取阿是穴进行注射。另外，他表示不能忽视功能锻炼的重要性，偏瘫属于运动神经源性瘫痪，患肢多呈痉挛屈曲的状态，对于这种状态，必须配合功能锻炼缓解患肢肌肉痉挛的状态，故临床医生应多鼓励患者在家属的帮助下加强肢体功能锻炼。

郑老作为流派第二代主要传承人，他的学术思想先继承于岭南名家夏祥麟，后在林文仰先生的临证审因辨治点拨下获益颇深。郑老于中医学院毕业至今，已过去五十余年的时间，收获历经数代传承下来的宝贵针灸医疗经验，再根据他本人数十年来从事针灸临床、科研和教学的经验，不断整理和完善师承手法，使师承手法逐渐系统化和理论化，形成了自己独特的针刺手法特点，并使其学术特点自成一家，郑老也因此成为针药相须流派的集大成者，对流派的传承发展起着关键的作用。他治疗中风的经验多次在广东省广播电台、广东省电视台、《广州日报》、香港《大公报》《天天日报》等大众媒体上被介绍。他曾多次应邀至新加坡、马来西亚、澳大利亚、印度尼西亚等地授课及进行医疗指导。1992年获南粤优秀教师。现任广东省中医院主任导师、广州中医药大学针灸学院教授、广东中医药局中医中级技术资格评审委员会委员、科研课题评委、科研成果奖评委、中医师执业主考官。

李滋平（1967—，海南省海口人）祖辈业医，幼年便受先辈医学熏陶，1985年考入广州中医学院（即现广州中医药大学）。在校期间成绩表现突出，曾被广东省高校评为"广东省新长征突击手"光荣称号，同时担任针灸系团总支部书记，多次组织学生下乡义诊服务活动，于广东省中医院轮科、实习期间，任实习组长。他在实践过程中，秉持"大医精诚，患者为上，真诚关爱"的理念，结合所学知识及典籍医理，融入针药相须的思想，获得各科室同僚及来诊患者的好评。李滋平教授毕业后便受聘于广东省中医院，开始住院医师规范化培训及定期出门诊。作为年轻医生，在出诊初期，他的患者人数不多，但他对每一位求诊的患者均仔细诊察，从不敷衍了事。在日复一日的工作中积累和学习，李滋平教授博采众长、学验俱丰。如今，李滋平教授的门诊量居全院前列，日均门诊量约110人次。他擅长运用针药相须的整合针灸方案治疗疑难痛症、面神经麻痹、中风后痉挛性偏瘫、耳鸣耳聋、膝骨性关节炎等病症，疗效显著。同时，李滋平教授是岭南传统天灸疗法的广州市非物质文化遗产项目的代表性传承人，每年门诊应用量大于2万人次。他坦言，在求学初期也曾有过疑惑，有过消极学习中医、经典的态度：不屑学、学不懂、读不进。他认为，能够跟随好的老师学习是在中医求学之路最幸运的事。他曾拜师郑宗昌教授，郑老用"克己复礼"的家训去教育学子。郑老虽毕业于西医院校，却在临床实践中用五十余年的时间诠释着对中医的钟情。郑老以针药相须为用，将中西文化融合接纳，通过真实见闻小故事和临床病例，将宏观整体观念和西医先进科技手段相结合去解决问题，强调"以我为主、为我所用"的重要性。此外，李滋平教授曾师从水针刀创始人吴汉卿教授。年过半百的吴教授仍在不断学习，认为自己有学不完的东西，他谦逊的品质打动了李滋平教授，也感染了所有后辈。正是因为有这些老师的精神影响了李滋平教授，他在成长的道路上才越走越坚实。李滋平教授获得了郑老、吴老两位名中医的真传，他在针药结合、相须为用的基础上，强调运用针灸治疗时应具备"针刺必治神"及"调气为上"的学术思想，擅长穴位注射的临床辨治。成为流派第三代主要传承人，挑起了流派传承和发展的大梁。

李滋平教授在中医、针灸治疗疑难痛症和面神经麻痹方面，造诣颇深。他指出，治疗疑难痛症，应重视针药相须，对于针灸门诊常见的骨关节痛症，特别是反复发作的疑难痛症，临床上采用针刺与药物相须而用的治疗思路。针刺改善疼痛的即时效应佳，辨证结合药物如内服中药、药物穴位注射、中药外用敷贴，则对于巩固疗效、维持治疗时间及预防发作有较好的效果。李滋平教授在2006年参与的《不同针灸方法治疗颈椎病的临床研究及疗效评价》获中国针灸学会科学技术奖二等奖，2017年参与的"水针刀技术治疗颈椎病的临床研究"项目获"中国中医药研究促进会科学技术进步奖三等奖"，2019年参与"针灸治疗颈椎病颈痛的临床研究与推广应用"获得广东省中医院科技成果一等奖。另外，李滋平教授提出分层分时、整合针灸治疗面神经麻痹。对周围性面瘫患者进行精准评估分层分时段治疗：对于轻症患者及早介入，有效缩短了病程；对于顽固性面瘫患者，采用整合针灸治疗方案，结合穴位注射、刺络放血，较好地改善了后遗症状，并降低了并发症的发生率。临床疗效获得同行及患者认可，现面瘫专科门诊患者日均大于50人次，其中不乏从岭南各地乃至省外专程来广州求诊者。

2009年，李滋平教授作为学术指导专家被医院外派至香港仁济医院，1年内多次受邀至当地学校及社区医院进行学术指导、研讨交流及定点义诊，其精湛的技术及儒雅的学者气质获得当地多家医院同行赏识及众多患者的称赞。李滋平教授婉拒了香港当地多家医院高薪优厚条件的挽留聘任。1年后，怀着感恩之心，李滋平教授毅然地回到了多年以来栽培自己成长的"家"——广东省中医院，继续坚守着内心的初衷与职责：在平凡岗位上心系院恩、惦念患者痛楚，渴望通过自己的努力使更多的患者重获阳光般的微笑。

李滋平教授于2010年开始担任广东省中医院针灸科门诊主任，负责门诊的日常管理工作。他在日积月累中，不断地为流派的传承和发展作贡献。李滋平教授常教导，针刺补泻目的即补正气，泻邪气；补泻的标准是"若有所得"和"若有所失"；而针下感觉的松活和紧疾，是气的表现。正如《内经》曰："迎而夺之，恶得无虚，随而济之，恶得无实。"若针下气至感觉是紧疾的，通过用泻的手法调整后，机体功能状态恢复正常，肌肉紧张度降低，就会出现比较松弛的"若有所失"的感觉；当身体因为正气虚而处在机体衰弱的状况下，此时肌肉是弛缓的，所以针下气至的感觉是轻缓、柔和、松弛的，当用补的手法调整后，肌肉恢复了应有的紧张度，就会出现较前紧张的"若有所得"的感觉。李滋平教授同时强调，针刺应根据患者的气血虚实情况而选择应用补虚泻实的手法来决定留针与否，出针时根据病情选用"疾出"或"缓出"的方法，使经络中气不散、神不去，才能提高疗效。李滋平教授指出，中医知识很重要，但只有在实践和思考后，创新思维中才能被总结出来，方可将其转化为才能。因为要有解决临床实际问题的能力，就需要在中医知识与经验、理论与实践中有一个融会贯通的过程，这就是要坚持终身思考与总结，不断创新发展，才能成长。一个好的医生必须善于思考，学会思考，培养自己的思考能力，不能安于现状。李滋平教授强调，医生服务的对象是人，世界上最复杂的事物莫过于人，人不仅是生物有机体，而且有社会性，是有思维和心理活动的。患者所提供的信息常常是零散的、复杂的，甚至是矛盾的。这就需要医生对信息进行"去粗取精、去伪存真、由此及彼、由表及里"的处理，这就需要思考，面对一个患者或一个具体医疗问题，医生要思考的范围是很宽的，除了疾病本身所涉及的问题外，还要考虑到患者的家庭条件、社会环境、科学文化素质、心理状态等，这些与诊断和处置有直接或间接的关系。只有进行全面、周密和认真的思考，才可能理解与整个疾病、整个患者有内在联系的东西，从而得出正确的概念和判断，提出科学的、切合实际的处理办法，付诸临床实践。医生要在实践中检验自己的判断及处理办法是否正确，从而不断总结经验，提高临床疗效。对此，李滋平教授深有感悟，认为临床实践、思考和知识不断创新的过程，就是医生不断体会患者疾苦，继承和发展经典经方，提高对疾病诊断的准确率和治疗有效率的过程，也就是医生成长必经的过程。在中医成长的道路上，李滋平教授自述也经历着先被动后主动的过程，这些转变都一步步被中医、针灸的疗效和魅力所折服。中医之路是艰辛的，在漫长而艰辛的中医道路上，有苦有甜，有喜有忧。每每看到患者在精心治疗后取得满意疗效，露出喜悦的微笑时，医者的内心多么欣慰。但遇到患者病情反复，医者绞尽脑汁，苦思冥想，针刺、遣方用药而无济于事时，医者更需要的是冷静和理智，这成了鞭策医者不断探索生命奥秘、渴望揭示中医内涵的原动力。李滋平教授常教诲学生："三人行，必有我师焉。"要乐于求师，学习每一个人的长处，孜孜不倦，不断思考，不断探索，不断挑战，成就自我。（图1-15）

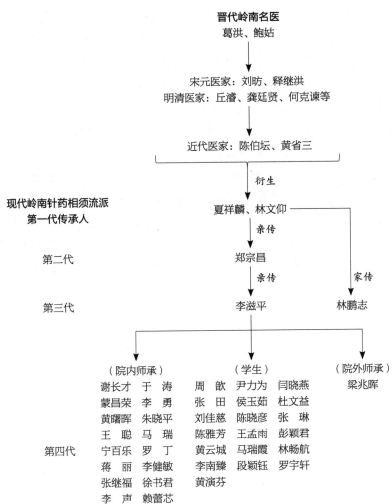

晋代岭南名医
葛洪、鲍姑

宋元医家：刘昉、释继洪
明清医家：丘濬、龚廷贤、何克谏等

近代医家：陈伯坛、黄省三

衍生

现代岭南针药相须流派
第一代传承人

夏祥麟、林文仰

亲传

第二代　　　　　　郑宗昌

亲传　　　　　　　　　家传

第三代　　　　　　李滋平　　　　　　林鹏志

（院内师承）　　　（学生）　　　　　（院外师承）
谢长才　于　涛　　周　歆　尹力为　闫晓燕　　梁兆晖
蒙昌荣　李　勇　　张　田　侯玉茹　杜文益
黄曙晖　朱晓平　　刘佳慈　陈晓彦　张　琳
王　聪　马　瑞　　陈雅芳　王孟雨　彭颖君
第四代　宁百乐　罗　丁　　黄云城　马瑞霞　林畅航
蒋　丽　李健敏　　李南臻　段颖钰　罗宇轩
张继福　徐书君　　黄演芬
李　声　赖蕾芯

图1-15　岭南针药相须流派传承脉络图

第二节 医家医话 承前启后

一、岭南针药相须流派第二代传承人郑宗昌主任访谈录

访谈日期：2020年8月13日。

问：您最早是在上海读医科大学，后来又来到广州中医学院读中医，您能和我们分享一下为什么对中医产生了兴趣吗？

答：其实这个问题我自己一开始也没有想明白。1965年，我在上海第一医学院医疗系毕业后，在进修学院当老师。那时刚好是"四清运动"时期，我在基层给患者看病，当时来看病的患者各科各类病证的都有。使我印象比较深刻的是一个踝关节扭伤的患者，他在别处很久都没有治好，于是我就想用针灸治疗试试。针刺了七八次，疗效显著。回来后的第二年，就发生"文化大革命"，当时年资高的医生都被派去了农村，只有我们年轻医生留在了广州，我在这里也给患者做针灸，当时就对针灸很感兴趣。两年后就去中医学院（现广州中医药大学）学习中医和针灸。我觉得西医治疗对某个疾病可以起较好的疗效，但是论全身治疗还是中医更佳，就越来越对中医、针灸感兴趣了。当时西医院叫我去当外科医生，我都没去。

问：针灸特色技术中您应用穴位注射比较多，您可以分享一下为什么会开始使用穴位注射，在临床应用中有什么心得吗？

答：我刚开始当针灸科医生的时候，有个患者脚痛得厉害，尤其是以阳陵泉附近为甚。当时考虑到地塞米松有消炎、消肿、镇痛的效果，我尝试在患者的阳陵泉穴注射地塞米松治疗。第二天他过来复诊的时候，疼痛已经好了八成。但是之后在临床上使用地塞米松进行穴位注射时，我发现了一个问题，就是体质相对差一些的患者，穴位注射了地塞米松之后，会产生头昏心慌的感觉。于是我开始思考要怎么处理这类体质差的痛证患者，想到可以使用营养神经的药物——用维生素B_{12}和胶性钙进行穴位注射，结果使用的效果非常好，并且没有副作用。之前有个患者找我看，说之前腿部打了针之后不舒服，我看了后发现注射的是泼尼松，这个药物治疗效果是好，但是对局部的刺激很大，会导致局部皮肤变白、凹陷，我就考虑到用水针疗法，注射液选用维生素B_{12}加胶性钙，疗效显著。临床上要保持患者机体的酸碱平衡，在运用穴位注射治疗时，若是注射维生素C等会使患者体内pH过低，故而刺激过强，患者不耐受；若pH太高，则会导致组织坏

死，我就考虑采用中西医结合的疗效是否会更佳。对于局部痛证的患者，用西医治疗时，药物静滴作用于全身循环；若是只注射一个点，将药效都集中于一个地方，那么药物的作用就将扩大，所以用穴位注射既不损伤局部组织，作用又强。

问： 您作为临床医生，在这几十年里都是非常忙碌的，您的精神却能一直保持得非常好，现在还坚持每周出诊和去病房查房，能否请您分享一下养生秘籍？

答： 我觉得应该在心态、饮食、作息锻炼等方面要注意。首先在心态方面，一要知足，二要宽容，对人对事都不要太计较，三不要攀比，四不要斗气，保持平和的心态对身体是有好处的。饮食方面，不要暴饮暴食，我不抽烟、不喝饮料，几十年来早餐都是喝粥，粥里加的东西根据我自己的想法调整，如买一些豆类、谷类，再加一点核桃、莲子等。中午多吃一点水果，晚上多吃一点蔬菜，主食也吃，但吃得不多，分量在一两（50g）左右。大便要保持每天一次。睡眠方面，要有足够的睡眠，即使以前读大学准备考试的时候也是，至今每晚我都不会超过九点睡觉，然后早上五点起床，中午要午休一下。还要保持适当的锻炼，我起床后会先出门锻炼，做八段锦，活动一下颈、腰、四肢关节，老年人容易骨质疏松，每天锻炼是有好处的。我家里有一部跑步机，但是我不跑步，我叫它做"走步机"，哈哈，每天晚上走上半个小时。

问： 您和患者的关系一直是特别融洽的，在对待医患关系方面，您对年轻的医生有什么建议？

答： 我觉得患者大老远跑来找医生看病，是相信医生的，医生也应当秉持着救死扶伤的信念，认真地给患者诊治。无论是哪方面的疾病，都应该想方设法、尽己所能帮患者解决。与患者沟通、相处时也应当心平气和，不能摆架子，不能嘲笑和评价患者，要尊重患者，尤其是对于有负面情绪的患者，要尽量把病情、治疗方案和预后等清楚地解释给患者听。当治疗坐骨神经痛的患者时，可能要适当暴露后背和部分臀部的部位，这时要懂得尊重患者的隐私。医生认真诊治，患者得到尊重，医患关系自然会很好。

二、岭南针药相须流派第三代传承人李滋平主任天灸访谈录

访谈时间： 2018—2020年三伏天、三九天。

问： 何为天灸？

答： 天灸是根据中医天人相应的理论，通过时间治疗学与中药学的结合，在特定时间将调配的药物贴在特定穴位上，以达到温阳散寒，调节脏腑经络平衡的效果的一种治疗方法。三伏天加上正午时分，阳气最旺，此时进行天灸其温阳散

寒效果更加理想。

问：为何天灸会和岭南文化有关系？

答：天灸文化历史悠久，与岭南自然气候、饮食有关。岭南地区人群的体质以寒湿较重，阳气较虚为主，需要通过天灸来补充人体的阳气，达到冬病夏治的目的。

问：何为三伏、三九？

答：夏至后第三个庚日是初伏，第四个庚日是中伏，立秋后第一个庚日为末伏。三伏之时人体阳气最旺，药物最易被人体吸收，事半功倍。"三九"是以冬至逢壬日为起点，每"九天"算一"九"，第一个九天叫作"一九"，第二个九天叫"二九"，以此类推。"三九"是一年中最寒冷的时节，此时阳气收藏于人体内，正气相对不足，是各类疾病好发之时，在此时行天灸治疗，能有效增强人体免疫能力，预防和减少冬春季疾病的发生。

问：何为庚日？

答：庚日以十天为间隔，为古人所定，药物在庚日之时最易被人体吸收。

问：天灸为何可以进入非物质文化遗产？

答：因天灸治疗有良好的群众基础，广东省中医院从1983年开始行天灸治疗，最高纪录为一年30万人次。

问：天灸有何注意事项？

答：天灸对于阳虚、体质差、风寒湿证患者疗效最佳，对呼吸道、消化道、疼痛性疾病的疗效较好，治疗好转率约80%。孕妇不得灸，阴虚火旺及发热患者不得灸。天灸药物有升温作用，可能助长火邪，高血压、糖尿病、恶性肿瘤患者不宜天灸，需依照专业医师指导贴敷。

问：儿童贴天灸需要注意什么？

答：2岁以下的儿童皮肤较嫩，不适宜贴敷，如病情需要，需在专业医师指导下进行贴敷。而且根据患者年龄，有专门规定的贴灸时限，2～6岁贴敷时限为10min，6～12岁为15～20min，12岁以上儿童为15～30min。

问：贴完天灸后有何注意事项？

答：天灸贴敷结束后，3h内不得洗澡，但贴敷3h后可冲热水澡，热水可补充阳气。

问：贴完后患者常觉皮肤发烫，是否属于正常现象？

答：正常来讲，贴敷时都会有局部皮肤发热的感觉，所以患者要注意热感，不能忍受或觉得疼痛时则需停止贴敷。要注意贴灸时间，成人自觉发烫则15min内需撕掉、有痛感需撕掉，平均贴敷时间为40～45min。广东天气闷热，若灸至发疱，伤口易觉痒，易感染。

问：饮食方面有何注意事项？是否可以一边贴天灸一边喝凉茶？

答：天灸贴敷当天要清淡饮食，避免食用如鸡、鸭、鹅、牛肉等发物，海鲜、辛辣油腻食物、酒类亦不可饮食。阳实证患者贴敷时可适量饮用菊花茶，有降火作用。

问：贴完天灸后是否可以运动？

答：运动易出汗，汗水流到贴敷处会影响药物吸收，建议贴敷时休息，避免运动。

问：患者在贴敷当天的服饰方面有何要求？

答：天灸贴敷穴位以背腧穴为主，取穴准确能最大限度达到疗效，为了医者方便取穴，建议患者穿着宽松的衣服，女士避免穿着连衣裙。

问：错过一次天灸可否补贴？补贴是否有效？

答：三伏贴最少为三次，但其实另有两次加强贴敷，加强贴敷主要针对慢性病，若当天错过，第二天也有补贴服务，或移至下一个庚日继续贴敷亦可。

问：若错过一年天灸，前一年贴敷的疗效是否还存在？

答：下一年继续贴敷亦可，累积疗效存在。但建议连续贴三年，每年至少贴3次，慢性病患者可贴五次，此种疗效最佳。天灸本身为保健治疗，三伏贴可补阳，三九贴可补阴，三九贴对三伏贴有巩固治疗作用，阴阳互补，达到人体平衡。

问：三伏贴的每一伏贴的穴位是否不同？

答：每一伏取穴皆有不同，一般主穴不变，主要变化的是辅助穴位，每次取6～8个穴位，每伏有2～3个穴位变化。

问：是否贴敷的穴位越多越好？

答：贴敷过多易引起经络疲劳，对疗效有所影响。

问：医者贴敷前如何问诊？

答：问有何不适症状以及辨舌脉，以此辨病、辨体质，并选择穴位进行贴敷。

问：可否介绍一下天灸配方？

答：天灸药物主要为细辛、延胡索、甘遂等，将其混合后磨成粉，再用姜汁和粉末比例按1∶1调和成糊状制成，每个穴位贴黄豆大小的膏药，患者自觉贴敷部发热是因为姜汁与药物的共同作用。天灸药物保质期为7天左右，一般天灸药物为贴敷当天制作。2019年首次推出天灸2号方及4号方，用以治疗患者失眠、抑郁等精神类疾病，主要由黄芥子、吴茱萸、黄连等药物组成，对轻中度失眠疗效较好，有效率达84.5%，但天灸只是辅助治疗方法。

三、李滋平主任关于强直性脊柱炎的访谈录

访谈日期：2020年11月28日。

问：何为针药相须流派？

答：针药相须思想最早出现于战国时期，形成并兴起于唐代孙思邈时期，后世如明代等医家皆以针药并行作为治疗方针，受此思想影响，针药相须流派应运而生，主张针与药互相补充疗效，针包括筋骨三针及针刺等，药包括外用及内服药，如每年广东省中医院的天灸即为外用药。两者相辅相成，针灸可减少药量，药物可减少针灸刺激性。

问：针药相须在治疗强直性脊柱炎上如何体现？

答：强直性脊柱炎是以中轴关节的慢性炎症为主的全身性疾病，发病最多的地方为北美洲，诊断标准包括临床标准及放射学标准。中医认为其发病主要与寒气有关，肾虚督寒为其源泉。中医证型可分为肾虚督寒、肾虚湿热、痰瘀阻络，其中以肾虚督寒为多见，占60%～70%，当治以补肾扶阳为法。治疗上分药物治疗与非药物治疗，药物治疗包括了非甾体抗炎药、免疫抑制剂、生物制剂等，非药物治疗包括针灸推拿、康复理疗、气功等。针灸在临床上只能起到减少疼痛的作用，提高患者的生活质量，治疗上还是以药物为主，非甾体抗炎药可减少疼痛，但会引起消化道疾病等副作用，免疫抑制剂可减少僵硬，也有副作用，糖皮质激素作用较多，但会加重感染，导致骨质疏松，气功的疗效目前尚存疑问。

问：中医治疗强直性脊柱炎的方法有哪些？

答：中医治疗强直性脊柱炎的特色疗法包括筋骨三针、穴位注射、针刺、穴位贴敷、艾灸及中药内服。我院要求给患者治疗时，每种疾病不得超过三种疗法，因此优化治疗方案很重要。

问：请介绍一下筋骨三针在强直性脊柱炎的应用。

答：筋骨三针是以"人体软组织立体三角平衡理论"为理论基础总结出的平衡三针法。筋骨三针主要用于功能严重受限的强直性脊柱炎患者，后配合中药内服及外用药。现代南方人群对痛觉十分敏感，因此针头逐渐改良到现今极细的程度，可通过定位靶点施术治疗。如强直性脊柱炎功能障碍，则取病症所处的棘突下左右旁开1.5cm处的点，另一点在棘突下与前点形成三角区。治疗畸形，则在驼背最高点进针，逐层分解，深度到达横突平面后行筋膜旋转分离手法，使棘突附着点的肌肉筋膜与骨松解，从而解除僵硬、不能屈伸脊背的状态。

问：请问治疗强直性脊柱炎早期的患者应如何选择针灸治疗方案？

答：对于强直早期患者，主用针灸，取穴风池（双）、筋缩、肝俞（双）、

脊中、肾俞（双）、膀胱俞（双）、阳陵泉（双）。配穴：肾虚督寒加命门、腰阳关；肾虚湿热者加曲池（双）、阴陵泉（双）；痰瘀阻络者加膈俞（双）、丰隆（双）。艾灸以督脉灸为主，对肾虚督寒型患者，疗效极佳。穴位注射结合了腧穴作用和药物作用，为针药相须的一种治法，注射药物包括中药及西药肌内注射剂，进针以得气为宜，腰臀部用量为1～2mL，四肢用量为0.4～0.5mL。穴位贴敷以三伏贴及三九贴最为常用，贴敷的药物为吴茱萸、细辛等各类中药。贴敷时间需控制在40min内，否则易引起皮损，影响患者生活质量。"截"之邪气内消，"拔"之病邪能出，"调"之阴平阳秘，"通"之行滞解郁，选穴类似针灸取穴。总的来说，治疗早期的强直性脊柱炎患者，以针灸为主，活动期、缓解期疗法各不相同。活动期以针灸、筋骨三针、艾灸、刺络放血、药物治疗等疗法均可，缓解期则以针刺、穴位注射配合中药。肾虚督寒型的患者，选用针刺、艾灸、药物、穴位贴敷；肾虚湿热型的患者则选用针刺、穴位注射、刺络放血、药物等治疗。

第二章　岭南针药相须学术思想特点

第一节　岭南针药相须流派核心学术思想

一、针药合用　效若桴鼓

岭南针药相须的学术思想最早可溯源至东晋，延伸至宋元，发展于明清，至近代针药合用的理论达到鼎盛。岭南针药相须流派自近代逐渐衍生并发展，其学术理论在现代临床繁衍近百年。唐代名医孙思邈针、灸、药、膳兼通，其所著《千金方》中明确提出"其有须针者，即针刺以补泻之，不宜针者，直尔灸之……若针而不灸，灸而不针，皆非良医也。针灸不药，药不针灸，尤非良医也……知针知药，固是良医"。其强调治病不可拘泥于药或针一法，发出医家要针药兼通的劝诫影响后世医家至今。

（一）辨证求源　针药各取其长

岭南针药相须流派第一代传承人林文仰传承其先师——近代岭南名医夏祥麟的学术观点，他指出夏师常谓针药施治前必先辨证，认为针灸与药物只是形式不同的内外治疗方法，但施治的依据皆来源于辨证论治的结果。夏师临证时，注重辨阴阳、脏腑气血、经脉和标本，他强调诊有四法，治则有分寒热虚实而对应，药物则根据其性味归经对证组方加减，针灸亦依照穴位的特异性补虚泄实，所以临床上只有在辨证的基础上才能真正识别疾病的本质，这就是所谓针药并用的意义。

针灸、药物是中医疗法中最重要的两个治疗方法，中医理论的奠基之作《黄帝内经》中对两种疗法的功效就论述明确。如《素问·移精变气论》："毒药治其内，针石治其外""病形已成，乃欲微针治其外，汤液治其内"，认为针灸与汤药的治疗的病位有所不同，一个主外一个主内。《灵枢·禁服篇》："盛则徒泻之，虚则徒补之，紧则灸刺且饮药，陷下则徒灸之"，则明确了不同治则下选用不同的治法。

医圣张仲景则在此基础上，进一步将针药的应用在其构建的辨证论治理论中充分实践。条文中可见宜药不宜针、宜针不宜药、先针后药、先药后针，皆取舍有度，配合有序。如《伤寒论》143条"妇人中风，发热恶寒，经水适来，得之七八日……此为热入血室也，当刺期门，随其实而取之"，此条讲述妇人中风表邪未解，郁而化热入血室，此证选用小柴胡汤必然用之效佳，但仲景则选用针刺肝之募穴，通肝经，泻肝热，使热从外泻，充分发挥了针刺的优势。而在许多条文中则明确指出了针刺的禁忌证，如三阳经热证如果误用烧针、温针后，太阳病出现"烦躁""必惊""胸烦"，少阳病出现"谵语"，阳明病出现"怵惕烦躁不得眠"等变证。书中还有许多针药并举的条文，如"太阳病，初服桂枝汤，反烦不解者，先刺风池、风府，却与桂枝汤则愈"。选风府、风池两穴以疏散外风，助桂枝汤驱散郁遏太过之表邪。由此可以看出，伤寒论中对于针药的应用，充分体现了张仲景辨证论治的学术思想。

（二）相互通应　针药同根同理

针灸与汤药虽然治法各异，一为外治，一为内服，但两者都根植于中医理论。明代吴崑在其专著《针方六集》中提出的"针药两途，理无二致"则是对针药同根同理进行的一次全面的总结。他将中药的四气五味、升降沉浮与针刺手法的沉浮、徐疾相对应。如药性升阳者用之可汗，药性沉降者用之可下，与之对应针刺补太阳、阳明可汗，泻阳明、太阴可下。此外，他认为针刺补泻的组合变化与方剂配伍的补泻效应也有同工之妙。"动静空歇迎夺右，皆泻也，犹方之青龙、白虎、陷胸、承气，有泻无补也。推纳进搓随济左，犹方之益气、养荣、八珍、十全，有补而无泻也。"他还提出针灸取穴应与方剂组方相类，"药有小方，不足以去病，故立重方；针有特刺，不足以去病，故主群刺"。这里的群刺就是组穴的含义，通过透穴、配穴充分发挥针刺的功效。

近代著名针灸大家承淡安也非常推崇"针药一理"之说。他在《伤寒论新注》中提出"伤寒各证，皆可用针或灸代替药剂治疗，其收效往往能随手见功，较药剂为神速而偏弊……针灸与汤药，法虽不同，而理实一贯"。书中更以针灸学理论注释伤寒条文，并结合自身丰富的临证经验，在各种病证下补充了对应的针灸治疗方法，以达到"可不用汤药而以简捷之针灸法，于仓促不及配药时择用之"的目的。治则治法皆源于其深厚的临床功底，绝非肤浅的随文敷衍。条文中三阳证多用针刺，手法上或中强刺激，或平补平泻，多以调理驱邪为则；而三阴证多采用温针或艾灸，以温补脾肾之阳。作者以针药结合治疗外感伤寒病，发前人之未发，使仲景之学在针灸学上得到进一步的延伸发展。

（三）整合应用　针药相得益彰

"针药并重，不可偏废"的思想虽被众多医家重视，但重药轻针之弊却存于历代。宋代名医王执中亦崇真人之法，在其专著《针灸资生经》中列专篇《针灸须药》，"此言针灸与药之相须也，今人或但知针而不灸，灸而不针，或惟用药而不知针灸者，皆犯孙真人之所戒也。"明代针灸家杨继洲的著作《针灸大成》中也对"针灸药不可缺一"的观念进行论述："疾在肠胃，非药饵不能以济；在血脉，非针刺不能以及；在腠理，非熨不能以达，是针灸药者，医家之不可缺一者也。"综各家之言可见，针灸与药物合用绝不是简单的疗效相加，治疗中两者的协同作用，往往是处理临床难症杂症的常见思路。罗天益在《卫生宝鉴》中就有大量的针药结合的医案实例，这些难症或虚实夹杂，或寒热错杂，或经脏同病，单用针用药常是病重效轻。案中罗师谨审病机，以辨证为基，将针药治疗融会贯通，沉疴难疾均迎刃而解，对后世医家影响颇深。

至现代临床中，针灸与药物结合的治疗方法已被广泛应用。现代医家亦通过科学研究对针药结合的机制进行了探索总结，丰富了针药结合的理论。既往的研究已发现针药结合增效的机制可能有以下几个方面。首先，针刺可以通过多种途径引起血药浓度的改变，从而使针刺对药物增效。其次，针刺能引起相关联的内脏靶器官对靶向性药物的吸收增加。同时，针刺可能通过影响靶向性药物的体内代谢过程起到增效作用。最后，针刺可以特异性地提高靶器官对药物的反应性或敏感性。这些机制的不断发展不但为针药结合的科学性进行了阐明，还将为临床探寻针药结合的最优方式提供合理的依据。

二、重视触诊　善用奇穴

四诊中强调按肌肤、摸手足寒热、按胸腹、查经络的重要性。夏师在临床上亦重视触诊揣穴的重要性，他教导弟子触按是针灸施术前绝不可少的一项检查。《灵枢》中即有："则欲得而验之，按其处，应在中而痛解"，所以夏师指出经络触按审查不仅有助于明确疾病的诊断，更是制订好的治疗方案的前提。郑宗昌教授在临证中总结了先师的按诊之法，如难治性面瘫患者，常在足部外侧之京骨穴出现压痛或局部皮色变化，此所谓经脉所过主治所及，又因京骨穴为足太阳膀胱经原穴，原穴为脏腑原气经过和留止的部位，所以针刺此穴可以疏通脏腑经气，对面瘫后遗症中的眼睑闭合不全有非常好的疗效。郑老还善于依照经筋理论探查触诊，按照触诊的病变位置辨经取穴。如一位急性上肢疼痛伴拇指、示指痛的患者来就诊，郑老临证时先行触诊，他指出手阳明之经筋，起于大指次指之端，结于腕，上循臂，结于肘外，所以患者乃辨为手阳明经筋经气不通，且立刻在其肩髃穴、秉风穴探查摸到了压痛点，因阳明经筋结于肩髃，绕肩胛。《太素》中即有以痛为腧的原则，曰："以筋为阴阳气之所资，中无有空，不得通于阴阳之气上下往来，然邪入膝袭筋为病，不能移输，遂以病居痛处为输。"配以阳陵泉、太冲穴，他指出阳陵泉为筋会，能舒筋利节、缓急止痛。太冲为足厥阴经输穴，又为肝之原穴，能舒筋缓急、行气止痛。下针片刻后患者的疼痛得以改善。

经外奇穴是对经穴的补充，也是针灸临床的瑰宝，是古今针灸临床医家在临床实践中探索出有独特临床疗效的经验穴。《灵枢·刺节真邪》中提出"奇输"是"未有常处也"，可见介于阿是穴与经穴之间的一类腧穴就是后世所说的奇穴。晋代《肘后备急方》中奇穴又有增加。唐代《千金方》中散见于各卷的奇穴达187穴之多。明代方书《奇效良方》，首次将"奇穴"单独立节专论。《针灸大成》论穴有"奇""止"，专列经外奇穴一门，收穴35个，对后世影响很大。《针灸集成》汇集奇穴144穴。这些都说明了历代医家对奇穴颇为重视。1974年郝金凯所著《针灸经外奇穴图谱》续集，已将奇穴收集达1595个。夏老在临证时善用奇穴，他不断探索和总结，在治疗一些临床疑难杂病时屡获奇效。如治疗子宫肌瘤、甲状腺结节等患者，郑宗昌教授沿用夏老的经验穴"痞根"配章门穴治疗包块性疾病有非常好的临床疗效；治疗银屑病、特应性皮炎等奇痒之皮肤顽疾，选用百虫窝（别名血郄、百虫窠），针刺配合穴位注射，对改善瘙痒有奇效。

第二节　针药相须的整合应用与作用特点

一、针药相须整合应用的原则——治疗、巩固、延效

针药相须本就是对中医特色针灸技术及古代针灸医家学术思想的整合应用。针药结合，以"理、法、方、药"等为中心，不断扩充外延，重视学术思想和医疗技术的融会贯通，相须为用，具有海纳百川、兼容并包的鲜明学术特色和胸怀。针、灸、药是古代医家治疗及预防疾病的主要手段，延续至今对其三者的整合应用却不尽如人意，往往是只针不药或只针不灸。针不仅仅局限于毫针，包括针刺的各种特色技术如皮内针、跳针、耳针、腹针、刺络、穴位贴敷等；灸亦不局限于艾条灸，包括艾箱灸、温针灸、麦粒灸、雷火灸、精灸等各种艾灸技术；药物包括各类寒、凉、温、热、平性等各种药物根据病情组成的方剂。将各种疗法整合应用的优势在于保证疗效的基础上能对治疗效应起到提高、巩固、延效的作用。

在针灸学领域中，既注意在技术上发挥针灸治疗的特色和优势，又要在知识上注意到中医学理论的完整性，针药结合，相须为用，针、灸、药因疾而施，互相配合，如此才能益明其理，益彰其术，才能更好地继承和发展古代针灸医学名家和各学派之长。

二、针药相须整合应用的作用特点——同效相须、异效互补和反效制约

（一）针灸与药物的作用关系——同效相须、异效互补和反效制约

针灸和中药的运用都是建立在中医基本理论基础之上的。在针药并用的过程中，针灸与中药主要有同效相须、异效互补和反效制约三种关系，故临证要兼顾上述关系，更好地发挥针灸和中药的各自优势，并将二者关系有机结合。中医针药并用的"针"是指以针刺为代表的各种通过体表刺激产生治疗作用的方法，包括艾灸、拔罐、刺血等，以外治为其特点；"药"指中药，以内服为其特征。中医针药并用是指在中医理论指导下，同时使用中药和针灸两种治疗措施以达到防病治病的治疗形式。针灸治疗和中药治疗都是建立在辨证论治基础上的具体治疗

手段，同时辨证论治也是针药并用的理论核心。回顾文献，针药并用作为两种不同的干预方式，其关系可以归纳为以下几个方面：①从治疗结果上看，主要包括协同增效和拮抗减效；②从应用的时序性上看，包括针药同时应用、交替应用及先后应用；③从作用靶点或作用环节上看，分为针药作用于相同环节及作用于不同环节；④从在治疗过程中的地位上看，针药同等重要或针药各有主次；⑤从功效的异同上看，存在针药同效、针药异效、针药反效几种形式。总体来讲，中医针药并用过程中针灸和中药的关系包括同效相须关系、异效互补关系和反效制约关系。

1. 针药的同效相须关系

在临床实践中有时需要使用功效相同或相近的针灸和中药治疗方法，二者作用性质和作用环节一致，此时二者的关系可以称为针药的同效相须关系。同效相须的针药并用主要用于：①保证基本的疗效；②进一步提高疗效；③在获得满意疗效的基础上减少药量或降低针灸刺激量。在针药同效相须关系的基础上使用两种疗法，适用于病情较为单纯、病因病机清晰、证候结构简单的患者。

1）功效相同、作用强度类似

临床实践中常常同时使用针灸、药物对某种疾病的病因或证候从同一个方面进行治疗，通过针药并用，使两方面的效应叠加而提高疗效，同时可减少药物的用量或降低针灸治疗的刺激量。如治疗脾气虚弱，中气下陷的胃下垂时用补法针刺中脘、足三里，配合服用补中益气汤治疗，可取得满意效果。以益气活血、化瘀通络的中药合并针刺具有养血活血、行气化瘀作用的穴位治疗高黏血症可以取得较好疗效。

患者因个人的原因，不能使治疗措施中针灸或药物的作用得到完全发挥时，临床医生常常采取针药并用的策略。如对于应该以针灸作为主要治疗手段的某些疾病，因患者不能坚持常规频率的针灸治疗影响疗效时，可以采取适当减少针灸治疗次数，并在间歇期间配合中药治疗的措施。

2）针灸治疗为主、药物治疗为辅

临床上某些虚损类病证，针灸虽能调整和激发机体功能，但因只是一种外在刺激，并不能提高物质基础，因而收效缓慢或疗效难以持久，无法保证疗效的稳定性。对于这种情况，在以针灸治疗为主的同时，再给予血肉有情、益肾填精之品，可助针灸疗效的发挥。

3）药物治疗为主、针灸治疗为辅

主要表现在利用作用相同或相近的针灸治疗，可以替代一部分药物的作用，进而减少药物的用量。临床常用的方式是，当患者长时间服药后对服药产生一定的厌恶心理，采用针灸治疗替代一段时间或一定程度的药物治疗；或当患者长时间大量服药有可能造成一定损害时，可以减轻药量，而采用功效相同的针灸治疗替代一定程度的药物治疗。

2. 针药的异效互补关系

在临床实践中有时需要同时使用功效不同的针灸和中药治疗方法，在这个过程中，针药二者的作用性质和作用环节都存在较大差异，此时针灸和中药的关系可称为异效互补关系。针灸和中药功效不同，二者可分别作用于疾病的不同环节以解决不同的问题，达到不同的治疗目的。异效互补的针药并用主要用于：①患者患有两种或两种以上的疾病需同时治疗；②疾病表现为内外同病、寒热错杂、脏腑经络同病等复杂的病机，需要从不同的方面加以治疗；③其他的需要从病与证的关系、体质与疾病的关系等方面同时治疗的疾病。

对于某些疾病，针灸、药物对其过程或致病因子均有作用，但各自作用于不同的方面、不同的环节、不同的"靶点"。如针药并用，同时从多个方面作用于同一病理过程的不同环节或多个致病因子，则可能取得好于单一应用针灸或药物治疗的疗效。

1）内外并治

应用针药并用的方式，以"必齐毒药攻其中，镵续石针艾治其外"。主要用于皮肤科疾病如黄褐斑、痤疮、斑秃、带状疱疹等既有热毒、痰浊等内在的病理基础，又有体表明确的症状表现的患者。如在黄褐斑的治疗中取面部阿是穴，配合丹栀逍遥散加味内服治疗，取得较好疗效；痤疮的治疗中采用针灸局部通经络活气血，而用中药清肺胃实热。

2）标本并治

在明察病机标本关系和因果关系的基础上，利用针灸和中药的不同特性，从标本两个方面同时治疗。如中风后遗症以肝肾阴虚，气血衰少，风、火、痰、气、瘀为本，肝风夹痰横窜经络致血脉瘀阻、气血不能濡养机体而经络不通为标。此时以滋补肝肾、祛瘀化痰等中药治疗为治本之法；取穴手足阳明、手足少阳经行气活血通络为治标之法。如对中风急性期的治疗，有学者以重灸关元、气海穴，合用中药人参、附子，至气复阳回，神苏志清，急则治其标，随后以中药汤剂滋补肝肾真阴，平息内风，缓则治其本而收全功。在针药结合治疗更年期功能失调性子宫出血时，出血期以针刺后加灸百会、隐白、关元、三阴交、血海等穴，配合中药滋肾调肝、扶脾固冲善后调理内服。如治疗病机为风、寒、湿痹阻经络，属虚实夹杂的骨关节炎，中药补肾壮骨重在治本虚，针刺疏经活络重在治标痹，针药并用疗效优于单纯用中药。

3）脏腑经络并治

常用于脏腑经络同病之各种病证，包括老年性骨关节炎、颈椎病、肩周炎等痹证及中风后遗症肢体麻痹等痿证。常用的对策是以中药辨证施治调理脏腑，以针灸行气活血疏通经络。如罗天益在《卫生宝鉴》中运用针药并用治疗外有经络气血痹阻不通，内有脏腑之气虚损的肩臂痛患者，先刺井穴以通经开闭，再灸肩井、尺泽，则可温阳通络，再用清肺饮子补其正虚以固脾肺。单用中药则经络气血难通，单用针灸则脏腑之虚难补，针药并用相得益彰。此例提示，在临床上，常常有许多患者病情虚实错杂，如只用一方一法治疗，往往主次不分，疗效不佳。治疗中风后遗症以补阳还五汤加味补益脏腑气血，针灸疏通经络，因病制宜。治疗椎动脉型颈椎病以针刺颈夹脊穴、风池等穴疏通经络，调节太阳、少阳经气，以中药苍术、半夏、葛根、丹参等化痰利湿、活血化瘀可收到较好疗效。治疗三叉神经痛时以针刺风池、颧髎、中渚、足临泣等穴通络止痛，中药桃仁、大黄、芒硝、金银花等以通便清泄脏腑为主。

4）复合证候分别论治

治疗复合证候的患者时，在辨证论治的原则下，按照理、法、方、药或理、法、方、穴的临床思维，利用针灸和药物各自的优势，使针灸和中药各自发挥其所长。如徐灵胎治肾气不足，气逆上行的肾厥，用《普济本事方》中玉真圆（硫黄、石膏、半夏、硝石、生姜汁等）内服以降气化痰，配合灸关元穴百壮大补元气。如在治疗痰瘀交阻于心肺时，可以采取膻中、内关等穴以宽胸理气、宁心镇痛、益气安神；以中药丹参、赤芍、桔梗、人参等活血化瘀、益气化痰。用药物解决瘀血痰浊交阻，以针灸理气通络，分别赋予针灸和中药不同的任务，是解决复合证候的较佳方案。而在治疗外感发热时，以大椎配合谷清热肃肺、宣散风热以散表热，金银花、连翘等清热解毒药物清里热，二者表里配合有协同作用，增强治疗效果，提高临床治愈率。

5）辨体论治和辨证论治结合

体质因素参与并影响病机、证候的形成。如阳虚体质者易形成虚寒病机，阴虚体质者易形成虚热病机，痰湿体质者易形成精微物质运化失常病机，瘀血体质者易形成气滞、血瘀病机等。辨体论治是以人的体质为认知对象，制定防治原则，选择相应的治疗、预防、养生方法，从而进行"因人制宜"的干预措施。如对气虚体质的患者，宜四君子汤或补中益气汤培补元气，补气健脾；阳虚体质的患者，以艾灸命门穴、关元穴等温补肾阳，在此基础上再对疾病给予针对性的治疗则更易收到事半功倍之效。现代中医临床医生最重要的诊治思维模式是辨体论治和辨证论治相结合的方式。辨体论治和辨证论治的结合为针药并用拓展了更为广阔的空间，临床上以针灸或中药之一干预体质而以另一种方法治疗病症具有更大的优越性。辨体论治和辨证论治的结合可用于各种过敏性疾病（如过敏性哮喘、过敏性鼻炎、荨麻疹）、代谢失调类疾病（如肥胖症、糖尿病、高脂血症）、妇科病（如更年期综合征、多囊卵巢综合征、月经失调）等体质因素在发病和进展过程中具有重要意义的疾病的治疗。以针灸或中药中的一种方法辨体论治纠正体质偏差，以另一种方法辨证论治针对疾病进行治疗。

6）局部治疗与整体治疗结合

临床上常在治疗局部病（如三叉神经痛、痛风性关节炎、肩关节周围炎、颈椎病等）和五官科疾病、皮肤病时采用这种局部与整体相结合的针药并用方式。以针灸局部治疗，以中药全身治疗；或以药物外用进行局部治疗，以针灸全身治疗等。如治疗急性痛风性关节炎时，以火针刺行间、陷谷、地五会、阿是穴等局部穴，配合具有清热利湿、化瘀祛浊作用的大黄、姜黄、土茯苓等内服方药，可获得较好疗效。针刺取百会、风池、风府、颈部夹脊穴，内服以清热燥湿中药治疗肝胆湿热型颈源性眩晕，是以针灸治疗局部，中药治疗全身的针药并用方式。除此之外，根据中药和针灸功效的不同，针药并用还有缓急同治、因果并治、身心并治、对症治疗和辨证论治结合等不同的形式，以上所列内容相互之间有交叉，如缓急和标本、局部和内外、表里和内外、经络脏腑和表里等，但对于临床思维来说，这些针药并用的形式却又是存在的。对于同一个患者、同一种疾病状态，可以考虑从表里关系来进行针药并用，也可以从内外关系、局部与整体关系来应用。同时针药并用的互补关系并不仅限于以上所述内容，其他从虚实、寒热、先天后天、脏腑五行关系等方面也可分别应用针灸、中药等不同的治疗。

3. 针药的反效制约关系

在临床实践中有时需要使用功效相反的针灸和中药，利用针灸和中药的作用性质和作用方向相反的特点，达到不同的治疗目的，此时针灸和中药的关系可称为反效制约关系。反效制约的针药并用主要用于以下情况：①针灸或中药单独应用时有可能过于峻烈，需要另一方以相反的作用牵制，如为防止艾灸耗气伤阴的弊病，可在灸疗的同时予以益气养阴的中药；②疾病表现为阴阳同病、虚实夹杂或寒热错杂时，需要分别运用中药和针灸，从阴阳、虚实和寒热等相反的方向进行治疗。

临床上治疗一些阴阳同病、虚实夹杂或寒热错杂的患者时，如只是采用中药或针灸中的一种治疗方法，难免使药物之间的药性相互牵制而不能发挥其预期疗效。此时如能采用中医针药并用的反效制约关系，从阴阳、虚实、寒热等相反的方向进行治疗，则可以化繁为简，趋利避害，使二者共达相反相成的作用。

如患者本属阴虚体质，然又表虚背冷、弱不禁风。患病每易外感与原有之阴虚症状相重叠。但此时若能应用针药互补的方法，一方面以平凉之剂滋阴清热，另一方面针刺有关穴位解其外，治疗方向不同，却可以并行不悖，各擅其长。

针灸减轻中药的不良反应：针灸对机体的失衡状态具有调节作用，这种作用是通过针灸的疏通经络、行气活血、调和阴阳等功效实现的。这一作用特点使得针灸在减轻中药对机体的不良影响方面能够有所作为，如临床上常利用针灸（尤其是灸法）的温中散寒的作用减轻或预防黄连等寒凉药物导致的胃脘冷痛、恶心、腹泻、食欲不振等胃肠症状。

总之，针灸治疗和药物治疗的形式和方法具有较大的差异，但是共同的特点是二者的应用都是建立在中医基本理论基础之上的两种具体的中医治疗手段。本节在文献回顾分析的基础上，试从中医理论的角度对中医针药并用过程中针灸与中药的关系进行了探讨，按照针灸和中药在针药并用过程中的地位和作用，将二者的关系概括为同效相须、异效互补和反效制约三种类型的关系。当针药并用中针灸和药物二者的作用相同或相近时，应该着眼于在保证疗效的基础上减小药物的毒副作用或降低针灸的刺激量，以优化中医治疗的安全性和舒适性；当二者的作用不同甚或相反时，应着眼于二者发挥其各自长处，以提高临床疗效为目的。从而为理性地掌握针灸和中药治病的特点与优势，探索准确、合理地将两者有机结合起来的治疗方式提供了思路。

第三章　治疗各论\医案医话

第一节　临床急症医案

一、晕厥

（一）概述

晕厥（syncope）是由于一过性全脑血流低灌注导致的短暂性意识丧失（transient loss of consciousness，T-LOC），特征为发生迅速、持续时间短暂并且能够自行完全恢复。T-LOC是一种临床综合征，可以由脑血流低灌注以外的其他多种疾病引起，如外伤导致的脑震荡及癫痫发作、代谢异常（如低血糖症、低氧血症、通气过度伴低碳酸血症），以及中毒、椎-基底动脉短暂性脑缺血发作等。这些疾病并非通过减少脑血流灌注导致LOC，因此从定义上不列入晕厥的范畴。晕厥属中医厥证范畴，由多种病因导致的气机骤然升降失常，气血阴阳不和的危急病症。主要临床表现为突然昏倒，不省人事，四肢逆冷。

（二）诊断要点[1]

1. 神经介导的反射性晕厥

神经介导的反射性晕厥是由交感或迷走神经反射异常引起周围血管扩张和/或心动过缓造成的晕厥。依据传出路径分为交感性或迷走性反射性晕厥。当反射性晕厥以直立位血管收缩反应降低导致低血压为主要机制时，为血管抑制型；当以心动过缓或心脏收缩能力减弱为主要机制时，为心脏抑制型；这两种机制均存在时为混合型。

2. 直立性低血压及直立不耐受综合征

当自主神经系统对血管张力、心率和心脏收缩力的调节功能存在缺陷时，在直立位，血液过多存留于内脏和下肢血管，造成回心血量减少、心输出量下降、血压明显降低，又称直立不耐受综合征。与反射性晕厥相比，自主神经功能衰竭时，交感神经反射通路传出活动慢性受损，而出现自主神经系统对血管张力、心率和心肌收缩力的调节功能异常导致晕厥。

3. 心源性晕厥

心源性晕厥包括心律失常或器质性心血管疾病所致晕厥，为晕厥第2位常见原因，危险性最高、预后较差。

（三）辨证要点

晕厥根据病因辨证可分为气、血、痰、食四个方面，其中气血又可分为虚实两端。

气厥（实）：有忧思郁怒，气逆上冲的病因。发病前伴有情绪激动，胸闷肢麻，突然昏仆，不省人事，或伴四肢厥冷，牙关紧闭，呼吸喘粗。舌红，苔薄白，脉弦。

气厥（虚）：平素体质虚弱，气血不荣。发病前常头晕目眩，心慌气短或兼面色苍白，小便自遗。舌淡，苔白，脉沉细微。

血厥（实）：因暴怒伤肝，血随气升所致。易急躁易怒，头晕胀痛，发病时突然昏仆，不省人事兼面赤唇紫，牙关紧闭。舌红，苔黄，脉弦。

血厥（虚）：因气血亏虚，清窍失养所致。发病前常心悸头晕，目视昏黑兼冷汗出，气微低息。舌淡，苔白，脉细数无力。

痰厥：平素饮食不节，痰浊蒙窍，胸闷纳呆，呕吐痰涎兼喉中痰鸣，喘促气急。舌红，苔厚腻，脉沉滑。

食厥：因暴饮暴食，气食壅塞所致，发病前有脘腹胀满，呕恶酸腐等症状。舌苔厚腻，脉滑。

（四）治疗

1. 西医治疗

参考2018欧洲心脏病学会（European Society of Cardiology，ESC）指南：晕厥的诊断和管理。

● **初步评估与管理**

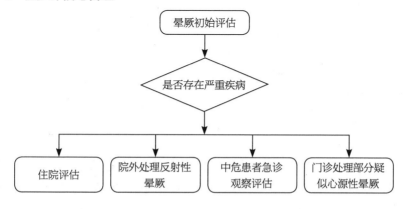

● **进一步评估与管理**

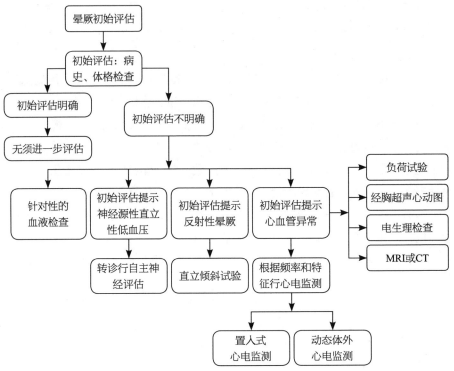

图3-1 晕厥患者应如何评估和管理

（图片摘自网络——医脉通）

2. 中医治疗

1）药物

根据晕厥发生的原因以及辨证分型给予不同的处理。

气厥（实）：通关散和五磨饮子加减。

气厥（虚）：生脉注射液、参附注射液、四味回阳饮。

血厥（实）：羚角钩藤汤或通瘀煎加减。

血厥（虚）：独参汤灌服。

痰厥：导痰汤。

2）针灸

选穴：百会、印堂、水沟、中冲、涌泉。气厥实证配太冲、膻中，气厥虚证配气海、足三里，血厥实证配大敦、少商，血厥虚证配足三里、公孙，痰厥配中脘、丰隆、隐白，食厥配曲泽、委中。反射性晕厥配心俞、胆俞，直立性晕厥配膀胱俞、中极、神道，心源性晕厥配心俞、肾俞、膻中。

3）其他疗法

穴位注射：取足三里、心俞穴，采用丹参注射液或参附注射液每个穴位注射0.5mL，常用于治疗虚证晕厥。

耳针：取脑、皮质下、心、肾上腺、交感等穴，每次取3～5穴，左右耳交替进行，毫针刺法或者埋针，用于各种晕厥以及巩固治疗。

三棱针：取十二井或十宣穴，三棱针点刺放血用于实证、热证的晕厥。

（五）临证医案

◎ **病例**

赵某，女，45岁，2018年6月初诊。

现病史：患者近半年来晕厥反复发作，每次发作时突然晕倒，不省人事，无四肢抽搐，无口吐白沫。起初每2～3个月发作1次，但休息片刻后可缓解。至近日逐渐加重，晕厥发作频率增高，1个月内发作2次，既往治疗效果不佳。就诊时处于疾病缓解期，意识清醒，自诉平时神疲乏力，头昏目涨，夜寐不安，纳食不佳。舌暗红，苔黄腻，脉弦滑。

检查：发病期间曾于外院检查心电图、头颅磁共振未见明显异常，平日自行检测血压时有升高，就诊时血压130/95mmHg。

中医诊断：厥证–痰厥（肝阳上扰，痰浊内蒙）。

西医诊断：晕厥。

治法：化痰宣窍。

取穴：百会、印堂、水沟、中冲、涌泉、中脘、丰隆、隐白。

穴位注射：用参附注射液，选取心俞、足三里、丰隆，每个穴位注射0.1～0.2mL。

中药：陈皮15g、枳实15g、半夏15g、胆南星9g、珍珠母30g、生铁落60g、石菖蒲9g、夜交藤30g、决明子15g、蜈蚣片3g。

按语：晕厥是一种急症，轻者短时间内可苏醒，重者一厥不醒，预后不良。在目前实际临床中遇到此类疾病首先应送往医院急诊就医，采取相应的急救手段。但该类疾病由于病因复杂，也存在反复发作的情况，针对此类患者可进行中西医相结合治疗。针灸对于癔症性、短暂性脑缺血、脑血管痉挛、血管迷走神经性引起的晕厥疗效可，其他原因导致的晕厥应根据病因综合治疗。本例病案中患者因肝阳上亢兼有痰浊阻塞，选百会、印堂、水沟穴等督脉穴以醒神苏厥；中冲、涌泉为心包经、肾经井穴，取之醒神开窍；配合中脘、丰隆、隐白化痰健脾。

参考文献:

[1] 中华心血管病杂志编辑委员会,中国生物医学工程学会心律分会,中国老年学和老年医学学会心血管病专业委员会,等. 晕厥诊断与治疗中国专家共识:2018 [J]. 中华心血管病杂志,2019,47(2):96-107.

二、肾绞痛

(一)概述

肾绞痛以腰部肾区或者侧腹部剧烈绞痛为主要临床特征,疼痛呈阵发性或持续性,伴有血尿,排尿困难。属中医的"腰痛""砂石淋""血淋"范畴。

(二)诊断要点

(1)一侧腰部剧烈疼痛,疼痛向下腹部放射。

(2)伴肉眼血尿或镜下血尿,恶心呕吐。

(3)体格检查患侧腰部压痛、叩痛,输尿管走行区域压痛。

(4)尿常规可见红细胞,B超、泌尿系统X线片、尿路静脉造影和螺旋CT常可发现肾输尿管结石和肾积水。

(三)辨证要点

湿热蕴结证:肾区或侧腹部剧烈疼痛,小便赤浊,淋漓不畅。舌红,苔黄腻,脉弦滑数。

气滞血瘀证:肾区或侧腹部剧烈疼痛,痛引小腹,尿色暗红。舌暗红,苔薄白,脉弦。

肾气不足证:排尿乏力,小便断续,腰膝酸软。舌淡,苔薄或苔白,脉弦细尺弱。

(四)治疗

1. 西医治疗

参考2019 NICE指南:肾脏和输尿管结石的评估和管理(NG.118)。

(1)非甾体抗炎药为一线用药,可用于成年人、儿童及青少年等确诊为肾及输尿管结石的患者。

(2)如果患者对非甾体抗炎药存在禁忌证或疼痛不能缓解,则可以使用静脉注射对乙酰氨基酚。

（3）如果患者对非甾体抗炎药和静脉注射对乙酰氨基酚都有禁忌证或使用后不能充分缓解疼痛，可以考虑使用阿片类药物。

（4）不提供抗痉挛药给有肾绞痛成人、儿童和青少年。

2. 中医治疗

1）药物

金钱草30g、海金沙30g、三棱12g、莪术12g、琥珀末6g、乳香6g、没药6g、怀牛膝15g、蜂房30g、青皮30g、陈皮30g、桃仁10g、杏仁10g、石韦30g、王不留行20g、白芷2g。湿热蕴结者配合八正散加减，气滞血瘀者配合沉香散加减，肾气不足者配合无比山药丸加减。

2）针灸

治法：清热利湿、通淋止痛，以肾和膀胱背俞穴、募穴为主。

选穴：肾俞、膀胱俞、京门、中极、三阴交、中渚。

配穴：湿热蕴结证配阴陵泉、委阳，气滞血瘀证配太冲、束骨，肾气不足证配气海、水道，绞痛甚者加水沟；恶心呕吐配内关、公孙，尿中砂石配秩边、水道、太冲，尿血配地机、太冲。

3）其他疗法

耳针：选取肾、膀胱、输尿管、三焦，针具采用揿针。局部穴位常规消毒后进行埋针，一般留针时间2～3天后可自行取下，左右耳可交替进行。此疗法适用于肾绞痛的巩固治疗。

眼针：取同侧下焦区、肾区，消毒后用毫针针刺，此疗法适用于疾病的急性期。

穴位注射：取肾俞、膀胱俞，穴位消毒后以丹参注射液进行穴位注射，采用柔和慢注法，每个穴位注射0.5mL，适用于急性期及巩固治疗期。

（五）临证医案

◎ 病例

别某，女，20岁。首诊日期：2020年11月1日。

主诉： 右侧腰部放射痛12h。

现病史： 患者半月内间断出现右侧腰部放射样刺痛，痛及腹部，曾于外院检查被诊断为右肾结石，经超声波碎石治疗后正在服用排石颗粒，近几日小便有砂石样小颗粒排出，偶见肉眼血尿。昨日夜间突然出现右侧腰部剧烈疼痛，牵扯腹痛，伴呕吐，夜不能寐，连夜前往急诊予肌内注射非甾体抗炎药双氯芬酸钠针剂

50mg止痛，查尿潜血、尿常规及血常规。注药片刻疼痛稍有缓解，但仍持续存在。遂请求泌尿外科及针灸科值班医生会诊。以下仅详述针灸治疗过程。

检查： 右侧肾区叩击痛，不可仰卧，尿潜血结果显示强阳性（3+），尿沉渣红细胞镜检100%正常形态。面色苍白，舌色紫暗，苔白浊。切尺肤冷汗出，脉弦涩。

中医诊断： 肾绞痛（气滞血瘀，湿浊下注）。

治法： 行气化瘀，利湿排浊。

取穴： 肾俞、膀胱俞、京门、中极、三阴交、中渚、太冲、束骨。

其他疗法： 眼针取右膀胱区、左肾区。

中药： 石韦散加减。

按语： 该例患者具有典型症状，肉眼血尿和腰腹痛将鉴别诊断的范围缩小到泌尿系统疾病。首先考虑常见病泌尿系结石。血尿和疼痛是泌尿系结石的突出表现，其疼痛多局限于一侧腰腹部，性质为绞痛或隐痛，发作呈阵发性或持续性，可向会阴或大腿内侧放射。患者的疼痛特点符合典型的肾绞痛，恶心呕吐可能是输尿管梗阻后反射性迷走神经兴奋的表现。该例病案中患者在疾病疼痛急性期使用的双氯芬酸钠为非甾体抗炎药，该类药物是前列腺素合成过程中所必需的环氧化酶，作用机理在于阻滞花生四烯酸转变成前列腺素、血栓素、前列环素等炎症介质，减弱前列腺素对平滑肌的直接和间接收缩作用，达到止痛效果[1]。但并非每个个体对非甾体抗炎药都具有良好的治疗反馈，该例患者治疗效果并不理想，可采用联合其他药物及针灸治疗。本案针灸治疗选穴肾俞、膀胱俞、京门、中极，分别是肾与膀胱的背俞穴、募穴，俞募配穴法可助膀胱气化，清利下焦湿热，通调肾与膀胱气机，意在行气止痛；中三阴交为三阴交的交会穴，兼具疏肝理气、健脾化湿、益肾通淋作用；中渚为手少阳三焦经"输穴"，"输主体重节痛"行三焦气机而通淋止痛。中药选方以石韦散加减配合理气活血化瘀之品。金钱草、海金沙、石韦排石化石；琥珀末、青皮、陈皮、乳香、没药理气导滞止痛；怀牛膝、王不留行活血软坚；三棱、莪术、桃仁、杏仁加强破气活血，化瘀散结的作用，全方共奏理气化瘀、通淋排石之效。

参考文献：

[1] 蒋春舫，程平. 肾绞痛的药物治疗 [J]. 临床急诊杂志，2011，121（3）：145-146.

三、中暑

（一）概述

中暑是指人体在高温高湿或强热辐射的环境下，发生体温调节中枢功能障碍、汗腺功能衰竭和水电解质丢失过多，引起以中枢神经伴或不伴心血管功能障碍为主要表现的一种急症。根据临床症状，可将中暑分为先兆中暑、轻度中暑、重度中暑。其中，重度中暑又包括热痉挛、热衰竭和热射病。病因有人体产热增加、机体散热减少、机体热适应能力降低等。中暑病死率高达20%～70%，病发后应及时医治，同时需积极预防中暑。

（二）诊断要点

主要根据病史及临床表现进行诊断。患者多有夏季暴晒、高温环境下体力劳动、长途行走、田间作业史等，亦可能出现于老年人、孕产妇、幼儿、体弱者长时间停留在通风欠佳的环境或过度疲劳等情况。

先兆中暑表现为体温正常或少许升高、头痛、头晕、口干、汗出增多、四肢乏力、注意力下降、动作不协调等，离开高温环境，休息后症状可缓解。轻度中暑除了有先兆中暑的症状外，体温一般≥38℃，出现面色潮红、胸闷烦躁、呼吸急促、大量汗出、恶心呕吐、皮肤干燥，或出现四肢湿冷、面色苍白、血压下降、脉搏增快等。重度中暑为上述症状持续不解，继而出现高热、汗闭、头痛、呕吐、神昏肢厥，或肢体痉挛抽搐等。

（三）辨证要点（参考中医病证诊断疗效标准 ZY/T 001.1-94）

阳暑：头昏头痛，胸闷心烦，口渴多饮，全身疲软，多汗，发热，面色潮红。舌红，苔黄，脉浮数。

阴暑：精神疲惫，头昏嗜睡，胸闷不畅，肢体困倦，汗出肢冷，微恶寒，恶心欲呕，渴不欲饮。舌淡，苔薄腻，脉濡细。

暑厥：昏倒不省人事，手足痉挛，高热无汗，体若燔炭，烦躁不安，胸闷气促。舌红，苔燥无津，脉细促。

暑风：高热神昏，手足抽搐，角弓反张，牙关紧闭，皮肤干燥，唇甲青紫。舌红绛，脉细弦紧或脉伏欲绝。

（四）治疗

首先，应及时将患者转移至阴凉、干爽、通风的场所，让其平卧宽衣，若衣服已被汗液渗湿，应及时更换。

1. 针刺

针药相须辨证治疗方案。

治法：清泻暑邪。

取穴：以督脉、手阳明经腧穴及井穴为主。如大椎、曲池、合谷、十二井或十宣，针刺手法以重刺激为主。

辨证加减：阴暑加足三里、阴陵泉，暑厥加素髎、百会、水沟、内关、涌泉，暑风加太冲、阳陵泉。

2. 其他疗法

刺络放血：大椎刺络放血，十二井、十宣、耳尖、耳背静脉点刺出血。

耳针：用毫针在肾上腺、神门针刺，手法以强刺激为主。

刮痧：取脊柱两旁和膀胱经第一侧线，用特制刮痧板或瓷汤匙蘸食用油或清水刮痧。

3. 药物治疗

1）中药

阳暑：白虎加人参汤加减，后期调护以清暑益气汤加减。

阴暑：香薷饮加减。

暑厥：安宫牛黄丸。

暑风：羚角钩藤汤加减。

2）西药

重度中暑者，在常规物理降温的基础上，予吸氧、补液，体温高者给予氯丙嗪静滴。

（五）临证医案

◎ **病例1**

黄某，男，36岁。首诊日期：2020年8月13日。

主诉： 低热、头痛半小时。

现病史： 缘患者于半小时前在高温环境下工作后，开始出现大汗淋漓，随即出现头昏头痛，伴四肢乏力，恶心欲呕，视物昏花，休息后症状缓解不明显，遂至我院就诊。

现症见：神清，精神疲倦，低热，体温37.8℃。无恶寒，胸闷烦躁，恶心欲呕，大汗，口干，四肢困倦，面色潮红，无二便失禁。舌红，苔薄黄，脉浮数。

既往史： 体健。

中医诊断： 中暑（阳暑）。

西医诊断： 轻度中暑。

治法： 清暑泄热。

取穴及手法： 大椎、曲池、合谷。手法用泻法。

刺络放血： 大椎刺络放血，耳尖、耳背静脉点刺出血。

中药： 西洋参10g、石斛10g、麦冬15g、竹叶15g、荷叶15g、知母15g、甘草5g、粳米15g、西瓜翠衣30g。共3剂，水煎服，每天1剂，早晚分服。

其他疗法： 予物理降温、吸氧、补液等对症处理。

患者治疗1次后，发热、头昏头痛等症状明显改善，仍有少许乏力、困倦，嘱患者按时服用中药。1周后随访患者，诉已无明显不适。

按语： 患者为高温环境下作业，感受暑热之邪，暑性炎热、升散，迫津外泄，气随汗出，故见发热、汗出、乏力等症。暑邪致病，发病急骤，病情变化迅速，中暑症状出现后，即积极行针灸治疗，清暑泄热，防止热入营血、热入心包。对于重度中暑者，应配合西医物理降温、吸氧、补液等措施，避免患者水电解质进一步丢失，使患者可以快速恢复。中暑后应立即远离高温高湿的环境，并及时医治，需早期识别并处理暑厥、暑风等危重症。在夏季和秋初，需积极预防中暑。

◎ 病例2

张某，女，58岁。首诊日期：2020年9月11日。

主诉： 恶心呕吐半天。

现病史： 患者半天前于公园游玩后乘凉时，突然出现恶心呕吐，伴恶寒，头昏沉，胸闷，自行服用腹可安后症状未见好转，遂来诊。

现症见： 神清，精神疲倦，呕吐非咖啡色胃内容物数次，恶寒，头重如裹，胸闷不畅，渴不欲饮，平素大便黏腻。舌淡，苔腻，脉濡细。

既往史： 高血压，诉平素血压控制尚可。

中医诊断： 中暑（阳暑）。

西医诊断： 轻度中暑。

治法： 清暑祛湿。

取穴及手法： 大椎、曲池、合谷、足三里、阴陵泉。手法平补平泻。

刺络拔罐： 在大椎穴刺络拔罐。

刮痧：取脊柱两旁和膀胱经第一侧线，用刮痧板蘸取万花油在背部刮痧。

中药：香薷10g、厚朴10g、扁豆花10g、通草10g、薏苡仁30g、连翘6g。

按语：夏季炎热，人体皮肤腠理打开以泄汗液，若此时过度避热纳凉，则易为阴邪所袭。暑多挟湿，湿邪乘虚而入，侵袭人之阳部，清阳不升，气机升降失常，故见头重如裹、恶心呕吐、渴不欲饮等症。针灸治疗除了应泻热以外，应兼顾祛湿，故加用足三里、阴陵泉以调理脾胃，利水渗湿，同时在大椎刺血的基础上加用拔罐、刮痧，疏通经络，以助祛邪。《本草纲目》提及"世医治暑病，以香薷为首药"，配合以香薷饮加减祛暑热、化湿邪，针药兼施，效至病除。

四、鼻鼽

（一）概述

鼻鼽是指以阵发性鼻痒、喷嚏频作、清涕如水、鼻塞为特征的疾病。中医认为是由脏腑虚损，卫表不固，腠理疏松，风寒疫气乘虚侵袭，使肺失通调，津液停聚，壅塞鼻窍，邪正相搏于鼻窍所致。鼻鼽相当于西医范畴之多种特异性致敏源引起的鼻黏膜变态反应性疾病如变应性鼻炎、血管运动性鼻炎、嗜酸性细胞增多性非变异性鼻炎。据统计，全球鼻炎患者多达6亿，且合并鼻窦炎、中耳炎的患者较多，对患者的日常生活和工作造成了严重的影响。

（二）诊断要点

起病迅速，以阵发性鼻痒、连续喷嚏、鼻塞、鼻涕清稀量多为主要症状，可伴有失嗅、眼痒、咽痒等。症状一般持续数分钟至数十分钟。间隙期可如常人，无喷嚏和鼻塞。

一般由花粉、烟尘、化学气体等接触史而发病，也可因环境温度变化诱发。

鼻腔检查可见黏膜多为苍白，少数充血，鼻甲肿胀；发病时可见较多清稀分泌物。有条件可进行鼻分泌物涂片检查、变应原皮试、血清或鼻分泌物IgE检查等，以帮助明确诊断。

应与伤风鼻塞、鼻窒等疾病相鉴别。

（三）辨证要点

肺虚感寒：常因感受风冷异气发病，恶风寒，面白，气短，咳嗽，咯痰色白。舌苔薄白，脉浮。

脾气虚弱：鼻痒而喷嚏连作，清涕量多，四肢乏力，大便溏薄。鼻黏膜色淡红。舌淡，苔白，脉细弱。

肾阳亏虚：鼻痒，鼻塞，喷嚏较多，遇风冷则易发作。畏寒肢冷，小便清长，大便溏薄。鼻黏膜淡白，鼻甲水肿。舌淡，苔白，脉沉细。

（四）治疗

1. 针刺

针药相须辨证治疗方案：根据中医辨证的不同，在针刺主方的基础上加减穴位，配合其他疗法通鼻窍，并辨证给予中药汤剂。

治法：疏风宣肺，宣通鼻窍。

取穴：以鼻旁和手足阳明经腧穴为主。鼻通、合谷、迎香、印堂，针刺手法以轻刺激为主。

辨证加减：肺虚感寒加风池、外关；脾气虚弱加足三里、脾俞；肾阳亏虚加肾俞、命门。

2. 其他疗法

穴位贴敷：在大椎、风门、肺俞、脾俞用天灸散进行穴位贴敷。

艾灸：风门、肺俞。

耳穴压豆：在内鼻、外鼻、肾上腺、额、肺、大肠、脾、肾等耳穴以王不留行籽贴压，每次选取3～4穴，交替贴压。

3. 药物治疗

1）中药

肺虚感寒证：玉屏风散合苍耳子散加减。

脾气虚弱证：补中益气汤加减。

肾阳亏虚证：金匮肾气丸加减。

2）西药

左西替利嗪口服液10mL，每日睡前口服。

4. 调护

积极寻找诱发病情的病因，尽量避免和接触诱发因素。忌食生冷、辛辣之物。

（五）临证医案

◎ **病例1**

韩某，男，55岁。首诊日期：2020年3月1日。

主诉： 反复鼻塞、流涕伴喷嚏4年余，加重1天。

现病史： 缘患者平素易外感，4年前于感冒后开始出现鼻塞、流清涕，呈间歇性，伴鼻痒喷嚏，间中至多家医院门诊就诊，考虑变应性鼻炎，予抗过敏、中药等治疗后症状稍缓解。后每遇风寒或吃偏凉食物后鼻塞、流涕、喷嚏反复，昨日患者吹风后症状加重，遂来诊。

现症见： 神清，精神可，双侧鼻塞，流清涕，量多，鼻痒喷嚏，咳嗽，咳白痰，无嗅觉下降，无涕中带血，无头痛头晕，畏风，纳尚可，眠一般，二便调。舌淡，苔白，脉细弱。

查体： 鼻外观正常，鼻中隔居中，黏膜色淡，双鼻甲肥大。

既往史： 30余年吸烟史，慢性支气管炎病史。

中医诊断： 鼻鼽（肺虚感寒证）。

西医诊断： 变应性鼻炎。

治法： 宣肺固表，通利鼻窍。

取穴及手法： 鼻通、合谷、迎香、印堂、风池、外关。手法为平补平泻。

穴位贴敷： 以天灸散贴敷于大椎、风门、肺俞、脾俞。

艾灸： 双侧足三里。

中药： 黄芪30g、白术15g、防风15g、苍耳子15g、辛夷10g、白芷10g、杏仁15g、陈皮5g、甘草5g。

按语： 患者平素禀虚体弱，且年逾五十，脏腑气血渐衰，加之烟毒蕴肺，宣降失调，肺气虚弱，卫表不固，腠理疏松，风寒乘虚而入，导致肺失通调，津液停聚，壅塞鼻窍，邪正相搏于鼻窍而发为本病。迎香为手阳明经的止穴，位于鼻旁，局部取穴为通利鼻窍；鼻通位于鼻根，印堂位于鼻上，二穴均是治鼻炎的要穴；手阳明经原穴合谷善治头面诸疾，配以风池疏风散寒、外关疏调三焦之气。加用穴位贴敷、艾灸等特色疗法，求培土生金之意，配合中药以疏风宣肺，通利鼻窍。

◎ **病例2**

伍某，男，37岁。首诊日期：2019年11月6日。

主诉： 反复鼻塞喷嚏半年。

现病史： 患者平素嗜食生冷，半年前开始出现鼻塞喷嚏，伴流清涕、鼻痒，左侧尤甚，天气变化及饮食生冷时加重，自行使用喷鼻药物后症状缓解不明显，遂来诊。

现症见： 神清，精神疲倦，鼻塞，左侧尤甚，晨起流清涕、喷嚏，嗅觉下降，无咳嗽咳痰，无耳鸣耳痛，无听力下降等，纳一般，眠差，小便调，大便溏，每天1～2次。

查体：鼻外观正常，鼻腔见黏膜色红，鼻中隔尚居中，双下鼻甲肥大。

既往史：既往体健。

中医诊断：鼻鼽（脾虚湿困）。

西医诊断：变应性鼻炎。

治法：健脾祛湿，宣通鼻窍。

取穴及手法：鼻通、合谷、迎香、印堂、足三里、脾俞。手法为平补平泻。

穴位贴敷：大椎、肺俞、中脘、脾俞、胃俞、足三里。

艾灸：隔姜灸中脘、建里、气海、天枢。

耳穴压豆：在内鼻、外鼻、肾上腺、额、肺、大肠、脾、肾等耳穴以王不留行籽贴压，每次选取一侧的3～4穴，交替贴压，每3天更换1次。

中药：太子参15g、茯苓15g、甘草5g、白术15g、桔梗10g、荆芥穗10g、泽泻15g、山药15g、柴胡10g、升麻15g、黄芪20g、辛夷10g。

按语：患者禀赋不足，复加饮食不节，脾胃虚弱，化生不足，正气渐虚，鼻窍失养；且水液运化失司，湿邪内生，"邪之所凑，其气必虚"，故邪气停聚鼻窍而发为鼻鼽。以针刺通利鼻窍，配合特色疗法补脾益肺，中药方剂补中益气，健脾利湿，宣肺固表，针药合治，效达病愈。

五、急性踝关节扭伤

（一）概述

急性踝关节扭伤是指因行走不当、外力作用、韧带松弛等原因造成踝关节软组织的病理损害，临床表现为踝关节疼痛、肿胀、活动障碍等。踝关节扭伤分为内翻损伤和外翻损伤，其中以内翻损伤最多见。因维持踝关节内侧稳定的三角韧带远比维持踝关节外侧稳定的跟腓韧带、距腓前韧带、距腓后韧带结实得多，而且外踝腓骨较长、踝穴较深，故踝关节更易发生内翻扭伤，引起踝关节外侧疼痛、肿胀、皮下青紫，外踝前缘、下缘压痛明显，踝关节活动受限。

踝关节扭伤是最高发的运动损伤，在所有运动损伤中约占40%。经休息后，疼痛和肿胀可能会消失，但会因为韧带松弛造成踝关节不稳而反复扭伤。

（二）诊断要点 [参考中医骨伤科病证诊断疗效标准（ZY/T 001.9-94）]

有明确的踝关节扭伤史。伤后踝部疼痛、肿胀、活动受限，局部可有明显的皮下瘀斑或皮肤青紫，患者呈跛行步态。内翻损伤者外踝前下方压痛明显，内翻应力实验阳性；外翻损伤者内踝前下方压痛明显，外翻应力实验阳性。

X线检查可见踝关节无骨折及明显脱位。内、外踝处可有小骨片撕脱；必要时须加照应力位X线片，观察踝穴的对称性或行踝关节造影（可在血肿麻醉下进行）。经临床和X线检查高度怀疑存在踝关节韧带、关节囊、关节软骨损伤的情况，且经济条件允许者，可行踝关节MRI检查了解损伤的程度。

（三）辨证要点

1. 气滞血瘀证

见于损伤早期，症见踝关节疼痛，活动时加剧，局部明显肿胀及皮下瘀斑，关节活动受限。舌红，可有瘀点，脉弦。

2. 筋脉失养证

见于损伤后期，症见踝关节持续隐痛，轻度肿胀，久行、久站后加重，或局部可触及硬结，步行不利。舌淡，苔白，脉弦细。

（四）治疗

1. 针刺

针药相须辨证治疗方案。

治法：祛瘀消肿，通络止痛。

取穴：阿是穴、申脉、丘墟、解溪。

辨证加减：气滞血瘀加膈俞、合谷、太冲，筋脉失养加太溪、阳陵泉。

2. 其他疗法

红外线灯：照射疼痛局部。

电针：选阿是穴，接通电针仪，用较低频率，每次刺激30min。

穴位注射：在患侧取1～2个阿是穴注射维生素B_{12}注射液+维丁胶性钙注射液。

刺络放血：若肿胀明显，可于局部刺络放血。

3. 药物治疗

1）中药

气滞血瘀证，内服桃红四物汤加味（桃仁、红花、当归、生地黄、白芍、川芎等），配合中药沐足；筋脉失养证，内服补肾壮筋汤或壮筋养血汤加减，配合中药沐足。

2）西药

疼痛难忍者，予塞来昔布0.2g，口服，每天1次。

3）中成药

气滞血瘀证，用跌打丸、接骨七厘片等；筋脉失养证，用左归丸、右归丸。

4. 调护

对患者加强疾病的健康宣教，纠正行走不良姿势，锻炼时循序渐进，锻炼或体力劳动前要做肢体躯干肌肉关节的准备活动，预防扭伤。在家中可用热敷，以助于改善血液循环，减轻肿胀，但忌自行盲目揉按，以防加重软组织损伤引起疼痛。适当进行体育锻炼，增强肌肉的力量和关节的稳定性。

（五）临证医案

◎ **病例1**

岑某，女，56岁。首诊日期：2019年2月3日。

主诉：扭伤致右踝肿痛伴活动受限半天。

现病史：患者今日上午上楼梯时不慎踩空致右踝扭伤，当即出现右踝疼痛、肿胀，伴活动受限，至社区医院行手法复位及膏药贴敷后肿胀稍缓解，但行走时仍疼痛不适，遂来诊。

现症见：神清，精神尚可，右踝疼痛不适，外踝处少许肿胀，活动后加重，不能跑跳，局部皮下青紫，跛行步态，纳眠尚可，二便调。舌暗红，苔白，脉弦。

查体：右外踝部轻微肿胀，外侧距腓前韧带、跟腓韧带压痛（＋），未扪及骨擦音，内踝压痛（－），后踝压痛（－），踝部活动疼痛，右踝关节背伸跖屈活动可。

辅助检查：左足X线片未见明显骨折、脱位征象。

既往史：体健。

中医诊断：筋伤（气滞血瘀证）。

西医诊断：踝关节扭伤（右踝）。

治法：行气散瘀，消肿止痛。

取穴及手法：阿是穴、申脉、丘墟、解溪、合谷、太冲。手法用泻法。

红外线灯：照射外踝局部。

穴位注射：在患侧取阿是穴注射维生素B_{12}注射液+维丁胶性钙注射液。

电针：选取阿是穴，接通电针仪，以较低频率刺激30min。

中药：以中药煎水泡洗右足，桃仁、红花、生地、当归、木通、五加皮、路路通、大黄、蒲黄、羌活、独活。

按语：治疗当急则治其标，《针灸聚英·肘后歌》言："打扑伤损破伤风，先于痛处下针攻。"故根据"以痛为腧""在筋守筋"，针刺当以疼痛局部取穴及循经选穴为主，选取阿是穴，以疏通踝关节的经络，疏散局部壅滞之气血，令其通则不痛。"脚酸转筋，丘墟主之。"配合丘墟，及位于局部的申脉穴、解溪穴，"经脉所及，主治所在"，以疏调踝关节外侧之经络气血，起消肿止痛之用；加四关穴以行气活血化瘀。配合红外线照射、电针、穴位注射，共奏消肿止痛之功；结合中药沐足使活血行气之品药效直达病所。

◎ **病例2**

陈某，女，23岁。首诊日期：2019年4月17日。

主诉：左踝部疼痛肿胀2天。

现病史：患者2天前运动时不慎扭伤后出现左踝部疼痛、肿胀，当即不能行走，左踝活动障碍，自行涂抹药油后症状缓解不明显，遂来就诊。

现症见：左踝部疼痛剧烈，踝关节外侧局部明显肿胀，可见皮肤瘀斑，伴关节屈伸不利，无关节畸形，无肌肉萎缩等。舌暗，苔薄白，脉弦涩。

查体：左踝关节外侧肿胀，压痛明显，关节摩擦音（-），无异常关节活动。

辅助检查：左足X线已排除骨折、脱位。

既往史：体健。

中医诊断：筋伤（气滞血瘀证）。

西医诊断：踝关节扭伤（左踝）。

治法：祛瘀消肿，通络止痛。

取穴及手法：阿是穴、申脉、丘墟、昆仑、解溪、合谷、太冲。手法为平补平泻。

红外线灯：照射局部。

电针：选取疼痛处的2穴连通电针仪，刺激30min。

穴位注射：选取维生素B_{12}注射液+维丁胶性钙注射液，取阿是穴2～3个，每个穴位注射0.5～1mL。

刺络放血：用注射针头点刺疼痛肿胀局部。

中药沐足方：桃仁、红花、当归、木通、五加皮、路路通、大黄、蒲黄、牛膝、鸡血藤、香附、乳香、没药。

按语：同样以电针、穴位注射等疗法已疏调局部被瘀血痹阻之经络，加用中药沐足促进踝部气血运行，达到活血理气，调筋护筋的目的。"血有余，则泻其盛经出其血"，配合阿是穴放血，直接祛除宛陈的血液，消除气滞血瘀引起的无形之阳邪，使壅闭有余的邪气都随血液排出体外，瘀血祛除、经络通畅、气血通达，凝滞固塞以崩解消除，气血通达无碍，局部疼痛自然得以减轻或消失。

第二节　痛症类医案

一、项痹

（一）概述

项痹，又称为颈痹，是以颈部疼痛为主要临床表现的病症。多发于40岁以上的中年人、长期低头工作者。本病往往呈慢性发病，缠绵难愈，但预后良好。本病相当于西医的颈椎病。中医学属"项筋急""项肩痛"等范畴，由于素体气血不足、肝肾亏虚，兼之外伤、劳损或风寒湿阻滞经络，致经脉不畅、气血不通而发病。

（二）诊断要点

1. 颈型颈椎病

（1）颈部、肩部及枕部疼痛，头颈部活动因疼痛而受限制，因常在早晨起床时发病，故被称为落枕。

（2）颈肌紧张，有压痛点，头颅活动受限。

（3）X线片上显示颈椎曲度改变，动力摄片后可显示椎间关节不稳与松动，由于肌痉挛头偏歪，侧位X线片上出现椎体后缘一部分重影，小关节也呈部分重影。

2. 神经根型颈椎病

（1）具有典型的根性症状，其范围与受累椎节相一致。颈肩部、颈后部酸痛，并沿神经根分布区向下放射到前臂和手指，有时皮肤有过敏，抚摸有触电感，神经根支配区域有麻木及明显感觉减退。

（2）脊神经根牵拉试验多为阳性，痛点注射技术对上肢放射痛无显著效果。

（3）X线正位片显示钩椎关节增生。侧位片生理前弧消失或变直，椎间隙变窄，骨刺形成，伸屈动力片示颈椎不稳。

3. 椎动脉型颈椎病

（1）颈性眩晕（即椎—基底动脉缺血征）和猝倒史，且能除外眼源性眩晕及耳源性眩晕。

（2）个别患者出现自主神经症状。

（3）旋颈诱发试验阳性。

（4）X线片显示椎节不稳及钩椎关节增生。

（5）椎动脉造影及椎动脉彩超可协助定位但不能作为诊断依据。

4. 脊髓型颈椎病

（1）自觉颈部无不适，但手动作笨拙，细小动作失灵，协调性差。胸部可有束带感。

（2）步态不稳，易跌倒，不能跨越障碍物。

（3）上下肢肌腱反射亢进，肌张力升高，霍夫曼征阳性，可出现踝阵挛和髌阵挛，重症时巴宾斯基征可能呈阳性。早期感觉障碍较轻，重症时可出现不规则痛觉减退。感觉丧失或减退区呈片状或条状。

（4）X线正位片显示钩椎关节增生。侧位片颈椎生理前弧消失或变直，椎间隙变窄，骨刺形成。伸屈动力片示颈椎不稳。

（5）MRI检查示脊髓受压呈波浪样压迹，严重者脊髓可变细，或呈念珠状。磁共振还可显示椎间盘突出，受压节段脊髓可有信号改变。

（三）辨证要点

1. 风寒湿型证

主症：颈、肩、上肢窜痛麻木，以痛为主，头有沉重感，颈部僵硬，活动不利。兼症：恶寒畏风。舌质淡红，舌苔薄白，脉弦紧。

2. 气滞血瘀证

主症：颈肩部、上肢刺痛，痛处固定。兼症：肢体麻木。舌质暗，脉弦。

3. 痰湿阻络证

主症：颈部疼痛，头晕目眩，头重如裹。兼症：四肢麻木不仁，纳呆或肥胖。舌质暗红，舌苔浊厚腻，脉弦滑。

4. 肾气亏虚证

主症：颈部酸痛，眩晕头痛，病程日久。兼症：耳鸣耳聋，失眠多梦，肢体麻木。舌质淡，苔白，脉沉或尺脉弱。

5. 气血亏虚证

主症：颈部酸痛，头晕目眩。兼症：面色苍白，心悸气短，四肢麻木，倦怠乏力。舌质淡，少苔，脉细弱。

6. 湿热阻滞证

主症：颈部疼痛，活动不利。兼症：胸胁胀满，大便不畅。舌质暗红，舌红苔黄腻，脉滑数。

（四）治疗

1. 针刺

针药相须辨证治疗方案：需根据中医证型不同，在针刺主方基础上加减使用穴位，辨证给予中药汤剂。须针灸医生根据临床经验辨证使用。

治法：舒筋活血、解痉止痛。

取穴：颈夹脊穴（两对）、大椎、肩中俞、中渚、百会、后溪，阳陵泉。

方义：病痛局部取穴及循经选穴可疏通经络气血，使营卫调和而风、寒、湿、热等邪无所依附，"通则不痛"；颈夹脊穴、大椎、肩中俞可疏通局部经脉、络脉及经筋之气血，通经止痛；中渚为三焦经之输穴，可清热通络；百会穴属于督脉，入络于脑，可清头目、止眩晕；阳陵泉乃筋之会穴，能通调诸筋；后溪为手太阳小肠经的输穴，又为八脉交会之一，通于督脉，是治疗颈椎病的要穴，有舒筋利窍、宁神之功。

针灸加减：风寒湿者加风池、阴陵泉祛风散寒除湿；气滞血瘀者加膈俞、太冲行气活血；痰湿阻络者加足三里、中脘、丰隆健脾化痰；湿热阻滞者加合谷、曲池、阴陵泉清热祛湿；肾气亏虚者加肾俞、关元温肾益气；气血亏虚者加血海、足三里、关元补益气血。

2. 其他疗法

1）腹针

天地针、商曲（双侧）、滑肉门（双侧）。

2）挑针

常规治疗效果不明显时，应选择挑针技术。可取百劳（双）、大椎、肩井（双）；或取新设（双）、大杼（双）、膈俞（双）。以上两组穴位交替使用，每周治疗一次。

3）董氏奇穴

以局部解结或刺络放血为主。

4）穴位注射

在通用方案取穴中采用颈部穴位1～2个，使用丹参注射液或维生素B$_{12}$注射液进行穴位注射，每穴1～2mL。

5）穴位敷贴

制川乌、制草乌、威灵仙、黄芥子等研末，用姜汁调和，穴位贴敷，每穴药物为1cm×1cm×1cm，每次外贴1小时。

6）梅花针

用梅花针点叩颈背足太阳经皮部，重点叩刺四花穴。

7）火罐

病变局部拔火罐，隔日1次。

3. 药物治疗

风寒湿型证：羌活胜湿汤加减。

气滞血瘀证：身痛逐瘀汤加减。

痰湿阻络证：二陈汤合身痛逐瘀汤加减。

湿热阻滞证：瓜蒌桂枝汤合温胆汤加减。

肾气亏虚证：偏阳虚用右归丸，偏阴虚用左归丸。

气血亏虚证：黄芪桂枝五物汤加减。

加减：眠差加炒柏子仁、炙远志、夜交藤宁心安神；气虚加党参、黄芪益气。

4. 护理调摄

（1）避免颈部受寒。

（2）教导患者纠正不良体位。

（3）指导患者进行经络功法锻炼，如颈部运动。

（五）临证医案

◎ **病例**

刘某，女，35岁。首诊日期：2018年3月2日。

主诉： 反复颈肩部酸痛不适1年余。

现病史： 1年前患者开始出现颈肩部酸痛，自觉颈肩部肌肉紧张，伴项背部牵扯感，劳累后酸痛不适加剧，无头晕头痛、上肢放射痛及肢体麻木，无视物黑朦、肢体乏力、言语不利等症状。

现症见： 颈肩部酸痛不适，颈肩部有僵硬感，无头晕头痛、上肢放射痛及肢体麻木，无胸闷心悸、肢体乏力等，无口干口苦，纳眠可，二便调。

查体： 颈椎生理曲度存在，颈肩部肌肉紧张，第5、第6颈椎棘突旁压痛，肤温正常，转颈试验（－），臂丛神经牵拉试验（－），叩顶试验（－），椎间孔挤压试验（－），水平眼震（－），垂直眼震（－），神经系统体查未见异常。

既往史： 体健。

中医诊断： 项痹（气滞血瘀型）。

西医诊断： 颈型颈椎病。

治法： 行气活血，化瘀通络。

取穴及手法： 颈夹脊穴（两对）、中渚、后溪，阳陵泉、膈俞、太冲、天宗、小海穴。手法为平补平泻。

穴位注射： 用0.25mg维生素B_{12}＋1mL胶性钙注射液，取百劳（双）、肩中俞（双），每个穴位注射0.1～0.2mL，隔天1次。

红外线灯： 照射治疗颈部。

中药： 川芎15g、桃仁10g、当归15g、红花10g、牛膝15g、五灵脂10g、地龙10g。3剂，水煎服，每天1剂，早晚分服。

2018年3月5日复诊：3次针灸治疗后患者颈痛消失。

按语：《素问·痹症》言"风寒湿三气杂至，合而为痹也"，颈部受外邪之侵袭，致局部气血运行不畅，从而出现颈、肩、上肢的酸痛，因此治疗要适当配合温通之法。如颈项后部疼痛的患者，辨证为手太阳经者，除局部的颈夹脊穴、大椎穴外，循经可取后溪、天宗、小海穴。后溪为李滋平教授常用的治疗颈椎病的要穴，在于"输主体重节痛"，可用于治疗颈椎病颈痛，又为八脉交会穴之一，而通于督脉，疏通经络、调神通督。此患者为气滞血瘀型项痹，加膈俞、太冲行气活血，方药拟身痛逐瘀汤，针药相合，方能治愈。

二、肩痹

（一）概述

肩痹又名"肩周炎"，是肩关节周围肌肉、肌腱、滑囊和关节囊等软组织的慢性炎症。临床常以肩部疼痛和肩关节功能障碍为主要特点，多发生在50岁以上的中老年人，发病女性多于男性。该病的病因有肱二头肌长头或短头肌腱鞘炎，冈上肌腱炎或肩袖撕裂，肩峰下滑囊炎等肩部原因。颈椎病或颈椎间盘突出症等为常见肩外原因。临床可分为急性发作期、慢性期和冻结期三期。

本病属中医学"肩痹"的范畴。其发病与气血不足、外感风寒湿及闪挫劳伤有关。总因风寒湿邪客于血脉筋肉，或外伤筋骨，或劳累过度，致使筋脉拘急，脉络不通，不通则痛，日久则筋脉失养，痿而不用。

（二）诊断要点

（1）好发于50多岁的女性，常继发于肱二头肌腱鞘炎或上肢伤后。

（2）肩周疼痛，或有放射痛，夜间加重，局部有压痛点。

（3）活动受限，以外展、上举、内旋、外旋障碍最显著。

（4）病初肩部肌肉常较紧张，后期肌肉萎缩明显，而疼痛反而不明显。

（5）X线片显示肩部骨质疏松。

（三）辨证要点

1. 风寒湿证

肩部束痛，遇风寒痛增，得温痛缓，畏风恶寒。舌质淡，苔薄白或腻，脉弦滑或弦紧。

2. 气滞血瘀证

肩部肿痛，疼痛拒按，以夜间为甚。舌质黯或有瘀斑，苔白，脉弦或细涩。

3. 气血两虚证

肩部酸痛，劳累后疼痛加重，伴头晕目眩，气短懒言，心悸失眠，四肢乏力。舌质淡，脉细弱或沉。

（四）治疗

1. 针刺

针药相须辨证治疗方案：需根据中医证型不同，在针刺主方基础上加减使用穴位，辨证给予中药汤剂。须针灸医生根据临床经验辨证使用。

治法：活血通络，舒筋止痛。

取穴：肩髃、肩前、肩贞、阳陵泉、中平穴。

方义：病痛局部取穴及循经选穴可疏通经络气血，使营卫调和而风、寒、湿、热等邪无所依附，"通则不痛"，拘急疼痛遂解。肩髃、肩前、肩贞为肩关节局部穴位，三穴合用，共奏疏风散寒、活血通络、舒筋止痛之功；阳陵泉为远道取穴，疏导少阳经气，又为筋会，可通络止痛；中平穴又称肩痛穴、肩周穴，是治疗漏肩风的验穴。

辨证加减：风寒湿者加风池、腰阳关、阴陵泉散寒除湿；风湿热痹者加阴陵泉、三阴交、曲池清热除湿；气滞血瘀者加合谷、血海行气活血；气血两虚者加关元、脾俞、足三里健脾益气。

2. 其他疗法

透刺：条口透承山，边行针边令患者活动患肢，动作由慢到快，用力不宜过猛，以免引起疼痛。

穴位注射：选肩髃、肩髎、肩前或阿是穴，用维生素B₁注射液注射或当归、川芎、元胡、红花等注射液，每穴每次0.5mL，隔天注射1次。

刺络拔罐：对肩部肿胀疼痛明显可用三棱针点刺2～3针，致少量出血，再加拔火罐，使瘀血外出，邪去络通。每周治疗两次。

电针：选肩髃、肩髎或肩前，接通电针仪，用较低频率，每次刺激30min。

3. 中药

风寒湿证：黄芪桂枝五物汤加减。

气滞血瘀证：失笑散加减。

气血两虚证：四物汤加减。

4. 护理调摄

1）注意防寒保暖

由于自然界的气候变化，寒冷湿气不断侵袭机体，可使肌肉组织和小血管收缩，肌肉较长时间地收缩，使肌肉组织受刺激而发生痉挛，久则引起肌细胞的纤维样变性，肌肉收缩功能障碍而引发各种症状。

2）纠正不良姿势

对于经常伏案、双肩经常处于外展工作的人，应注意调整姿势，避免长期的不良姿势造成慢性劳损和积累性损伤。

3）注意相关疾病

注意容易引起继发性肩周炎的相关疾病，如糖尿病、颈椎病、肩部和上肢损伤、胸部外科手术以及神经系统疾病，应开展肩关节的主动运动和被动运动，以保持肩关节的活动度。

4）功能锻炼

坚持功能锻炼，平时结合自己的生活习惯做一些简单锻炼，如屈肘甩手、体后拉手、展臂站立、头枕双手、旋肩等，不仅可以预防肩周炎，还能较好地缓解肩周炎的初期症状。

（五）临证医案

◎ 病例

余某，男，38岁。首诊日期：2019年7月25日。

主诉： 左肩关节疼痛、活动受限2月余。

现病史：缘患者2019年5月开始出现左肩关节疼痛，当时左肩关节各方向活动可，无头晕头痛、无上肢麻木及放射痛等不适，未至医院系统诊治，后患者疼痛症状逐渐加重，并逐渐出现肩关节活动受限，左肩关节后伸受限，其余方向活动可，疼痛影响睡眠，遂于我院门诊就诊，考虑为"肩周炎（左侧）"，予针灸治疗后症状可减轻；但仍有反复发作，每于劳累后加重，休息后可稍缓解，现至李滋平主任门诊就诊。

现症见：左肩关节疼痛，呈刺痛感，左手不能摸背，后伸受限，劳累后加重，休息后可稍缓解。无上肢麻木及放射痛等不适，无头晕头痛、咳嗽咯痰、发热恶寒、胸痛心悸、腹痛腹泻等不适，无口干口苦，眠差，纳一般，二便调。

查体：左肩关节无畸形，关节间隙无增宽，局部肤温肤色正常。左肩关节肌肉紧张，广泛压痛，以肱二头肌长头肌腱沟处压痛明显，VAS评分6分。左肩关节后伸活动受限，左肩关节活动度：前屈180°，后伸15°，内收50°，水平外展90°，内旋90°，外旋90°，外展上举180°。左侧摸背试验（＋）。

既往史：体健。

中医诊断：肩痹（气滞血瘀证）。

西医诊断：肩周炎。

治法：理气通络，活血止痛。

取穴及手法：肩髃、肩前、肩贞、阳陵泉、中平穴。手法为平补平泻。

穴位注射：选肩髃、肩髎、肩前和阿是穴，注射丹参注射液，每穴每次0.5mL，隔天注射1次。

红外线灯：照射患侧肩部。

中药：蒲黄15g、五灵脂10g、白芷15g、川芎10g、羌活15g、没药15g。共3剂，水煎服，每天1剂，早晚分服。

2019年8月1日复诊：6次针灸治疗后患者肩痛症状明显缓解，活动仍受限，继续针刺治疗。

按语：患者病由气血滞于肩部，以致不通则痛，疼痛性质为刺痛，为气滞血瘀之表现，故治以"理气通络，活血止痛"为法。本病病位在肢体经络，病痛局部取穴及循经选穴可疏通经络气血。肩髃、肩前、肩贞为肩关节局部穴位，三穴合用，共奏活血通络，舒筋止痛之功；阳陵泉为远道取穴，疏导少阳经气，又为筋会，可通络止痛；中平穴又称肩痛穴、肩周穴，是治疗漏肩风的验穴。方拟失笑散加减，加羌活行肩部经络，使药力上行止痛，加没药、川芎加强活血止痛之力。针药相须，配合特色技术，日常保暖及保健，则肩痛不犯。

三、枕大神经痛

（一）概述

枕大神经痛是西医病名，属于中医"虚劳"范畴，表现为后枕部阵发性或持续性疼痛，常因风寒、感冒、慢性劳损引起颈枕局部气血不通而发病。临床表现为一侧或两侧后枕部或兼含项部的针刺样、刀割样或烧灼样疼痛，痛时患者不敢转头，头颈部有时处于伸直状态；可分为原发性枕大神经痛和继发性枕大神经痛两类。

（二）诊断要点

（1）颈枕部刺痛、钻痛或跳痛，并可向同侧头顶部放射。

（2）局部有压痛，甚至有窜麻感。

（3）局部肌肉痉挛。

（4）多见于经常低头工作者。

（三）辨证要点

1. 外感风邪证

枕部疼痛，起病较急，其痛如破，痛连项背，恶风，口渴欲饮或口不渴。苔薄白，脉多浮紧或浮数。

2. 肝阳上亢证

颈枕部疼痛伴眩晕，心烦易怒，面赤口苦，或兼耳鸣胁痛，夜眠不宁。舌红苔薄黄，脉弦有力。

3. 痰浊内阻证

颈枕部疼痛，胸脘满闷，呕恶痰涎。苔白腻，或舌胖大有齿痕，脉滑或弦滑。

4. 瘀血阻滞证

枕部疼痛经久不愈，其痛如刺，入夜尤甚，固定不移，或颈部有外伤史。舌紫或有瘀斑、瘀点，苔薄白，脉细涩。

（四）治疗

1. 针刺

针药相须辨证治疗方案：需根据中医证型不同，在针刺主方基础上加减使用

穴位，辨证给予中药汤剂。须针灸医生根据临床经验辨证使用。

治法：温经通络，祛风止痛。

取穴：天柱、风池、翳明、合谷、阿是穴。

方义：天柱为足太阳膀胱经穴，可疏调局部经络；风池为足少阳胆经穴，可疏风散寒，翳明为阿是穴，配合风池增强疏通局部经气的作用。

针灸加减：风寒者加曲池、风府、肺俞祛风散寒；肝阳上亢者加太溪、肝俞平肝潜阳；痰浊内阻者加丰隆、中脘、合谷行气化痰；瘀血内阻者加血海、膈俞、合谷活血通络。

2. 其他疗法

耳针：选耳、枕、皮质下、神门等穴。用毫针刺，或埋针，或用王不留行籽贴压。

皮肤针：自项至腰部足太阳膀胱经背部，用梅花针自上而下叩刺，叩至皮肤潮红为度，每天1次。

电针：选合谷、天柱，接通电针仪，用较低频率，每次刺激30min。

拔罐：自项至腰部足太阳膀胱经背部侧线，用火罐自上而下行走罐，以背部潮红为度。

3. 药物治疗

1）中药

（1）外感风邪证：桂枝汤合银翘散。

治法：疏风祛邪，通络止痛。

中药汤剂：桂枝、芍药、生姜、大枣、甘草、银花、连翘、桔梗、薄荷、竹叶、荆芥穗、淡豆豉、牛蒡子、芦根。

加减：痛连项背者加葛根舒筋解肌。

（2）肝阳上亢证：天麻钩藤饮。

治法：平肝潜阳。

中药汤剂：天麻、栀子、黄芩、杜仲、益母草、桑寄生、夜交藤、茯神、牛膝、钩藤、石决明。

加减：心烦易怒、面赤口苦兼耳鸣者加熟地、枸杞、羚羊角清肝平肝。

（3）痰浊内阻证：涤痰汤。

治法：健脾燥湿，化痰降逆。

中药汤剂：茯苓、人参、甘草、橘红、胆南星、半夏、竹茹、枳实、菖蒲。

加减：胸脘满闷，呕恶痰涎，苔白腻者加陈皮、炒白术健脾化痰。

（4）瘀血阻滞证：通窍活血汤。

治法：活血化瘀通络。

中药汤剂：赤芍、川芎、桃仁、红枣、红花、老葱、鲜姜、麝香。

加减：枕部疼痛经久不愈，其痛如刺，舌紫或有瘀斑者加鸡血藤、乳香活血化瘀。

4. 护理调摄

本病的发生常与颈椎的改变相关，因此，需要注意颈椎的保护，避免经常低头。平素注意避免感受外邪；多运动，增强体质，加强机体抵抗病邪的能力。

（五）临证医案

◎ **病例**

董某，女。首诊日期：2017年8月18日。

主诉：反复颈枕部疼痛10月余，加重1周。

现病史：患者从2016年10月开始出现双侧颈枕部疼痛，疼痛呈紧绷样及牵扯样，受寒或转颈、低头时加重，疼痛明显时可放射至全双颞侧及后顶部，平卧休息及以手按揉枕部痛点后可减轻，无头晕、肢体麻木、恶心呕吐等不适，头痛发生前无视物闪光、流泪等前驱症状。曾至外院就诊，考虑为"血管源性头痛"可能性大，口服尼莫地平扩张血管、口服脑蛋白水解物改善脑循环等治疗后，症状缓解不明显。从2017年3月开始，患者颈枕部疼痛加重，疼痛性质及诱发因素同前，范围较前扩大至双侧颈枕部及颈肩部，疼痛明显时可伴有双额部牵扯痛，以手触压局部疼痛明显，休息后疼痛缓解不明显，并出现右上肢放射样麻木疼痛不适，至门诊就诊。

现症见：双侧颈枕部、颈肩部及右侧头巅顶部疼痛，呈针刺样疼痛，夜间加重，疼痛明显时可放射至双颞部及额部，双侧转颈活动受限，右侧尤甚。

查体：颈椎生理曲度变直，颈枕部肌肉紧张，转侧、低头活动稍受限，枕神经出口处压痛（＋），可放射至项颞部痛，C2-C7双侧横突下压痛（＋），VAS评分7分，昂埋头试验、转颈试验、叩顶试验（－）；双侧臂丛牵拉试验（+－），水平、垂直眼震（－）。舌紫或有瘀斑、瘀点，苔薄白，脉细涩。

既往史：高血压病史。

中医诊断：痹症（瘀血阻滞证）。

西医诊断：枕大神经痛。

治法：活血化瘀通络。

取穴及手法：天柱、风池、翳明、合谷、阿是穴、血海、膈俞、合谷。平补平泻。

红外线灯：治疗患侧头部。

　　中药：赤芍15g、川芎10g、桃仁15g、大枣10g、羌活15g、乳香6g、天麻10g。共5剂，水煎服，每天1剂，早晚分服。

　　2017年8月30日复诊：12次针灸治疗后患者症状明显缓解，偶有反复，嘱患者注意休息。

　　按语：患者双侧颈枕部、颈肩部及右侧头巅顶部疼痛，呈针刺样疼痛，故治以"活血化瘀通络"为法。本病病在头颈部经络，天柱为足太阳膀胱经穴，可疏调局部经络；风池为足少阳胆经穴，可疏风散寒，翳明为阿是穴，配合风池增强疏通局部经气的作用。风池为少阳经穴，可疏通少阳经络、宣通气血，并祛风散寒止痛。中药"通窍活血汤加减"，活血化瘀通络。针药相须，配合特色技术，方能痊愈。

四、腰痛

（一）概述

　　腰痛是以腰部一侧或两侧疼痛为主要症状的一种病证。腰痛为症状，而非一个独立的疾病，引起腰痛的原因也比较复杂，常见于腰椎间盘突出症、肾脏疾病、风湿病、腰肌劳损、脊椎及脊髓疾病等所致。中医学认为腰痛主要与感受外邪、跌仆损伤、劳欲太过等因素有关，导致腰部经络气血阻滞，不通则痛。年老精血亏虚、房劳过度，损伤肾气，导致腰部脉络失于温煦、濡养，而致腰痛。

（二）诊断要点

　　（1）腰部疼痛不适。

　　（2）可有腰部损伤史。

　　（3）年老体虚者多发。

（三）辨证要点

1. 寒湿腰痛证

　　腰部冷痛重着，转侧不利，逐渐加重，每逢阴雨天或腰部感寒后加剧，虽静卧痛不减或反而加重，得温则舒，体倦乏力，或肢末欠温，食少腹胀。舌淡体大，苔白腻，脉沉而迟缓。

2. 湿热腰痛证

腰髋弛痛，或腰腿重滞胀痛，痛处伴有热感，梅雨季节或暑热时节腰痛加重，遇冷痛减，或见肢节红肿，口渴不欲饮，小便黄赤，或午后身热，微汗出。舌红苔黄腻，脉濡数。

3. 瘀血腰痛证

腰痛如刺，痛有定处，轻则俯仰不便，重则因痛剧而不能转侧，日轻夜重，或持续不解，痛处拒按，舌质紫暗，或有瘀斑，脉弦涩。

4. 肾虚腰痛证

腰痛以酸软为主，喜按喜揉，腿膝无力，遇劳更甚，卧则减轻，常反复发作。偏阳虚者，则少腹拘急，面色白，手足不温，少气乏力，舌淡，脉沉细；偏阴虚者，则心烦失眠，口燥咽干，面色潮红，手足心热，舌红少苔，脉弦细数。

（四）治疗

1. 针刺

针药相须辨证治疗方案：需根据中医证型不同，在针刺主方基础上加减使用穴位，辨证给予中药汤剂。须针灸医生根据临床经验辨证使用。

治法：补肾壮腰，活血止痛。

取穴：委中、腰阳关、肾俞、大肠俞。

方义：腰背委中求，委中是足太阳膀胱经穴，是治疗腰背部疼痛要穴；腰为肾之府，肾俞为肾之背俞穴，可壮腰益肾；腰阳关、大肠俞均为局部取穴，可疏通腰部经络气血。

针灸加减：寒湿腰痛者加阴陵泉、关元散寒除湿；湿热腰痛者加大椎、丰隆清热除湿：血瘀者加膈俞、血海活血化瘀；肾虚者加太溪、肾俞滋肾补肾；阳虚者加命门、关元温阳。

2. 其他疗法

耳针：选腰骶、肾、神门等穴。用毫针刺，或埋针，或王不留行籽贴压。

皮肤针：选取腰部局部用梅花针自上而下叩刺，叩至皮肤潮红为度，每天1次。

电针：选肾俞、大肠俞、阿是穴等穴，接通电针仪，用较低频率，每次刺激30min。

穴位注射：在通用方案取穴中采用腰部穴位1～2个，使用丹参注射液进行穴位注射，每穴1～2mL。

3. 药物治疗

寒湿腰痛证：甘姜苓术汤合渗湿汤加减。

湿热腰痛证：加味二妙散加减。

瘀血腰痛证：身痛逐瘀汤加减。

肾虚腰痛证：六味地黄丸加减。

4. 护理调摄

预防腰痛应避免坐卧湿地，若涉水、淋雨或身劳汗出后即应换衣擦身，暑天湿热郁蒸时应避免夜宿室外或贪冷喜水。勿事勉力举重，不做没有准备动作的暴力运动。本病重在肾虚，故应避免房事及劳逸过度。腰痛的护理，可作自我按摩，活动腰部，打太极拳，勤洗澡或用热水洗澡。平素注意避寒保暖、劳逸结合，姿势正确，不宜久坐久站，剧烈体力活动前先做准备活动，平时应加强腰背肌锻炼，加强腰椎稳定性。

（五）临证医案

◎ 病例

王某，男。首诊日期：2020年5月11日。

主诉：腰部疼痛2月余。

现病史：患者2个月前无明显诱因下出现腰部疼痛，呈刺痛，弯腰时加重，久坐后更甚，无向他处放射，无双下肢麻木、乏力。患者未予重视，休息后可稍缓解，近日患者腰痛反复。

现症见：腰部疼痛，呈刺痛，弯腰时加重，久坐后更甚，无向他处放射，无双下肢麻木、乏力。

查体：腰部叩击痛（＋），腰部肌肉紧张，其余病理征阴性。

既往史：体健。

中医诊断：痹证（瘀血腰痛证）。

西医诊断：腰肌劳损。

治法：活血化瘀，行气止痛。

取穴及手法：腰夹脊穴、委中、腰阳关、肾俞、大肠俞、膈俞、血海。平补平泻。

拔罐：腰部夹脊穴、大肠俞、肾俞、膀胱俞

穴位注射：用丹参注射液，选腰阳关、夹脊穴，每个穴位注射1～2mL。

红外线灯：照射治疗腰部。

中药：秦艽10g、川芎10g、桃仁10g、红花10g、甘草10g、羌活10g、没药

10g、当归10g、五灵脂10g、香附10g、牛膝10g、地龙10g。共3剂，水煎服，每天1剂，早晚分服。

2020年5月20日复诊：3次治疗后患者症状基本缓解。

按语：《景岳全书·腰痛》载："腰痛证……遇阴雨或久坐，痛而重者，湿也；遇诸寒而痛，喜暖而恶寒者，寒也；遇诸热而痛，及喜寒而恶热者，热也。"患者痛为刺痛，舌暗，考虑为瘀血内阻，不通则痛。《素问·缪刺论》曰："邪客于足太阳之络，令人拘挛、背急、引胁而痛，刺之从项始，数脊椎侠脊，按疾之应手如痛，刺之傍三痏，立已。"夹脊穴可同调督脉与足太阳经之经气，故选择夹脊穴以通阳经之气，以达到活血通络之效。中药穴位注射所选药物丹参注射液具有活血、化瘀、通络作用，同时选取腰阳关、夹脊穴等穴位进行注射，不仅发挥针刺作用，也可在穴位内较长时间滞留以发挥良性刺激作用，进而激发经气，疏通经络，达到缓解疼痛的效果。从现代解剖学角度，腰痛大多由腰部肌肉、韧带的急慢性损伤，导致疼痛，拔罐疗法能够温经散寒、活血止痛、祛风除湿，现代研究认为拔罐可以利用负压作用，将肌体深部的代谢废物拔出来，加快局部血液循环，改善局部内环境，使得致痛物质更快排泄出来，以缓解疼痛，同时也可缓解软组织的痉挛和缺血缺氧状态。

五、头痛

（一）概述

头痛既是一种常见病证，也是一个常见症状，可以发生于多种急慢性疾病的过程中。本病可分为外感头痛和内伤头痛两大类。中医病机指致使脉络拘急或失养，清窍不利所引起的以头部疼痛为主要临床特征的疾病。肝阳上扰，痰瘀痹阻脑络或精气亏虚，经脉失养是导致本病的主要原因。

本病相当于西医学中的紧张性头痛、脑动脉硬化、头颅损伤等引起的头痛等病。引起头痛的病因众多，如脑血管疾病、颅内感染、颅脑外伤、内环境紊乱及滥用精神活性药物等。头痛大致可分为原发性和继发性两类。

（二）诊断要点

（1）头部疼痛，呈胀痛、跳痛、灼痛等性质。

（2）可伴恶心呕吐、头晕。

（3）外感头痛起病急，病程短；内伤头痛起病慢，病程长。

（4）头颅CT、MRI可见颅内病变，TCD可见颅内血管异常。

（三）辨证要点

1. 风寒头痛证

头痛起病较急，其痛如破，痛连项背，恶风畏寒，口不渴。苔薄白，脉多浮紧。

2. 风热头痛证

起病急，头呈胀痛，甚则头痛如裂，发热或恶风，口渴欲饮，面红目赤，便秘溲黄。舌红苔黄，脉浮数。

3. 风湿头痛证

头痛如裹，肢体困重，胸闷纳呆，小便不利，大便或溏。苔白腻，脉濡。

4. 肝阳上亢证

头胀痛而眩，心烦易怒，面赤口苦，或兼耳鸣胁痛，夜眠不宁。舌红苔薄黄，脉弦有力。

5. 痰浊阻络证

头痛昏蒙，胸脘满闷，呕恶痰涎。苔白腻，或舌胖大有齿痕，脉滑或弦滑。

6. 瘀血阻络证

头痛经久不愈，其痛如刺，入夜尤甚，固定不移，或头部有外伤史。舌紫或有瘀斑、瘀点，苔薄白，脉细涩。

7. 气血两虚证

头痛而晕，遇劳加重，面色少华，心悸不宁，自汗，气短，畏风，神疲乏力。舌淡苔薄白，脉沉细而弱。

8. 肝肾亏虚证

头痛而空，每兼眩晕耳鸣，腰膝酸软，遗精，带下，少寐健忘。舌红少苔，脉沉细无力。

（四）治疗

1. 针刺

针药相须辨证治疗方案：需根据中医证型不同，在针刺主方基础上加减使用穴位，辨证给予中药汤剂。须针灸医生根据临床经验辨证使用。

治法：舒筋活络，通行气血。

取穴：百会、印堂、太阳、合谷、风池。

方义：百会为诸阳之会，入络脑，印堂为督脉之穴，两穴合用可疏通头部经气而止痛；太阳为经外奇穴，是治疗头痛的要穴；合谷为手阳明经穴，可行气止痛；风池为足少阳胆经穴，胆经行于侧头部，针刺风池可疏风散邪而止痛。

针灸加减：外感风寒者加风门、风府祛风散寒；外感风热者加曲池清热疏风；风湿者加三阴交、丰隆除湿；痰浊阻络者加丰隆、足三里健脾祛痰；瘀血阻络者加血海、膈俞活血化瘀；肝阳上亢者加太冲、肝俞平肝潜阳；肝肾亏虚者加太溪、肾俞补益肝肾。

2. 其他疗法

耳针：选颞、额、皮质下、肝阳、神门等穴，用毫针刺，或埋针，或王不留行籽贴压。

三棱针放血：取印堂、大椎、耳尖等穴，以三棱针点刺放血。

皮肤针：选取太阳、阿是穴叩刺直至皮肤潮红。

穴位注射：用丹参注射液，取太阳、风池等穴，每个穴位注射0.2～0.5mL。

3. 中药

风寒头痛证：川芎茶调散加减。

风热头痛证：芎芷石膏汤加减。

风湿头痛证：羌活胜湿汤加减。

肝阳上亢证：天麻钩藤饮加减。

痰浊阻络证：半夏白术天麻汤加减。

瘀血阻络证：通窍活血汤加减。

气血两虚证：八珍汤加减。

肝肾亏虚证：六味地黄丸加减。

4. 护理调摄

头痛多因外邪入侵所致，故平素应适寒温、慎起居、调饮食，增强体质，抵御外邪。内伤头痛者应畅情志，避免情绪刺激。头痛患者应注意休息，保持环境安静。痰湿者忌肥甘厚腻，肝阳亢者宜畅情志，虚者宜补，实者宜泻。

（五）临证医案

◎ 病例

黄某，男。首诊日期：2020年7月15日。

主诉：头痛1月余。

现病史：缘患者1个月前无明显诱因下出现巅顶部胀痛，下午及晚上明显，发作前无先兆，与活动无关，无伴畏光、流泪、眼胀、恶心呕吐、颈痛，无发热恶寒、鼻塞流涕、咳嗽咯痰，无情绪波动，无肢体麻木、乏力加重，无言语不利、饮水呛咳、肢体抽搐，当时未予重视，后因症状持续前来就诊。

现症见：巅顶部胀痛，下午及晚上明显，发作前无先兆，与活动无关，无伴畏光、流泪、眼胀、恶心呕吐、颈痛，无情绪波动，偶有头昏，偶有咳嗽，无咯痰，纳可，眠差，需药物助眠，二便调。

查体：头面端正，巅顶部触痛，VAS评分6分，MMSE（文化程度：初中）15分，神清，伸舌偏右，右侧肢体肌张力升高，改良Ashworth分级2级，右上肢肌力近端4级、远端3级，右下肢肌力近端4-级、远端3-级。

既往史：脑梗死病史。

中医诊断：头痛（肝肾亏虚证）。

西医诊断：偏头痛。

治法：补益肝肾。

取穴及手法：百会、印堂、太阳、合谷、风池、太溪、肾俞。平补平泻。

穴位注射：用丹参注射液，取太阳、风池等穴，每个穴位注射0.2～0.5mL。

红外线灯：治疗头部。

中药：熟地黄15g、酒萸肉15g、山药15g、牡丹皮15g、茯苓15g、泽泻15g、天麻10g、川芎10g、白芍10g。共3剂，水煎服，每天1剂，早晚分服。

2020年7月20日复诊：3次针灸治疗后患者头痛症状明显缓解。

按语：患者无明显诱因出现头痛，既往患者中风病史，久病必虚，且患者为巅顶部胀痛，为厥阴经所过，病位在肝肾，百会为诸阳之会，入络脑，印堂为督脉之穴，两穴合用可疏通头部经气而止痛；太阳为经外奇穴，是治疗头痛的要穴；合谷为手阳明经穴，可行气止痛；风池为足少阳胆经穴，胆经行于侧头部，针刺风池可疏风散邪而止痛。肝肾亏虚者加太溪、肾俞补益肝肾。并运用穴位注射技术起到延长疗效功效。穴位注射，丹参注射液具有活血通络之效，于局部注射可疏通局部经络，并刺激穴位。中药方面，以六味地黄丸加减，三补三泻补益肝肾，如此一来，则扶正并络通，疾病得以治愈。

六、肘劳

（一）概述

肘劳是以肘部疼痛、关节活动不利为主要症状的疾病，属于中医学"伤筋"的范畴，前臂在反复地做拧、拉、旋转等动作时，可使肘部的筋脉慢性损伤，迁延日久，气血阻滞，脉络不通，不通则痛。肘外部主要归手三阳经所主，故手三阳经筋受损是本病的主要病机。本病常见于西医学中的肱骨内、外上髁炎，尺骨鹰嘴炎等疾病，以肱骨外上髁炎最多见。前臂伸肌肌腱收缩、紧张，引起肌腱变性、退化和撕裂而形成网球肘。

（二）诊断要点

（1）肱骨外上髁和肱桡关节附近局限性疼痛。

（2）腕伸肌紧张试验阳性。

（3）从事旋转前臂和屈伸肘关节的劳动者。

（三）辨证要点

1. 手阳明经证

肘关节活动时疼痛，有时可向前臂、腕部和上臂放射，肘关节外上方（肱骨外上髁周围）有明显的压痛点。

2. 手太阳经证

肘关节活动时疼痛，有时可向前臂、腕部和上臂放射，肘关节内下方（肱骨内上髁周围）有明显的压痛点。

3. 手少阳经证

肘关节活动时疼痛，有时可向前臂、腕部和上臂放射，肘关节外部（尺骨鹰嘴处）有明显的压痛点。

（四）治疗

1. 针刺

针药相须辨证治疗方案：需根据中医证型不同，在针刺主方基础上加减使用穴位，辨证给予中药汤剂。须针灸医生根据临床经验辨证使用。

治法：舒筋活血，通络止痛。

取穴：肘髎、曲池、手三里、阿是穴。

方义：肘劳好发于肘外侧，此为手阳明经所过之处，阳明经多气多血，主润宗筋，肘髎、曲池、手三里为手阳明经穴，可疏通经络气血；阿是穴为局部取穴，可疏通局部经气。

针灸加减：前臂旋前受限者加下廉；旋后受限者加尺泽；肘内侧疼痛者加少海；肘尖疼痛者加天井、清冷渊。

2. 其他疗法

穴位注射：用丹参注射液、当归注射液穴位注射，每个穴位注射

0.2～0.3mL。

小针刀：用针刀松解肱骨外上髁、肱骨内上髁部位肌腱附着点的粘连。

耳针：选皮质下、相应部位敏感点、肾上腺等穴。用毫针刺，或埋针，或王不留行籽贴压。

电针：选手三里、阿是穴、肘髎，接通电针仪，用较低频率，每次刺激30min。

刺络拔罐：选局部压痛点，用皮肤针叩刺出血，加拔火罐。2～3天1次。

3. 药物治疗

黄芪桂枝五物汤加减。

4. 护理调摄

肘劳的发生和慢性劳损有关。前臂在反复地做拧、拉、旋转等动作时，可使肘部的筋脉慢性损伤，迁延日久，气血阻滞，脉络不通，不通则痛。因此，患者平素应注意避免过度使用肘关节，特别是前臂的旋后运动。急性期，应注意肘部的保暖，避免使用患侧前臂。可配合针灸、推拿等方法，并做适当的活动，有利于本病的康复。

（五）临证医案

◎ **病例**

王某，女，33岁。首诊日期：2013年6月20日。

主诉： 反复右侧肘关节疼痛1年，加重3天。

现病史： 缘患者1年前开始出现右侧肘关节疼痛，反复发作，劳累时加重。近3天工作强度加大后出现右侧肘关节外上方疼痛，并向前臂和上臂放射，活动不利，纳眠一般，二便调。否认外伤史。

查体： 肱骨外上髁压痛（＋），肱桡关节压痛（＋），腕伸肌紧张试验（＋），舌质淡，苔薄白，脉弦细。

辅助检查： 肘部X线摄片提示未见明显异常。

既往史： 体健。

中医诊断： 肘劳（手阳明经证）。

西医诊断： 肱骨外上髁炎（右）。

治法： 舒筋活血，通络止痛。

取穴及手法： 肘髎（右）、曲池（右）、手三里（右）、阿是穴、下廉（右）。手法平补平泻。

穴位注射： 取针后，选取曲池（双）、手三里（双）、阿是穴，使用丹参注射液穴位注射，每个穴位注射0.2~0.5mL。

红外线灯：治疗患侧肘部。

中药：黄芪20g、桂枝10g、芍药15g、大枣10g、羌活15g、川芎15g、红花10g、生姜10g。共5剂，水煎服，每天1剂，早晚分服。

2013年6月25日复诊：患者右侧肘关节疼痛减轻，前臂和上臂放射感减轻，活动度较前好转，纳眠一般，二便调。舌质淡，苔薄白，脉弦。

辨病辨证及治疗同前，并嘱患者近日多休息，勿过度使用双肘关节；注意防寒保暖，勿使肘关节受凉；夜间可用热水袋热敷右侧肘部以缓解疼痛；坚持行艾条灸右侧肘关节。

2013年8月10日三诊：患者右侧肘关节疼痛基本消失，暂无前臂和上臂放射感，纳眠可，二便调。舌质淡，苔薄白，脉弦。按原处方针药相结合，并行耳穴贴压（皮质下、肘、肾上腺），连续治疗5次后，右侧肘关节疼痛消失，活动不受限，纳眠可，二便调。舌质淡，苔薄白，脉缓。

按语：患者病由长期劳损，使肘部的筋脉慢性损伤，迁延日久，气血阻滞，脉络不通，不通则痛所致，根据疼痛部位辨经络，当属"手阳明经证"，故治以循经取穴以舒筋活血，通络止痛。肘部乃手阳明经所过之处，阳明经多气多血，主润宗筋，肘髎、曲池、手三里为手阳明经穴，可疏通经络气血；阿是穴为局部取穴，可疏通局部经气；前臂旋前受限加下廉，以通络止痛。中药以黄芪桂枝五物汤加减祛风散寒，除湿止痛，加伸筋草、赤芍以活血通络止痛。针药相须，配合特色技术，注意肘部保暖及休息，则肘痛消失。

七、腕管综合征

（一）概述

腕管综合征是多种原因导致的腕管压力增高、正中神经受压后引起腕部以下正中神经分布区域感觉和运动功能障碍的一系列综合征，是周围神经卡压综合征中最常见的一种。其主要临床表现多为拇指、示指、中指不能屈曲，拇指不能对掌，称为"平手"或"猿手"样畸形。属中医"筋伤"范畴，多是由于素体虚弱，正气不足，腠理不密，卫外不固为内伤，再加上局部劳作过度，积劳伤筋，或因急性损伤，气血凝滞，气血不能濡养经筋而发病。本病主要为本虚标实，本虚常为气虚，常伴血虚；标实则为瘀。

（二）诊断要点

（1）桡侧3个半手指麻木、疼痛。

（2）拇指外展、对掌无力，晚期见鱼际肌萎缩。

（3）正中神经压缩试验阳性。

（4）好发于职业性搬运、托举、扭拧、捏拿等工作者。

（三）辨证要点

1. 风寒湿证

患侧手桡侧3个半手指麻木、疼痛，畏风寒，得热则舒。舌质淡、苔白腻，脉紧或濡。

2. 风湿热证

患侧手桡侧3个半手指麻木、热痛，可伴有全身发热，或皮肤红斑、硬结。舌质红，苔黄，脉滑数。

3. 气滞血瘀证

患侧手桡侧3个半手指麻木、刺痛，舌暗红或有瘀点，脉弦涩。

（四）治疗

1. 针刺

治法：舒筋通络，活血止痛。

主穴：大陵、内关、合谷、二白、外劳宫。

辨证加减：风寒湿者加风池、丰隆、三阴交祛风除湿；风湿热者加曲池、阴陵泉清热祛湿；气滞血瘀者加膈俞、血海活血化瘀，行气止痛。

方义：大陵为手厥阴心包经原穴，内关为心包经穴，此两者均为局部取穴，加之心包经循行经过腕部正中，可刺激局部、疏通腕部气血；二白、外劳宫为经外奇穴，合谷为手阳明经原穴，可疏通经络，添行气之力，强止痛之功。

2. 其他疗法

小针刀：选取患侧手腕部行腕横纹松解术。

皮肤针：皮肤针环腕叩刺，可使患处炎症肿胀消失，在初期具有一定疗效。

穴位注射：取2~4个穴位进行药物注射，每个穴位注入0.2~0.5mL。

熨烫疗法：中药熨烫腕部，使药力层层渗透，温通经络，松解筋肉关节，从而使疼痛缓解，促进炎症的消退和瘀血的吸收。

刺络放血：多取大椎穴。

3. 中药治疗

风寒湿证：防己黄芪汤合防风汤加减。

风湿热证：大秦艽汤加减。

气滞血瘀证：身痛逐瘀汤加减。

（五）临证医案

◎ 病例

林某，女，42岁，首诊日期：2019年9月16日。

主诉：右手桡侧3个手指麻木1周。

现病史：患者因长期从事手工劳动，右手拇指、示指、中指桡侧疼痛、麻木，夜间加重，睡眠差，时有夜间麻醒，遂来就诊。

现症见：右手拇指、示指、中指桡侧疼痛、麻木，右侧腕掌侧有条索状硬块，胃纳一般，二便正常，舌红，苔薄白，脉弦细。

查体：右侧腕掌侧压痛（＋），屈腕试验和正中神经压迫试验阳性。

辅助检查：右侧正中神经近腕管处受压，符合神经卡压表现。

中医诊断：伤筋（气滞血瘀证）。

西医诊断：腕管综合征。

治法：益气通经，活血化瘀。

取穴及手法：针刺患侧大陵、内关、天应穴、二白、外劳宫，双侧合谷、太冲、血海、膈俞，大陵、内关、天应穴行泻法，余为平补平泻，并用红外线灯照患处，留针25min后拔出。刺毕，于大陵、内关、天应穴行穴位注射（丹参注射液），每个穴位注射0.3mL。往复1周。

中药：秦艽15g、川芎20g、桃仁15g、红花15g、甘草10g、羌活30g、没药10g、当归30g、五灵脂10g、香附20g、牛膝15g、地龙15g。共5剂，水煎服，每天1剂。

嘱患者避风寒，术后3天适当腕关节活动。治疗1周后患者复诊，手指麻木疼痛基本缓解，睡眠一般。

按语：患者缘长期从事手工劳作，局部劳作过度，积劳伤筋，发为此病。证属气滞血瘀，当以益气通经，活血化瘀为法。针刺大陵、内关、天应穴为局部取穴，并行泻法，加之心包经循行经过腕部正中，可刺激局部、疏通腕部气血；二白、外劳宫为经外奇穴，有理气止痛之效；合谷、太冲为四关穴，增强行气止痛之功；刺血海、膈俞则为远端取穴，可理血止痛；配合红外线灯照射温通局部气血。于大陵、内关、天应穴注射丹参注射液，增强理气行血之力。后配合身痛逐瘀汤内服，更添化瘀行血、理气止痛之功。针药结合，疗效相互补益，更加促进疾病痊愈。

参考文献：

［1］李滋平. 岭南针药相须流派精要传承［M］. 北京：人民卫生出版社，2015：260-263.

［2］彭志强，姚新苗. 姚新苗教授针药并用治疗腕管综合征经验［J］. 中国乡村医药，2020，27（23）：22-23.

八、胸痹

（一）概述

胸痹心痛是因寒邪内侵、劳倦内损、饮食不节、情志不调、年老体虚等多种因素综合作用阻滞胸脉，致使气血运行不畅的一种慢性心系疾病，其以膻中或左胸发作性憋闷、疼痛为主要症状。现代医学中的冠心病、心绞痛等属于本病范畴，本病起病凶险，治疗中急先治标，后固本，旨在调节整体和局部。

（二）诊断要点

（1）膻中或心前区憋闷疼痛，甚则痛彻左肩背、咽喉、左上臂内侧等部位。呈发作性或持续不解，常伴有心悸气短，自汗，甚则喘息不得卧。

（2）胸闷胸痛一般数秒到数十分钟而缓解。严重者可疼痛剧烈，持续不解，汗出肢冷，面色苍白，唇甲青紫，心跳加快，或心律失常等危象，可发生猝死。

（3）多见于中年以上，常因操劳过度，抑郁恼怒或多饮暴食，感受寒冷而诱发。

（4）查心电图、动态心电图、运动试验等可辅助诊断。根据病情可作心肌酶谱测定，心电图动态观察。

（5）必要时行冠脉CT、心肌核素显像或冠状动脉造影检查以明确诊断。

（三）辨证要点

1. 气滞血瘀证

胸部刺痛，固定不移，入夜更甚，或心胸胀闷，两胁胀痛。舌质紫暗，脉象沉涩。

2. 痰热内阻证

闷痛如窒，喘咳咯痰，或口气秽浊，咯吐黄痰。舌红，苔浊腻，脉滑。

3. 寒湿阻滞证

胸痛受寒加剧，胸闷气短，或形寒肢冷，肢体困重。舌苔白腻，脉沉紧。

（四）治疗

1. 针刺

治法：行气活血、消肿止痛。

取穴：以任脉、手三阴经穴为主。

主穴：列缺、内关、膻中、神门、天应穴。

方义：内关为心包经络穴及八脉交会穴之一，可调理心气、活血通络，为治疗胸痹的特效穴；列缺为肺经络穴，有宽胸行气止痛之效；膻中为心包募穴，又为气会，可疏调气机，治心胸疾患；神门为心经原穴，以宁心止痛；天应穴为局部取穴，可刺激局部气血以达行气活血止痛之效。

辨证加减：气滞血瘀证配合谷、太冲；痰热内阻证配中脘、尺泽、大陵；寒湿阻滞证配中脘、公孙；局部肿胀明显加至阳、心俞、膈俞；呼吸不畅者加肺俞、太冲。

手法：用毫针针刺，均用泻法，寒湿阻滞者可用灸法。

2. 其他疗法

耳针：取心、肝、肾、胃、交感、胸等穴，用揿针埋针法，适用于巩固治疗。

穴位注射：取内关、神门等穴，选用丹参注射液，每穴注射0.1～0.2mL。

热敏灸：选用局部、背足太阳经、督脉和胸腹部任脉、胃经、肾经等热敏灸，适用于气滞血瘀证、寒湿阻滞证。

3. 中药

气滞血瘀证：血府逐瘀汤加减。

痰热内阻证：小陷胸汤加减。

寒湿阻滞证：薏苡附子散加减。

（五）临证医案

◎ **病例**

王某，男，42岁。首诊日期：2020年3月2日。

主诉：胸痛1个月。

现病史：患者平素工作压力大，1个月前开始突然出现胸痛，突然发作，疼痛难忍，转瞬即过，多在饱餐之后、激动之时、劳累之中或突遇惊恐情况下发作。胸痛发作时，舌下含服硝酸甘油片可使疼痛中止。近期发作频繁，且疼痛持续时间长，心前区有压榨感，痛引左肩，甚则痛彻颈背，伴有冷汗出，心悸气短，夜寐不宁。舌质紫暗，脉沉涩而短。

辅助检查：心电图示ST段下移，T波倒置，完全性右束支传导阻滞。

中医诊断：胸痹（气滞血瘀证）。

西医诊断：心绞痛。

治法：宽胸通阳，行气化瘀。

取穴及手法：针刺双侧列缺、内关、膻中、神门、太冲、合谷，天应穴，留针25min，配合红外线照灯。拔针后于双侧内关、神门处行穴位注射法，每穴注射0.2mL丹参注射液。如此往复1周。

中药：当归20g、赤芍15g、桃仁10g、红花10g、延胡索15g、瓜蒌15g、薤白15g、枳壳10g。共7剂，水煎服，每天1剂。

1周后复诊，胸痛悉除。

按语：缘患者平素劳倦，加之工作压力大，肝气阻滞，而致气血郁结胸脉，运行不畅，不通则痛，发为此病。证属气滞血瘀，当以宽胸通阳，行气化瘀为法，内关可调理心气、活血通络，为治疗胸痹特效穴；列缺有宽胸行气止痛之效；膻中可疏调气机，治心胸疾患；神门可宁心止痛；天应穴为局部取穴，可刺激局部气血以达行气活血止痛之效。红外线照灯可温通心阳。丹参本身可活血化瘀，于神门、内关处注射丹参注射液，更添活血化瘀，行气止痛之功。并用中药活血化瘀、行气温阳，针药相承，合助疾病愈合。

参考文献：

[1] 张楠. 中医适宜技术对胸痹心痛患者疾病认识、满意度及生活质量的影响 [J]. 光明中医，2020，35（21）：3461-3463.

九、胁痛

（一）概述

"胁痛"是指一侧或双侧胁肋部疼痛不适为主要表现的病证，病名首载于《黄帝内经》："邪客于足少阳之络，令人胁痛不得息。"主由肝气郁结、瘀血内停、肝胆湿热、肝阴不足等，其病变部位主要在肝胆。病因病机除气滞血瘀，直伤肝胆外，同时和脾、胃、肾有关。

现代医学上的很多表现为反复胁下疼痛的疾病，都可归属中医胁痛一类疾病，比如肝炎、肝硬化、肝癌、肝脓肿、胆囊炎、结肠肝曲综合征、肋间神经痛等相关疾病。

（二）诊断要点

（1）以胁肋部疼痛为主要特征。

（2）疼痛性质可表现为胀痛、窜痛、刺痛、隐痛，多为拒按，偶有喜按者。

（3）有反复发作的慢性病史。

（4）辅助检查提示腹内脏器病变。

（三）辨证要点

1. 肝气郁结证

胁肋痛，走窜不定，每因情志而增减，胸闷气短，嗳气频作。苔薄脉弦。

2. 肝胆湿热证

胁肋灼痛或绞痛，胸闷纳呆，口干口苦，呕恶，或发热，或黄疸。舌红苔黄腻，脉弦滑数。

3. 瘀血阻络证

胁肋胸前，痛有定处，胁下或见积块。舌质紫暗，脉沉涩。

4. 肝阴不足证

胁痛隐隐，遇劳加重，口干咽燥，心中烦热，头晕目眩。舌红少苔，脉弦细数。

（四）治疗

1. 针刺

治法：疏利肝胆，行气止痛。

取穴：支沟、期门、阳陵泉、足三里。

方义：肝、胆两经布散于胁肋，期门为肝经募穴，且位于胁肋部，阳陵泉为胆经合穴，又为筋会，合用疏利肝胆气机，行气止痛；支沟为治胁肋痛特效穴，且三焦经与胆经相顺接，并可疏利三焦、胆气；足三里为胃经合穴，以和胃健脾，有"见肝之病，当先实脾"之意。

辨证加减：肝气郁结者加行间、太冲行气疏肝；肝胆湿热证加丰隆、中脘、胆俞清泻湿热；瘀血阻络者加膈俞、血海活血化瘀；肝阴不足者加肝俞、太溪补益肝肾。

2. 其他疗法

耳针：选肝、胆、胸、神门等穴，用王不留行籽贴压局部腧穴。

皮肤针：在胁肋部用梅花针自上而下叩刺，叩至皮肤潮红为度，每天1次。

穴位注射：选与胁肋部痛点相应的夹脊穴行皮下注射，取丹参注射液每穴注射0.5mL。

3. 中药

肝气郁结证：柴胡疏肝散。

肝胆湿热证：龙胆泻肝汤。

瘀血阻络证：血府逐瘀汤。

肝阴不足证：一贯煎。

（五）临证医案

◎ 病例

徐某，男，51岁。首诊日期：2020年4月20日。

主诉： 右侧胁肋疼痛20余天。

现病史： 缘患者20天前无明显诱因感右胁疼痛，以刺痛、滞痛为主，疼痛向右上前胸放射，伴恶寒发热，于外院查上腹部 CT 示"肝右后上叶及肝顶见不规则低密度影，最大约110mm×70mm×68mm"，血常规示："白细胞 $15.3×10^9/L$，中性粒细胞占比 90.1%"，诊断为"细菌性肝脓肿"。患者拒绝手术治疗，经西药抗感染治疗后已无恶寒发热，但患者仍感右胁痛，遂来就诊。

现症见： 仍感右胁痛，胁痛性质同前，呈刺痛、滞痛，疼痛向右上前胸放射。倦怠乏力，口苦口干，纳差眠可，大便干燥，小便黄，舌红苔黄中根腻，脉弦滑。

既往史： 长期饮酒史。

中医诊断： 胁痛（肝胆湿热证）。

西医诊断： 化脓性肝脓肿。

治法： 清利湿热，解毒化瘀。

取穴及手法： 针刺双侧支沟、期门、阳陵泉、足三里、丰隆、阴陵泉，配合红外线灯局部照射，留针25min。拔针后于肝俞、胆俞每穴各注射丹参注射液0.5mL。同法往复1周。

中药： 柴胡10g、黄芩12g、蒲公英20g、败酱草15g、紫花地丁15g、野菊花

15g、白头翁12g、白芍12g、香附12g、穿山甲珠（已禁用）（先煎）6g、延胡索12g、川楝子12g、夏枯草12g、生牡蛎（先煎）30g、法半夏10g、连翘12g、甘草3g。共7剂，水煎服，每天1剂，每天3次，饭后温服。

2020年4月27日二诊，患者胁痛较前明显好转，口苦口干好转，已无发热，头昏偶作，纳眠及二便可，舌脉同前，效不更方，继予前方7剂。

2020年5月4日三诊，患者复查上腹部CT增强回示："肝右后上叶及肝顶见不规则低密度影，最大约79mm×55mm×65mm，结合病史考虑脓肿"，胁痛较前显著减轻，仍有口干感，患者于当地医院复查血常规回示中性粒细胞及白细胞总数均正常，纳眠可，大便干，小便可，舌红苔薄黄中根稍腻，脉滑，症状好转，毒热日久伤阴，方案同前，加刺三阴交、天枢，中药加当归10g、制首乌12g、大枣3枚，以滋阴柔肝润肠通便、和药生津，考虑半夏有小毒，不宜久服，去之。

2020年5月11日四诊，胁痛悉除。

按语：缘患者长期饮酒，湿热毒邪内蕴，发为此病。当以清利湿热，解毒化瘀为法。肝、胆两经布散于胁肋，期门为肝经募穴，且位于胁肋部，阳陵泉为胆经合穴，又为筋会，刺之以疏利肝胆气机，行气止痛；支沟为治胁肋痛特效穴，且三焦经与胆经相顺接，并可疏利三焦、胆气；足三里为胃经合穴，以和胃健脾，有"见肝之病，当先实脾"之意；阴陵泉、丰隆亦可健脾祛湿，已达止痛之效。红外线局部照灯可温通局部气血，以通为用。局部腧穴注射丹参注射液，更可增加理气行血止痛之效。配合中药辨证内服，针药相承，促使疾病愈合。

参考文献：

[1] 李滋平. 岭南针药相须流派精要传承［M］. 北京：人民卫生出版社，2015：177-180.

[2] 罗天赐，周素芳. 吴文尧教授治疗胁痛的临床经验［J］. 中医临床研究，2020，12（28）：74-76.

十、面痛

（一）概述

面痛是以眼、面颊部出现放射性、烧灼样抽掣疼痛为主症的疾病，又称"面风痛""面颊痛"。多发于40岁以上，女性多见，面痛多与外感邪气、情志不调、外伤等因素有关，引起局部气血不通而发病。相当于西医的三叉神经痛，在三叉神经分布区内反复出现阵发性短暂的剧烈疼痛，无感觉缺损等神经功能障碍。

（二）诊断要点

（1）近期有面颊部疼痛发作的病史。

（2）疼痛可因情绪紧张、洗脸、吹风等因素而加重。

（3）疼痛性质剧烈，常呈针刺样、刀割样。

（4）好发于40～60岁女性。

（三）辨证要点

1. 风寒侵袭证

痛处遇寒则甚，得热则减。舌淡红，苔薄白，脉浮紧。

2. 风热中络证

痛处有灼热感，目赤。苔薄黄，脉浮数。

3. 阳明火盛证

伴口臭，口渴，便秘。舌红苔黄腻，脉数。

4. 虚火上炎证

隐隐作痛，颧面潮红，口干，手足心热。舌红，少苔，脉细数。

5. 瘀血内阻证

痛处不移，拒按，缠绵难愈。舌暗红，脉弦涩。

（四）治疗

1. 针刺

治法：疏经通络，祛风止痛。

取穴：攒竹、四白、下关、地仓、合谷、风池。

方义：攒竹、四白、下关、地仓为局部取穴，可疏通面部气血以止痛；合谷为手阳明大肠经原穴，有行气止痛之效；风池可祛风通络，散风邪以止痛。

辨证加减：风寒侵袭证加风门以祛风散寒，风热中络证加尺泽、曲池疏风清热，阳明火盛证加内庭、行间清泻胃火，虚火上炎证加太溪、三阴交滋阴降火，瘀血内阻证加膈俞、血海、三阴交活血化瘀。

2. 其他疗法

耳针：取肝、神门、面颊、颌、胃、肾等穴，局部王不留行籽贴压。

头针：选取患侧颞前线、顶颞后斜线下段，交叉刺，泻法。

皮肤针：选取耳前、耳下、太阳穴等部位，用梅花针自上而下轻度叩刺。

穴位注射：取下关、听宫等腧穴，每穴注射0.1～0.2mL维生素B$_{12}$+维D$_2$果糖酸钙混合液。

刺络拔罐：选大椎穴，局部点刺放血，配合拔罐。

3. 中药

风寒侵袭证：川芎茶调散。

风热中络证：银翘散。

阳明火盛证：玉女煎。

虚火上炎证：六味地黄丸。

瘀血内阻证：通窍活血汤。

（五）临证医案

◎ **病例**

王某，男，27岁。

现病史：缘1周前不明原因出现左侧面部疼痛感，吃饭洗脸时加剧，疼痛呈针刺性，服用药物治疗后效果较差，无面瘫病史。遂来就诊。

现症见：左侧面部疼痛，呈针刺样，双眼闭合全，皱眉额纹等深，口角无歪斜，鼻唇沟等深，无恶寒发热，纳眠可，二便调，舌暗有瘀斑，苔薄白，脉弦。

中医诊断：面痛（瘀血内阻证）。

西医诊断：三叉神经痛。

治法：化瘀通络，祛风止痛。

取穴及手法：针刺双侧四白、内关、手三里，痛侧地仓、听会、颊车、风池、太阳，再刺承浆、水沟、印堂、百会。留针25min，出针后于痛侧下关、听宫、听会各注射0.2mL维生素B$_{12}$+维D$_2$果糖酸钙混合液，隔天再针。

中药：白芷15g、党参20g、薏苡仁30g、苍术15g、细辛3g、僵蚕15g、防风10g、羌活15g、蒺藜15g、天麻15g、全蝎10g、首乌藤20g。共7剂，水煎内服，每天1剂。

1周后复诊：面痛悉除。

按语：患者因不明原因瘀血内阻于面部，"不通则痛"而出现左侧面部疼痛感，舌暗有瘀斑，苔薄白，脉弦均为瘀血阻络之象，故治疗上当以化瘀通络为法。四白、地仓、听会、颊车、风池、太阳为局部取穴，以疏通局部经络气血；内关为心包经腧穴，具有宽胸豁痰，下气止痛之效；手三里为阳明经腧穴，阳明经多气多血，针刺阳明以疏调全身气血；水沟、印堂、百会为督脉腧穴，针刺以调督醒神，通阳散结止痛。承浆为任脉腧穴，增强理血化瘀之功。

维生素B_{12}+维D_2果糖酸钙混合液具有止痛作用，进一步促进疗效。

参考文献：

［1］李滋平. 岭南针药相须流派精要传承［M］. 北京：人民卫生出版社，2015：126-129.

十一、膝痛

（一）概述

膝痛是膝关节反复疼痛、肿胀、晨僵伴不同程度功能障碍的一种病症，属中医学"痹证""骨痹""鹤膝风"等范畴，其病因主要为外感六邪、内伤湿滞、肝肾亏虚，并与瘀血、痰、湿等实邪密切相关。在西医学上属膝关节骨性关节炎或其余病因引起的膝关节疼痛。

（二）诊断要点

（1）近一个月内经常反复膝关节疼痛。

（2）活动时有摩擦音。

（3）膝关节晨僵≤30min。

（4）好发于中老年者（≥40岁）。

（5）膝关节骨端肥大伴有骨质增生。

（三）辨证要点

1. 风寒湿痹证

肢体关节酸楚疼痛，痛处固定，有如刀割或有明显重着感或患处表现肿胀感，关节活动欠灵活，畏风寒，得热则舒。舌淡红，苔白腻，脉紧或濡。

2. 风湿热痹证

起病较急，病变关节红肿、灼热、疼痛，甚则痛不可触，得冷则舒，可伴有全身发热，或皮肤红斑、硬结。舌质红，苔黄，脉滑数。

3. 气滞血瘀证

患者疼痛较著，肿胀，活动不利。舌暗红，苔腻，脉弦。

4. 肝肾亏虚证

常见于年长患者，关节疼痛，畸形，肿胀，肌肉萎缩，关节活动时有摩擦音。舌红苔少，脉细数。

（四）治疗

1. 针刺

治法：温阳散寒，活血止痛。

取穴：内膝眼、外膝眼、血海、梁丘、足三里、委阳、天应穴。

方义：血海为足太阴脾经穴，且位于膝盖周围，可疏通局部经络气血以止痛；梁丘、足三里为胃经穴，可调理胃经经气而止痛；内膝眼、外膝眼、天应穴、委阳为局部取穴，共奏温阳散寒，活血止痛之效。

辨证加减：风寒湿痹证加肾俞、腰阳关、三阴交温阳散寒，除湿止痛；风湿热痹证加大椎、曲池清热除湿；气滞血瘀证加膈俞以活血化瘀；肝肾亏虚证加肝俞、肾俞补益肝肾。

2. 其他疗法

温针灸：于天应穴、内膝眼、犊鼻温针灸，每次留针30min、用艾条2段。

火针：在针灸方基础上，于局部痛点进行火针点刺，注意快进快出。

穴位注射：取天应穴、内膝眼、外膝眼每穴各注射0.2mL维生素B$_{12}$+维D$_2$果糖酸钙混合液。

3. 中药

风寒湿痹证：防己黄芪汤。

风湿热痹证：大秦艽汤。

气滞血瘀证：身痛逐瘀汤。

肝肾亏虚证：虎潜丸。

（五）临证医案

◎ 病例

许某，女性，52岁。首诊日期：2020年6月10日。

主诉：右膝关节疼痛3月余，加重1周。

现病史：缘患者3个月前无明显诱因出现下蹲困难伴下蹲时膝关节疼痛，近1周下蹲时疼痛较前加重，行走及上楼梯时膝关节无明显疼痛不适症状。既往无明显膝关节疼痛病史，无膝关节外伤史及手术病史。诉发病前因亲人去世，于灵堂保持跪坐姿势数日。X线片提示右膝关节轻度退行性改变，MRI提示前交叉韧带损伤，内侧半月板后角轻度撕裂。

现症见：右膝疼痛，局部红肿，活动不利，舌暗红，苔薄白，脉弦。

查体：右膝关节周围触诊发现股直肌髌骨上方止点处存在条索。

中医诊断：膝痹（气滞血瘀证）。

西医诊断：膝关节骨性关节炎。

治法：活血化瘀，舒筋止痛。

取穴及手法：针刺患侧内膝眼、外膝眼、血海、梁丘、足三里、委阳、天应穴，加双侧合谷、太冲，配合红外线灯照射患侧膝部，留针25min。拔针后于天应穴、内膝眼、外膝眼每穴各注射0.2mL维生素B_{12}+维D_2果糖酸钙混合液。同法往复3天。

中药：秦艽15g、川芎20g、桃仁10g、红花10g、甘草10g、牛膝30g、没药10g、当归30g、五灵脂10g、香附20g、地龙15g、鸡血藤15g。共3剂，水煎服，每天1剂。

3天后复诊：右膝疼痛缓解，未见明显肿胀。

按语：缘患者跪坐日久，膝部气血运行受阻，气血瘀滞于膝部，发为本病。证属气滞血瘀，当以活血化瘀，舒筋止痛为法。针刺内膝眼、外膝眼、委阳、天应穴为局部取穴，疏通膝盖局部气血以止痛；刺血海以活血化瘀；刺梁丘、足三里以行气止痛；刺双侧合谷、太冲以增强行气之力，气行则血行。局部红外线照灯可温通气血；维生素B_{12}+维D_2果糖酸钙混合液具有止痛作用，于天应穴、内膝眼、外膝眼行穴位注射，可增强止痛之功。配合中药内服，理气行血，针药相承，增强疗效，促使疾病愈合。

参考文献：

［1］胡伟峰. 范炳华教授"症因相关"论治膝痹及应用举隅［J］. 浙江中医药大学学报，2020，44（10）：995-998

十二、癌性疼痛

（一）概述

随着医疗技术的进步，癌症患者的生存寿命在逐年延长，如何提高这类群体的生活质量是非常值得关注的问题。癌性疼痛是最折磨这类患者的症状之一，大约有1/3的癌症患者需要经历这种痛苦，此外癌痛也是导致癌性抑郁和焦虑的主要原因。西医方面目前主流的治疗方式是癌痛三阶梯治疗，但毒副作用大，依赖性强。针灸因具有不良反应小、不成瘾、使用安全等优点，逐渐被广泛应用于癌性疼痛。

（二）诊断要点

（1）患者以"疼痛"作为主诉，并借用VAS等评分工具从性质、强度、前后变化等角度对疼痛感进行评分。

（2）询问与癌症相关的现病史，围绕"疼痛"加强问诊，了解患者曾接受的治疗手段，并对肿瘤以外的疼痛进行排除。

（3）进行详细的体格检查。

（4）实验室检查。癌症标志物复查，并结合DR、CT、MR等手段进一步明确诊断。

（三）辨证要点

1. 气滞证

周身闷痛，胸部、腹部明显，游移不定，常嗳声叹气、排气。舌淡黯，脉弦。

2. 血瘀证

皮肤局部可能出现包块、青紫等色素沉着，痛有定处，拒按。舌黯有瘀斑，脉弦涩。

3. 痰湿证

身痛，痰多且容易咯出，身体疲惫困重，口中甜腻感，纳差。舌淡苔白腻，脉滑。

4. 热毒证

身痛，面红赤，发热，口渴喜冷饮，小便黄，大便秘结。舌红绛或紫，苔黄，脉滑数。

5. 寒凝证

身痛，面色偏白，恶寒，四肢冰冷，得温痛减，小便清长或少。舌淡苔白，脉弦。

6. 气血两虚证

身痛，面色发白或偏黄，神疲乏力、少气懒言，头晕目眩，心悸失眠。舌淡苔薄白，脉细弱。

（四）治疗

1. 针刺

针药相须辨证治疗方案：需根据中医证型不同，在针刺主方基础上加减使用

穴位，辨证给予中药汤剂。须针灸医生根据临床经验辨证使用。

治法：通络止痛，辨证加减。

取穴：中渚、委中、合谷、膻中。

辨证加减：气滞证加太冲，血瘀证加血海，痰湿证加丰隆、太白，热毒证加内庭，寒凝证加大椎，气血两虚证加足三里。

2. 其他疗法

（1）中药贴敷：乳香、没药、土鳖虫、川乌等制成膏剂外敷，对应血瘀型使用；白花蛇舌草、龙葵、金银花、半枝莲等制衡药膏，对应热毒型使用。

（2）穴位注射：在肝俞、膈俞穴注射维生素B_{12}注射液+地塞米松注射液。

（3）耳针：选取神门、内分泌、肝、脾等对应穴位点，一般作为协助治疗。

（4）红外线灯照射或艾灸：以膈俞、肝俞、脾俞为主。

3. 药物治疗

1）中药

气滞证：柴胡疏肝散加减。

血瘀证：血府逐瘀汤加减。

痰湿证：二陈汤加减。

热毒证：仙方活命饮加减。

寒凝证：芍甘附子汤加减。

气血两虚证：八珍汤加减。

2）西药

三阶梯止痛疗法，第一阶梯轻度疼痛给予非阿片类（非甾体抗炎药）加减辅助止痛药；第二阶梯中度疼痛给予弱阿片类加减非甾体抗炎药和辅助止痛药；第三阶梯重度疼痛给予阿片类加减非甾体抗炎药和辅助止痛药。具体用药详见相关指南。

3）中成药

复方马钱子胶囊、复方长卿消痛膏、新癀片等。

（五）临证医案

◎ **病例**

区某，男，47岁。2020年8月13日初诊。

主诉：胸胁部疼痛1月余。

现病史：患者于2018年因胸痛伴咳嗽1年、加重2周于外院就诊，行胸部CT

提示右肺占位性病变，考虑恶性肿瘤，活检病理提示肺腺癌，行骨扫描提示右第四、五肋高密度影，诊断为"肺癌"，伴骨转移。遂行化疗5周期，并予帕米磷酸钠抗骨移，复查胸部CT，见肺高密度影缩小。

现症见： 患者神清，疲惫乏力，胸胁部疼痛，咳嗽无咯痰，嗳气，无头晕痛，无恶寒发热。纳眠差，腹胀，小便短，大便调。舌黯有瘀斑，脉弦涩，VAS评分4分。

中医诊断： 痹症（气滞血瘀证）。

西医诊断： 肺癌。

既往史： 高血压3年，规律服药；否认糖尿病及心脏病史。

治法： 行气活血，通络止痛。

取穴及手法： 百会、膻中、中脘、气海、关元、血海、足三里、手三里、合谷、太冲、三阴交。手法平补平泻。

穴位注射： 用0.25mg维生素B_{12}+1mL地塞米松注射液，取膈俞、肝俞，每个穴位注射0.1～0.2mL，隔天1次。

中药： 柴胡15g、赤芍10g、枳壳10g、香附10g、陈皮5g、当归10g、川芎10g、桃仁15g、红花（川红花）10g、炙甘草5g。水煎服，每天1剂，早晚分服。

2020年8月19日复诊：3次针灸治疗后患者自觉精神饱满，胸胁部疼痛范围缩小，疼痛程度减轻，嗳气、腹胀消失。舌淡苔白，脉弦。继续针药治疗巩固疗效。

按语： 在祖国医学中，"癌痛"零散见于《黄帝内经》和《诸病源候论》，由气血之"不荣""不通"引起。该患者嗳气、腹胀，舌淡黯有瘀斑，结合脉象，可辨证为气滞血瘀证，治宜行气活血，通络止痛。于三焦分别取膻中、中脘、气海，可调畅一身之气；血海属太阴脾经，为其气血生化之源头，可活血化瘀；百会乃诸阳之会，取之振奋周身阳气，促进气血健运；合谷、太冲合称"四关"，取之疏肝理气；关元取自任脉，为阴脉之海，三阴交乃肝、脾、肾三阴经交会穴，二穴并用既可调气又可增益气血；膈俞、肝俞均背俞穴，可理气化瘀、疏肝解郁，结合穴位注射可止痛并增强疗效。

十三、腹痛

（一）概述

腹痛是由脏腑气机郁滞，经脉阻痹，或经脉失养引起的，以胃脘以下、耻骨毛际以上部位发生疼痛为主要临床表现。现代医学常见于内科、妇科、外科等疾病，急性胰腺炎、胃肠痉挛、慢性结肠炎、肠易激综合征、肠道寄生虫、痢疾和霍乱等均属此证。《诸病源候论·腹痛候》："腹痛者，由脏腑虚，寒冷之气，客于肠胃，募原之间，结聚不散，正气与邪气交争相击，故痛。"中医认为"通则不痛，不通则痛"，故临床治疗以"通"为主；同时结合患者的中医辨证分型及临床寒热虚实表里等制定治疗措施，进而达到祛除病因、缓解病症的目的。此节主要讨论慢性腹痛。

（二）诊断要点

1. 诊断标准

导致慢性腹痛的器质性疾病具有各自的诊断标准。但在临床上，多数慢性腹痛系功能性疾病所致，故应加强对这类疾病的认识，包括肠易激综合征（IBS）、功能性消化不良（FD）、中枢介导的腹痛综合征（CAPS）等。其中CAPS腹痛症状较为突出，患者常反复就诊，生命质量下降，并且严重消耗医疗资源。

CAPS的诊断标准为：患者腹痛症状出现至少6个月，且近3个月符合以下所有标准。

（1）疼痛持续或近乎持续。

（2）疼痛与生理行为（进食、排便、月经等）无关，或仅偶尔有关。

（3）疼痛造成日常活动受限（包括工作、社交、娱乐、家庭生活、照顾自己或他人、性生活等）。

（4）疼痛不是伪装的。

（5）疼痛不能用其他疾病来解释。

另外，需注意患者常合并心理疾病，但各类心理疾病缺少一致性表现，无法用于诊断；患者可同时存在一定程度的胃肠功能障碍，如食欲下降、腹泻等。

腹痛是CAPS的核心症状，与FD和IBS的鉴别点在于CAPS的疼痛与进食和排便无关，与慢性盆腔疼痛的区别在于疼痛部位。CAPS与其他功能性胃肠病（如FD、IBS）可有重叠，也可合并其他全身功能性疾病（如纤维肌痛、腰背痛、慢性疲劳综合征等）。CAPS合并心理疾患如焦虑、抑郁的比例较高，原因可能与患者对症状适应不良（maladaption）有关。心理疾患可加重CAPS对患者的不良影响，但并非诊断CAPS所必需。

2. 诊断流程

见图3-2。

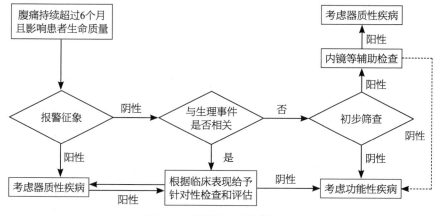

图3-2 慢性腹痛的诊断流程

（三）辨证要点

1. 寒饮内阻证

主要表现为腹痛急暴，遇寒痛甚，温则痛减，口不欲饮；大便溏薄，小便清长，周身寒冷次之。苔白腻，脉沉紧。

2. 湿热壅滞证

主要表现为腹痛拒按，胀满不适大便秘结或溏滞；小便短赤，口渴烦热，口苦口干次之。苔黄腻，脉数滑。

3. 饮食停滞证

主要表现为腹脘部饱胀疼痛，厌食呕吐，时有反酸嗳气；腹痛欲泻，泻后痛减，或大便秘结难解次之。苔黄腻，脉弦滑。

4. 气机郁滞证

主要表现为脘腹疼痛，胀满不适，疼痛游移不定；次要表现为腹胀迁延，嗳气后可缓解，忧思烦闷可加重腹痛不适。苔薄白，脉弦。

5. 瘀血阻滞证

主要表现为少腹剧痛，有如针刺，疼痛不移；腹痛拒按，按之有包块，疼痛长久不愈次之。舌紫暗或有瘀斑，脉细涩。

6. 中脏虚寒证

主要表现为腹痛时作，痛则喜按，遇冷加重；食少纳呆，大便溏薄，面色无华次之。舌淡苔白，脉沉细。

（四）治疗

1. 针刺

针药相须辨证治疗方案：需根据中医证型不同，在针刺主方基础上加减使用穴位，辨证给予中药汤剂。须针灸医生根据临床经验辨证使用。

治则：以"通"立法，调畅腑气，缓急止痛。

取穴：以互为表里的阳明、太阴经，足厥阴经和任脉为主，手三里、足三里、中脘、天枢、气海、太冲等。

辨证加减：寒饮内阻加公孙、神阙，湿热壅滞加曲池、肺腧，饮食停滞加天枢、滑肉门，气机郁滞加合谷、阳陵泉，瘀血阻滞加血海、脾俞，中脏虚寒加气海、关元。

2. 其他疗法

艾箱灸：腹部艾箱灸。

穴位注射：足三里、上巨虚等穴行注射维生素B_{12}注射液+维生素D_2胶性钙注射液。

温针灸：在辨证取穴的基础上，于局部、下合穴等着重温针灸。

拔罐：督脉、膀胱经走罐加留罐。

耳针：选交感、心、大肠等，辨证加减，一般不单独使用。

埋线：以天枢、中脘、足三里为主，辨证加减。

3. 药物治疗

1）中药

寒饮内阻证：正气天香散加减。

湿热壅滞证：大承气汤加减。

饮食停滞证：保和丸加减。

气机郁滞证：大柴胡汤加减。

瘀血阻滞证：少腹逐瘀汤加减。

中脏虚寒证：小建中汤加减。

2）西药

功能性疾病：以CAPS为代表。CAPS患者大多表现为顽固性腹痛，反复就医，甚至多次接受不必要的手术。CAPS的治疗目标不是完全解除腹痛症状，而是教育和引导患者适应慢性疾病，在认知病情的基础上逐渐改善症状。建立相互信任、坦诚交流的医患关系至关重要。应根据腹痛症状的严重性和工作、生活受限程度决定治疗方案，少数病情顽固的功能性腹痛患者可能需要转诊至心理专科、多学科胃肠功能性疾病中心或疼痛治疗中心。

（附：器质性疾病，对于由器质性疾病所致的慢性腹痛，在明确诊断后给予针对性的治疗。如给予抑酸剂治疗消化性溃疡；应用抗血栓药物治疗缺血性肠病；采用糖皮质激素和免疫抑制剂治疗炎症性肠病等。部分器质性腹痛患者在对因治疗的同时，合理应用镇痛药物有助于更好地控制腹痛症状，如慢性胰腺炎。部分患者通过内镜或手术治疗才能解除疼痛，包括胆石症、肠梗阻、恶性肿瘤等。）

3）中成药

附子理中丸、温胃舒胶囊、保和丸、良附丸等。

4. 日常调养

保持环境舒适，避免不良环境刺激；病因治疗与日常饮食相配合，在疾病治疗基础上配合食疗方及相应中药汤剂饮，及时调整用药，循证论治，随时按需加减、调整方剂，促进恢复；注意防寒保暖，避免寒气入侵；腹痛腹胀多因寒而起，百病由气生，保持情绪稳定，衣着舒适；饮食宜温热，避免生冷刺激，加重腹痛不适；中药汤剂宜在两餐之间温服，忌过急过快，引起脾胃胀满不适；饮食清淡易消化，必要时给予半流质饮食，避免粗纤维饮食，加重脾胃负荷，加重腹胀、便溏等症状。

（五）临证医案

◎ 病例1

陈某，男，24岁。首诊日期：2020年7月12日。

主诉：腹痛3年，加剧4个月。

现病史：患者素喜冷饮，自20岁起发生下腹部疼痛，每周发作2～3次，呈痉挛性，每次发作半小时余，温则痛减，部位不固定，全腹均可发生。4个月前与女友分手后，患者腹痛发作次数增加，并逐渐变得闷闷不乐，沉默寡言。

现症见：患者面色白，眼神忧郁，沉默寡言。畏寒，无头晕头痛、心慌胸闷等不适，纳眠可，小便常，大便偏溏。舌淡，苔白腻，脉沉弦。

既往史：体健。

辅助检查：胃肠镜检查未见明显异常。

中医诊断：腹痛（寒饮内阻、气机郁滞证）。

西医诊断：慢性腹痛。

治法：温阳化饮，疏肝解郁。

取穴及手法：合谷、太冲、天枢、上巨虚、足三里、阳陵泉、内关、大肠俞

（均为双侧）。手法平补平泻。

穴位注射：用维生素B$_{12}$0.25mg、胶性钙1mL，取足三里、上巨虚，每个穴位注射0.1～0.2mL，隔天1次。

温针：双侧天枢、足三里、大肠俞。

拔罐：督脉走罐。

中药：乌药10g、香附15g、陈皮5g、苏叶10g、干姜10g、柴胡15g、芍药10g。共3剂，水煎服，每天1剂，早晚分服。

2020年7月18日复诊：3次针灸治疗后患者畏寒减轻，腹部疼痛发作明显减少，逐渐开朗，主动与医护人员沟通，其余症状均缓解。

按语：《诸病源候论·腹痛候》："腹痛者，由脏腑虚，寒冷之气，客于肠胃，募原之间，结聚不散，正气与邪气交争相击，故痛。"本病的发生以外寒入里，阻滞津液输布局为主，患者于阴寒处工作，疼痛遇热缓解；与女友分手后悲思交集，土思则气结，郁而伤脾，肝脾不和更加剧了病情，故发为此病。寒邪易伤阳气，久则耗气伤正。在治疗上，首先选取局部穴位。如天枢、大肠俞，并远道取足三里（胃下合穴）、上巨虚（大肠下合穴）；针对肝脾不和、气机郁滞，用四关疏通一身之气，其中合谷亦是重要的镇痛穴位；阳陵泉疏肝缓急止痛，内关宽胸理气和胃，其次因为寒邪入里，故重用灸法和火罐，尤其是在背部督脉经拔罐，以振奋一身之阳，温散寒邪。

◎ **病例2**

武某，男，34岁。首诊日期：2020年6月17日。

主诉：腹痛伴腹泻2月，加重5天。

现病史：患者两月前无明显诱因出现腹痛、腹泻，一天内大便2～3次，不成形夹带脓血。于外院型胃肠镜后诊断为"溃疡性结肠炎"，予抗感染、服用美沙拉嗪，效果欠佳。近5天症状加重，遂前往就诊。

现症见：面色苍白，畏寒，四肢冷，腹痛，腹泻，得温则减，每天3～4次，无发热，纳呆眠差，小便调。舌淡，苔白，脉沉细。

既往史：体健。

中医诊断：腹痛（中脏虚寒证）。

西医诊断：溃疡性结肠炎。

治法：温阳止泻，散寒止痛。

取穴及手法：肾俞、大肠俞、气海、关元、天枢、上巨虚、足三里。肾俞、大肠俞予温针。

穴位注射：用维生素B$_{12}$0.25mg、胶性钙1mL，取足三里、上巨虚，每个穴位注射0.1～0.2mL，隔天1次。

艾灸：腹部艾箱灸。

中药：暂未予中药。

西药：外院自备，按原医嘱服用氢氯噻嗪。

2020年6月22日复诊：腹泻减少，每天1～2次，腹痛、畏寒等症状均改善，舌淡苔白，脉沉。

按语：溃疡性结肠炎属中医学"泄泻""痢疾"等范畴。患者无明显诱因发病，表现为畏寒、四肢冷、便溏（得温减）、苔白等症状，是先天阳气不足、中脏虚寒的表现，治宜温阳止泻，散寒止痛。针刺取肾俞、大肠俞，结合温针，温阳以治其本；关元、天枢分别为小肠和大肠的募穴，足三里、上巨虚分别为足阳明胃、手阳明大肠的下合穴，《素问·阴阳应象大论》载："阳病治阴"，《素问·咳论》又说："治府者，治其合"，说明募穴、下合穴善治六腑之病。腹部艾箱灸囊括天枢、气海、关元等穴，其后二者为任脉穴位，任脉主干行于腹，主要治疗腹部的局部病证及相应的内脏器官疾病，对该病疗效显著。

十四、痛经

（一）概述

痛经，即"经行腹痛"，多指处于月经期或行经前后的女性出现周期性小腹疼痛，严重者可见剧痛晕厥，是妇科临床常见病和多发病。据病因不同，痛经可分为原发性痛经和继发性痛经。原发性痛经又称功能性痛经，是指生殖器无器质性病变的痛经，其发生与子宫合成和释放前列腺素增加、子宫异常收缩、精神神经因素有关，多发生于青少年女性；继发性痛经常见于育龄期妇女，多是由于盆腔器质性疾病如子宫内膜异位症、子宫肌瘤、盆腔炎或宫颈狭窄等引起的。

西医治疗痛经多用止痛药物或激素治疗，副作用较多，而中医药疗法能有效治疗痛经，无论是治疗原发性痛经还是继发性痛经，均不影响正常的月经周期，标本兼治，值得临床广泛推广应用。本节主要研究原发性痛经。

（二）诊断要点

通常需先排除器质性疾病导致的下腹疼痛，如子宫内膜异位症、盆腔炎、子宫肿瘤、子宫腺肌病等；疼痛不适具有典型的周期性，于行经期间或者行经前后发作明显，轻者小腹疼痛，可放射至腰骶部，重者昏厥；盆腔、超声检查除外子宫、卵巢明显的器质性病变，已婚患者可行子宫输卵管造影、宫腔镜、腹腔镜检查子宫内膜、子宫腔、腹腔的情况。

（三）辨证要点

1. 气滞血瘀证

经前或经期小腹胀痛拒按，经血量少，行而不畅，血色紫黯有块，乳房胀痛，胸闷不舒。舌质紫黯或有瘀点，脉弦。以上症状多因肝失条达，冲任气血瘀滞，经血不利，或肝郁气滞，经脉不利。治以理气行滞，化瘀止痛。

2. 寒凝血瘀证

经前或经期小腹冷痛拒按，得热痛减，月经可见推后量少，经色暗而有瘀块；面色青白，肢冷畏寒；舌暗苔白，脉沉紧。多因寒凝子宫、冲任，血行不畅，或因寒邪内盛，阻遏阳气所致。治以温经散寒，化瘀止痛。

3. 湿热瘀阻证

经前或经期小腹疼痛或胀痛不适，有灼热感，或痛连腰骶，或平时小腹疼痛，经前加剧；经血量多或经期长，色暗红，质稠或夹较多黏液；平素带下量多，色黄质稠有臭味；或伴有低热起伏，小便黄赤；舌质红苔黄腻，脉滑数或弦数。湿热之邪盘踞子宫，气血失畅，湿热与血互结壅滞不通。治以清热除湿，化瘀止痛。

4. 气血虚弱证

经前或经后小腹隐隐作痛，喜按或小腹及阴部空坠不适；月经量少，色淡，质清稀；面色无华，头晕心悸，神疲乏力；舌质淡，脉细无力。多因气血不足，冲任空虚所致，治以益气养血，调经止痛。

5. 肾气亏损证

经期或经后1～2天内小腹绵绵作痛，伴腰骶酸痛；经色黯淡，量少质薄；头晕耳鸣，面色晦暗，健忘失眠；舌质淡红，苔薄，脉沉细。多因肾气亏损，冲任精血失养，血海空虚所致。治以补肾益精，养血止痛。

（四）治疗

1. 针刺

针药相须辨证治疗方案：需根据中医证型不同，在针刺主方基础上加减使用穴位，辨证给予中药汤剂。须针灸医生根据临床经验辨证使用。

治法：调理冲任，调经止痛。

取穴：以任脉、脾经及肝经穴为主。中极、三阴交、地机、十七椎、次髎、太冲，穴针刺手法以平补平泻为主。

辨证加减：气滞血瘀证配血海；寒凝血瘀证配关元、归来；湿热瘀阻证配阴陵泉、行间；气血虚弱证配脾俞、胃俞；肾气亏损证配肝俞、肾俞。

2. 其他疗法

穴位贴敷/艾灸：肾俞、脾俞、三阴交、足三里等，其余穴位辨证加减，对寒凝血瘀证、气滞血瘀证效果明显。

穴位注射：双侧足三里、肝俞、肾俞等穴位注射维生素B_{12}注射液+复方当归注射液或丹参注射液。

埋线：取中极、血海、次髎、天枢为主，辨证加减，适用于原发性痛经。

耳针：取内分泌、内生殖器、肝、肾和神门等，一般作为辅助和巩固技术使用。

3. 药物治疗

1）中药

气滞血瘀证：血府逐瘀汤加减。

寒凝血瘀证：丹参姜附饮加减。

湿热瘀阻证：红藤方加减。

气血虚弱证：八珍汤加减。

肾气亏损证：肾气丸加减。

2）西药

布洛芬、屈螺酮、硝苯地平、维生素B_6、阿托品等。

3）中成药

桂枝茯苓丸、痛经灵胶囊等。

（五）临证医案

◎ **病例1**

刘某，女，20岁。首诊日期：2020年5月11日。

主诉： 行经期下腹冷痛6月余。

现病史： 患者自于冰冻库房工作以来，经期小腹时有冷痛，乳房胀痛，月经后期程度加剧，伴腰骶冷痛，得温痛减，月经量少，色暗。曾服用中药调理，症状反复。

现症见： 处于经期，小腹疼痛，畏寒，无头晕头痛，无心慌胸闷，无乳房胀痛，纳眠可，小便清长，大便可。舌暗淡，苔薄白，脉弦紧。13岁月经初潮，经期7天，28天一周期，上次经期为4月9日。

既往史：体健。

辅助检查：我院妇科B超未见明显异常。

中医诊断：痛经（寒凝血瘀证）。

西医诊断：原发性痛经。

治法：温阳散寒止痛。

取穴及手法：三阴交、地机、血海、合谷、太冲、气海、关元、足三里。手法平补平泻。

穴位注射：用维生素B_{12}0.25mg、复方当归注射液1mL，取双侧足三里，每个穴位注射0.1～0.2mL，隔天1次。

艾灸：腹部艾箱灸。

中药：丹参10g、干姜8g、醋香附15g、乌药12g。共2剂，水煎服，每天1剂，早晚分服。

2020年5月15日复诊：2次针灸治疗后患者小腹疼痛、怕冷等症状明显改善，现经血有少量淡红色血块。

按语：痛经病位在胞宫、冲任，以"不通则痛"或"不荣则痛"为主要病机。患者在阴寒处工作，寒克胞宫，或伤阳生寒，以致胞宫、冲任气血失畅，"不通则痛"，发为痛经。三阴交为三阴交会穴，调理肝、脾、肾，可理血通络而止痛；地机为足太阴脾经郄穴，足太阴经循于少腹，阴经郄穴治血证，与血海合用，可调血止痛；合谷、太冲为"四合穴"，起到行气活血、解郁止痛的作用；关元、气海同属任脉穴，可调理冲任，结合艾箱灸，可温经散寒通络，调补冲任气血；足三里为足阳明胃经穴，结合复方当归穴位注射以活血止痛。内服中药的温经散寒作用结合针刺经络进一步发挥，如此一来，则寒邪去而气血经络通畅，疾病得以治愈。

◎ **病例2**

杨某，女，31岁。首诊日期：2020年6月11日。

主诉：产后经期下腹隐痛5年余。

现病史：患者6年前行剖宫产，此后经期小腹时有隐痛，无乳房胀痛，经后痛引腰骶部，得温或按压后痛减，月经量少，色淡偶有血块。曾贴服膏药，症状反复。

现症见：处于经期，小腹隐痛，无乳房胀痛，头晕，心慌无胸闷，无乳房胀痛，纳眠可，二便调。舌淡苔白，脉沉细无力。12岁月经初潮，经期5天，30天一周期，上次经期为5月8日。

既往史：体健。

辅助检查：我院妇科B超未见明显异常。

中医诊断：痛经（气血虚弱证）。

西医诊断：原发性痛经。

治法：调养气血，通络止痛。

取穴及手法：关元、气海、子宫、三阴交、命门、肾俞、次髎、足三里、血海。手法平补平泻。

穴位注射：用维生素B_{12}0.25mg、复方当归注射液1mL，取双侧足三里，每个穴位注射0.1～0.2mL，隔天1次。

温针灸：肾俞、命门，子宫。

中药：党参15g、白术10g、茯苓10g、甘草5g、当归10g、川芎10g、熟地黄10g。共7剂，水煎服，每天1剂，早晚分服。

2020年7月15日复诊：5次针灸治疗后患者小腹疼痛、怕冷等症状明显改善，现经血有少量淡红色血块。

按语：痛经病位在胞宫、冲任，以"不通则痛"或"不荣则痛"为主要病机。妇人孕后，气血聚而养胎，供自身之气血相对减少，加之患者行剖宫术，气血运行受扰，损伤肌肤腠理耗伤气血，故发痛经。关元、气海为任脉穴位，可大补元气，充养冲任；灸子宫可温通胞脉；命门属督脉之穴，督脉总督一身之阳气，灸命门可补真阳；肾俞为背俞穴，灸之可温肾壮阳，补周身阳气以助气血运行；三阴交为八脉交会穴之一，三阴经的循行均经过小腹，且肾主生殖，子宫属生殖，肝主疏泄，主藏血，脾主运化，为气血生化之源，故此穴可调畅气机，活血化瘀，补益气血；血海为足太阴脾经穴位，可活血化瘀；针刺足三里结合穴位注射，补脾胃，益气血，尤适宜产后气血虚弱的体质；次髎为治疗痛经的特效穴位。

十五、术后伤口痛

（一）概述

术后伤口痛常发生于麻药代谢过后，在术后1～3天可能会出现局部疼痛加重的情况，由手术过程中器械伤及皮肤、肌肉、韧带及相关的神经所导致。这类疼痛一般范围局限，部位明确，疼痛的程度往往取决于组织损伤程度。

（二）诊断要点

（1）有明确的手术史。

（2）疼痛往往不是唯一症状表现，循环系统受刺激，如心率增快、血压上升，精神波动，如紧张、焦虑等也可伴随出现。

（3）可出现血管紧张素、儿茶酚胺、皮质醇等激素紊乱，一般疼痛消失后即可逐渐恢复平衡。

（三）辨证要点

1. 气滞血瘀证

疼痛拒按，部位固定，刺痛和胀痛为主，局部可见青紫色素沉着。舌淡暗或见瘀斑，脉弦涩。

2. 痰瘀痹阻证

疼痛延绵，恢复周期长，纳差。舌淡暗苔白，脉弦滑。

（四）治疗

1. 针刺

针药相须辨证治疗方案：需根据中医证型不同，在针刺主方基础上加减使用穴位，辨证给予中药汤剂。须针灸医生根据临床经验辨证使用。

治法：活血散瘀，通络止痛。

取穴：循经取穴、局部取穴结合输穴。腹部术口以胃经、脾经为主，头面部术口则以三焦经、大肠经、小肠经为主，根据术口部位循经类推。

辨证加减：头面部配中渚、三间、陷谷，胸部配大陵、内关，腹部配足三里、太白，背部配束骨、天柱等。

2. 其他疗法

红外线灯：照射伤口局部，均有效果。

穴位注射：取血海、手三里、足三里等穴注射丹参注射液。

中药贴敷：取乳香、没药、姜黄、莪术、延胡索等活血止痛药物捣成细末，用黄酒调成糊状，敷于血海、手三里、足三里和术口附近部位。

耳穴压豆/耳针：以交感、神门、心、内分泌为主，并增加术口对应点。

3. 药物治疗

1）中药

气滞血瘀证：血府逐瘀汤加减。

痰瘀痹阻证：双合汤加减。

2）西药

哌替啶、局部使用0.5%普鲁卡因、镇痛泵静脉给药等。

3）中成药

复方止痛胶囊（需要结合体重定量给药）。

（五）临证医案

◎ **病例1**

刘某，男，41岁。首诊日期：2020年6月11日。

主诉：术口疼痛2天。

现病史：缘患者3天前晚餐后出现脐周疼痛，后疼痛转移且固定于右下腹，呈持续性钝痛，阵发性加剧，无发散，伴恶心无呕吐，无发热，无腹泻及脓血便，遂前往外院急诊就诊。入院后根据主诉、查体及化验诊断为急性阑尾炎，完善术前检查，在全麻下行腹腔镜阑尾切除术，并给予抗感染、补液等治疗。术后患者出现明显术口疼痛，伴有腹胀，拒绝西药镇痛处理，遂前往我院就诊。

现症见：患者神清，精神疲倦，右下腹部术口刺痛拒按，瘀青，部位固定，无恶寒发热，无头晕痛、心慌胸闷，腹胀纳差，眠可，二便调，舌淡暗，脉弦涩。

既往史：体健。

中医诊断：肠痈（气滞血瘀证）。

西医诊断：阑尾炎术后。

治法：行气活血，通络止痛。

取穴及手法：足三里、上巨虚、合谷、太白、三阴交、血海、神阙。手法平补平泻。

穴位注射：用丹参注射液1mL，取血海、足三里，每个穴位注射0.1～0.2mL，隔天1次。

红外线灯：照射腹部。

中药：柴胡15g、赤芍10g、枳壳10g、香附10g、陈皮5g、当归10g、川芎10g、桃仁15g、红花10g、牛膝15g、炙甘草5g。共3剂，水煎服，每天1剂，早晚分服。

2020年6月16日复诊：3次针灸治疗后患者术口疼痛减轻，瘀青色素沉着消散，腹胀消失，纳可，继续针药治疗巩固疗效。

按语：患者行阑尾切除术，脉络受损，气机失调，气血运行不畅，滞而化瘀，不得荣养四肢百骸，故表现为术后疼痛和腹胀。结合患者舌脉，辨证为气滞血瘀证，治宜行气活血，通络止痛。根据患者术口的部位，取穴以阳明经和太阴经为主。足三里为阳明胃经之合穴，是常用的促进气血生化和运行的穴位，可调和脾胃，行气养血；上巨虚为大肠下合穴，主治大肠腑病；合谷为手阳明大肠经之原穴，大肠腑证可常取；术口位于脾经循行部位，而太白为脾经之输穴，"输主体重节痛"，取之镇痛效果显著；三阴交乃肝脾肾三经交会穴，血海则为脾经气血之源，二穴并用可行气补气，活血生血；神阙属任脉，取之和胃理脾。于足三里、血海注射丹参注射液，可增强补益气血、活血化瘀之效。

十六、产后身痛

（一）概述

产后身痛指产后出现肢体关节或腰背酸楚、疼痛、麻木、重着，严重者患处肿胀，关节屈伸困难，俗称"产后风"，又称产后痹症、产后遍身疼痛等。针灸作为具有中医传统特色的疗法，在治疗产后身痛中应用广泛，对于改善及治疗产后身痛症状、提高产褥期妇女的生活质量具有重要意义。

（二）诊断要点

（1）既往分娩过程失血多，产后受寒。

（2）肢体活动不利，关节疼痛麻木。

（3）进行体格检查可见明显的关节活动范围受限，或出现肿胀。

（4）结合血常规、风湿因子、红细胞沉降率、免疫因子等实验室检查。

（三）辨证要点

1. **血虚证**

产褥期见全身活动不利，关节疼痛麻木等症状，面色萎黄，唇舌爪甲色淡，头晕心悸。舌淡红，少苔，脉细。

2. **肾虚证**

产褥期见全身活动不利，关节疼痛麻木等症状，腰酸腿软，头晕耳鸣。舌淡红，苔薄白，脉濡弱。

3. **血瘀证**

产褥期见全身活动不利，关节疼痛麻木等症状，疼痛明显，固定不移，产后恶露色暗。舌紫暗，有瘀斑，脉涩。

4. 外感证

产褥期见全身活动不利，关节疼痛麻木等症状，疼痛呈游走性，得热则舒。舌淡，苔薄白，脉浮。

（四）治疗

1. 针刺

针药相须辨证治疗方案：需根据中医证型不同，在针刺主方基础上加减使用穴位，辨证给予中药汤剂。须针灸医生根据临床经验辨证使用。

治法：活血、通络、止痛。

取穴：以任脉和太阳、太阴经穴为主。如中脘、气海、关元、手三里、足三里、血海、公孙等，针刺手法以轻刺激为主。

辨证加减：血虚证加足三里、脾俞；肾虚证加肾俞、命门；血瘀证加肝俞、血海；外感证加大椎、风池。

2. 其他疗法

隔姜灸：灸督脉为主，辨证加减穴位。

穴位注射：取双侧足三里、肾俞穴注射当归注射液。

拔罐结合推拿：以膀胱经为主要施术部位，拔罐综合走罐和闪罐，推拿以轻柔温补手法为主。

中药外敷：将乌药、细辛、红花、鸡血藤、乳香等活血温阳之品浓煎，用毛巾、棉布等浸润贴敷于疼痛部位。

3. 药物治疗

1）中药

血虚证：黄芪桂枝五物汤加减。

肾虚证：补肾祛瘀方加减。

血瘀证：生化汤加减。

外感证：独活寄生汤加减。

2）西药

布洛芬、阿托品等。

3）中成药

复方雪莲胶囊2丸，口服，每天2次，共7天；河车大造胶囊3粒，口服，每天2次，共7天。

（五）临证医案

◎ **病例1**

陈某，女，25岁。2020年11月13日初诊。

主诉：剖宫产后周身酸痛2周。

现病史：患者于2020年10月29日行剖宫产，产后血压低，并出现周身酸痛，四肢大关节明显，夜间尤甚。头晕，腰背酸软。外院诊断为"贫血"，经输血和中药治疗后症状稍微改善，病情反复。

现症见：患者神清，疲倦，周身酸痛，四肢大关节尤甚，手乏力，膝关节疼痛难以走楼梯、下蹲，头晕，腰背酸软，无恶心感，无心慌胸闷，恶露尽，纳眠差，二便调，舌细瘦，苔薄白，脉沉细。

既往史：体健。

中医诊断：产后身痛（气血两虚，肾虚）。

西医诊断：贫血。

治法：气血双补，温阳补肾。

取穴及手法：气海、关元、二间、三间、内庭、陷谷、足三里、后溪、百会、天柱、风门、肾俞、命门、腰阳关。手法平补平泻。

温针：天柱、风门、肾俞、命门、腰阳关。

穴位注射：用当归注射液，取足三里、肾俞，每个穴位注射0.1～0.2mL，隔天1次。

红外线灯：照射腰部。

中药：党参20g、白术15g、茯苓15g、甘草5g、熟地黄20g、川芎15g、当归10g、巴戟天10g、肉苁蓉15g、淫羊藿10g。共3剂，水煎服，每天1剂，早晚分服。

2020年11月19日复诊：3次针灸治疗后患者症状明显缓解，四肢大关节处疼痛消失，头晕减轻，仍有腰部酸软。予原方续服，继续针灸治疗。

按语：患者行剖宫产，脉络受损，脏腑气机失调，肾精亏损、气血不足，"不荣则痛"，故出现全身酸痛，发为此病。中医讲究辨证论治，对于此患者，治则当"勿拘于产后"，而又"勿忘于产后"，治宜气血双补，温阳补肾。"阳明，二阳合明也"，阳明经气血旺盛、阳气足，故取二间、三间、内庭、陷谷、足三里等以温养气血。太阳膀胱经主表，取足太阳之风门、天柱和手太阳之后溪以舒畅周身气血运行。妇人胞宫与肾相系，产后肾精不足、元阳虚损，故取背俞穴之肾俞、督脉之命门、腰阳关以温补肾阳，促进周身阳气恢复。任脉为"阴脉之海"，起于小腹内胞宫，取气海、关元对产后气血相关类疾病有奇效。

◎ **病例2**

廖某，女，26岁。2020年7月14日初诊。

主诉：产后四肢大关节疼痛1个月余。

现病史：患者于2020年6月8日顺产一男婴，产后出现肘膝关节疼痛不适，屈伸受限，夜间尤甚。外院诊断无明显异常，遂予膏药局部贴敷，症状反复。

现症见：患者疲倦，面色苍白，四肢大关节疼痛、乏力，偶发头晕、心慌，无腰背酸软，无恶心感，纳眠差，二便调。舌淡，苔薄白，脉濡细。

既往史：体健。

中医诊断：产后身痛（气血两虚）。

西医诊断：亚健康。

治法：补气养血，通络止痛。

取穴及手法：大椎、命门、双侧曲池、手三里、足三里、血海。手法平补平泻。

温针：大椎、手三里、足三里。

穴位注射：用当归注射液，取足三里、血海，每个穴位注射0.1～0.2mL，隔天1次。

中药：党参20g、白术15g、茯苓15g、甘草5g、熟地黄20g、川芎15g、当归10g、白芍10g。共3剂，水煎服，每天1剂，早晚分服。

2020年7月23日复诊：3次针灸治疗后患者面色改善，四肢大关节处疼痛消失，无头晕心慌。予原方续服，继续针灸治疗。

按语：结合四诊资料，可知患者的症状乃气血亏虚，脏腑功能失调，外邪乘虚而入痹阻经脉，气血运行不畅所致。从气血亏虚的角度出发，当补气养血，通络止痛。阳明经多气多血，结合患者明显的四肢大关节局部不适，故分别取穴于手三里、曲池、足三里；脾为气血生化之源，而血海是脾经气血发源之处，故取之以促进气血恢复；督脉循行于脊，与各阳经交会，大椎乃各阳经交会处，命门为元阳之本，取之以振奋周身阳气，促进气血健运。以上诸穴，共济补气养血、通络止痛之功，结合温针灸和穴位注射，可进一步激发和促进气血流通，濡养经脉，缓解周身痛症。

第三节　心脑病证类医案

一、面肌痉挛

（一）概述

面肌痉挛是一侧面部肌肉以阵发性、不规则的不自主抽搐为特点的疾病，属中医"面风"范畴。面肌痉挛多局限于单侧，也称半面痉挛，多发于40～60岁的女性，是临床常见进展缓慢的周围神经性疾病，发病年龄更趋年轻化。情绪波动时症状加重，查体无其他神经系统病变。面肌痉挛分级根据发病顺序不同可分典型和非典型两类，典型面肌痉挛指痉挛症状从眼眶开始逐渐向下发展累及面颊部表情肌，非典型面肌痉挛是指痉挛自下部面肌开始，并逐渐向上发展累及眼肌或额肌。

（二）诊断要点

初期多表现为眼轮匝肌间歇性抽搐，随病情发展可逐渐扩散至一侧面部的其他面肌（口轮匝肌和面部表情肌）或同侧颈阔肌，严重者可引起面部疼痛，出现睁眼困难、口角歪斜或耳内搏动样杂音，少数患者病程晚期可伴患侧面肌轻度瘫痪。面肌抽搐程度轻重不一，短则数秒、重则十余分钟，有间歇期。疲劳、情绪紧张或激动时抽搐加重，入睡后消失。中枢神经系统检查除外器质性病变，肌电图检查可有肌纤维震颤或肌束震颤[1]。

（三）辨证要点

1. 风寒阻络证

面部抽搐，恶风畏寒，发热，无汗，小便清长。舌淡苔薄白，脉浮紧。

2. 邪郁化火证

面部抽搐，口干苦，面红耳赤。舌红，苔黄，脉浮数或弦数。

3. 风痰阻络证

面部抽搐，头重如蒙，胸闷或呕吐痰涎。舌胖大，苔白腻，脉弦滑。

4. 阴虚血少证

面部痉挛，面色萎黄或苍白。舌质淡，苔薄白，脉细。

5. 瘀血阻络证

面部痉挛，面色暗，可有头痛，刺痛为主。舌质暗，苔薄，脉涩。

（四）治疗

1. 针刺

针药相须辨证治疗方案：需根据中医证型不同，在针刺主方基础上加减使用穴位，辨证给予中药汤剂。须针灸医生根据临床经验辨证使用。

治法：疏通经络，息风止痉。

取穴：以督脉、足厥阴和手、足阳明经腧穴为主。百会、印堂、承浆、翳风、合谷、太冲、阳陵泉，毫针针刺、平补平泻。

辨证加减：风寒阻络加风池，邪郁化火加外关、曲池，风痰阻络加丰隆，阴虚血少加太溪、足三里，瘀血阻络加血海、膈俞。

2. 其他疗法

红外线灯：照射患侧面部及颈项部。

穴位注射：在患侧取太阳、风池、迎香、地仓穴注射维生素B_{12}注射液+维D胶性钙注射液。

艾灸：患侧颊车、地仓、四白、听宫、翳风、风池。

拔罐刺络放血：大椎穴。

面部闪罐：患侧面部。

3. 药物治疗

1）中药

风寒阻络证：桂枝汤加减。

邪郁化火证：银翘散或大秦艽汤加减。

风痰阻络证：偏热用温胆汤加减。

阴虚血少证：黄芪桂枝五物汤加减。

瘀血阻络证：血府逐瘀汤加减。

2）西药

卡马西平200mg，口服，每天1次，共7天。

3）中成药

天丹通络胶囊4丸，口服，每天2次，共7天。

（五）临证医案

◎ 病例1

陈某，女，61岁。首诊日期：2020年12月29日。

主诉：眼睑抽动1年余，加重1个月。

现病史：缘患者1年前无明显诱因下出现眼睑抽动，数天发作1次，当时未予特殊处理，近1月因天气变化症状加重，十余分钟发作1次，外院神经科就诊诊断为"面肌痉挛"，对证予卡马西平片，并建议肉毒素注射治疗，患者拒绝遂来就诊。

现症见：左侧眼睑抽动，十余分钟发作1次，遇寒加重，恶寒，头疼，无口眼歪斜，舌淡苔薄白，脉浮紧。

既往史：体健。

中医诊断：面风（风寒阻络证）。

西医诊断：面肌痉挛。

治法：祛风散寒通络。

取穴及手法：百会、印堂、承浆、翳风、合谷、太冲、阳陵泉。手法平补平泻。

穴位注射：用维生素B_{12}0.25mg、胶性钙1mL，取太阳、翳风、迎香，每个穴位注射0.1~0.2mL，隔天1次。

红外线灯：照射治疗患侧面部。

中药：桂枝15g、白芍15g、当归10g、黄芪15g、炙甘草10g、生姜10g。共5剂，水煎服，每天1剂，早晚分服。

西药：卡马西平200mg，口服，每天1次，共7天。

2021年1月10日复诊：针灸治疗后患者症状明显缓解，其余症状基本缓解。

按语：患者为中老年女性，面肌痉挛症状反复发作1年，考虑经络空虚失养，近1月因天气寒冷，寒邪入络症状较重，故用针刺局部督脉穴位百会、印堂、承浆调理局部气机，合谷、太冲开四关通调一身气机，翳风为手少阳三焦经穴，取"经络所过、主治所及"之意，阳陵泉为筋会。配合中药桂枝汤调和营卫，西药卡马西平共同治疗，效果显著。

◎ 病例2

秦某，男，65岁。首诊日期：2020年6月24日。

主诉：右眼睑抽动半年余。

现病史：缘患者半年前因枕部外伤出现右眼睑抽动，未予特殊处理，现来我科就诊。

现症见：右眼眶抽动，枕部疼痛，刺痛为主，纳可，眠差，二便调。舌暗有瘀斑，苔白，脉涩。

既往史：体健。

中医诊断：面风（瘀血阻络证）。

西医诊断：面肌痉挛。

治法：活血化瘀通络。

取穴及手法：百会、印堂、承浆、内关、血海、阳陵泉。手法平补平泻。

红外线灯：照射治疗患侧面部。

中药：血府逐瘀汤加减。桃仁12g、红花9g、当归9g、生地黄9g、牛膝9g、川芎5g、桔梗5g、赤芍9g、柴胡9g、枳壳9g、甘草6g。共7剂，水煎服，每天1剂，早晚分服。

2020年7月7日复诊：疼痛及眼肌痉挛症状较前改善。

按语：患者外伤后出现面肌痉挛，局部刺痛、舌暗有瘀斑，提示瘀血阻络，治疗予针刺百会、印堂、承浆、内关、血海、阳陵泉活血化瘀通络，配合血府逐瘀汤加减活血化瘀，共奏活血化瘀止痛之功。

参考文献：

［1］符文彬. 临床针灸学［M］. 北京：科学出版社，2018.

二、心悸

（一）概述

心悸是自觉心中悸动、惊惕不安，甚则不能自主的一类病症。发作呈阵发性，与劳累或情绪有关，有心悸和怔忡之分。常见于现代医学的冠状动脉性心脏病、心律失常等心脏疾病，或焦虑、低血钾等。

（二）诊断要点

1. 快速性心律失常

1）窦性心动过速

（1）静息状态下心率100～180次/min，心律增快。

（2）心电图检测明确，P波形态和激动顺序与窦性P波相似。

（3）可伴焦虑、恐惧等自主神经失调症状。

2）阵发性室上性心动过速

（1）突发心悸，气短、心率过快时可触红线眩晕或晕厥。

（2）听诊心率匀齐，第一心音强弱一致，第二心音常无法闻及。

（3）心电图提示心室率160～220次/min，一系列快而匀齐的QRS波，P波与前1个T波融合。

3）阵发性心房颤动

（1）症状无特殊，部分患者发作期可有心悸、胸痛、呼吸困难等。

（2）心音强弱不等，心律绝对不齐，脉搏短促。

（3）心电图提示P波消失，心室率绝对不规则，代之以大小形态及频率多变的快速颤动波，350～600次/min，持续时间<7天。

2. 窦性心动过缓

（1）心动过缓可出现头晕、乏力、眼花等。

（2）窦性心律，P波形态正常，心率<60次/min，常伴窦性心律不齐。

（三）辨证要点

1. 心虚胆怯证

平素心虚胆怯，每因突然惊恐出现心慌不能自已，坐卧不安，轻者时发时止，重者怔忡不能，不能自主。舌淡，脉细。

2. 心血不足证

心悸，健忘，少气懒言，面色苍白，神疲乏力。舌淡苔薄，脉细软。

3. 心阳不振证

心悸，面色苍白，形寒肢冷。舌淡暗，脉微或沉细。

4. 阴虚火旺证

心悸，面红，胸中烦热，面红。舌红苔薄黄，脉细数。

5. 水饮凌心证

心悸，眩晕，甚则端坐呼吸、下肢水肿，渴不欲饮，恶心吐涎。舌淡苔滑，脉弦滑。

6. 心脉瘀阻证

心悸，胸闷，或心痛、痛有定处，唇甲青紫。舌暗或有瘀斑，脉涩或结代。

（四）治疗

1. 针刺

针药相须辨证治疗方案：需根据中医证型不同，在针刺主方基础上加减使用

穴位，辨证给予中药汤剂。须针灸医生根据临床经验辨证使用。

治法：安神定悸。

取穴：以手厥阴、手少阴经腧穴、背俞穴为主。内关、神门、膻中、巨阙、心俞。用毫针针刺，与根据补虚泻实原则行手法补泻。

辨证加减：心虚胆怯加丘墟、胆俞；心血不足加脾俞、足三里；心阳不振加督俞；心阴不足加少府、阴郄；水饮凌心加水分、阴陵泉；心脉瘀阻加通里、膈俞。

2. 其他疗法

穴位注射：用丹参注射液，取心俞、膈俞、足三里等。

艾炷灸：心俞、厥阴俞、膈俞、胆俞、肾俞、足三里。

耳针：心、神门、交感。

3. 药物治疗

1）中药[1]

心虚胆怯证：安神定志汤加减。

心血不足证：归脾汤加减。

心阳不振证：桂枝甘草龙骨牡蛎汤加减。

心阴不足证（阴虚火旺证）：天王补心丹加减。

水饮凌心证：苓桂术甘汤加减。

心脉瘀阻证：桃仁红花煎加减。

2）西药

酒石酸美托洛尔47.5mg，口服，每天1次。

（五）临证医案

◎ **病例1**

张某，男，58岁。首诊日期：2020年1月4日。

主诉：反复心悸3年，加重2周。

现病史：缘患者因工作劳累出现心悸，当地医院诊断为"高血压病、冠状动脉心脏病"，予降压扩冠降心率治疗病情稳定。2周前因大怒后心悸症状加重，急诊就诊完善相关检查除外急性心血管事件、予对症处理，现为进一步治疗遂来就诊。

现症见：心悸，胸闷，间中心痛、痛有定处，唇甲青紫，舌暗或有瘀斑，脉涩或结代，纳眠可，二便调。舌淡，苔薄白，脉浮紧。

既往史：高血压病、冠状动脉心脏病。

中医诊断：心悸（心脉瘀阻证）。

西医诊断：冠心病。

治法：活血化瘀，理气通络。

取穴及手法：内关、神门、膻中、巨阙、心俞、膈俞、太冲。神门、心俞用补法，余平补平泻。

穴位注射：用丹参注射液1mL，取心俞，每个穴位注射0.1～0.2mL，隔天1次。

中药：桃仁红花煎加减。桃仁15g、红花5g、丹参10g、赤芍10g、川芎10g、香附10g、枳壳10g、生地黄15g、当归15g、龙骨20g、牡蛎20g、桂枝10g。共7剂，水煎服，每天1剂，早晚分服。

西药：硝苯地平缓释片30mg，口服，每天1次；酒石酸美托洛尔47.5mg，口服，每天1次。

2020年1月11日复诊：心悸症状基本缓解。

按语：患者既往高血压病、冠状动脉心脏病病史，久病必瘀，遇情志刺激阻滞气机诱发心悸，取心包经络穴内关理气宽胸，心经原穴神门、心包募穴膻中、心募穴巨阙、背俞穴心俞调心安神定悸。中药取桃仁红花煎理气化瘀止痛，配合西药硝苯地平缓释控制血压，酒石酸美托洛尔降低心率，改善心肌缺血状态以改善症状。

◎ **病例2**

王某，女，49岁。首诊日期：2020年6月4日。

主诉：心悸失眠2月余。

现病史：缘患者2个月前停经后出现心悸，失眠，妇科就诊考虑围绝经期综合征，患者拒绝激素治疗，遂来诊。

现症见：心悸，失眠，潮热盗汗，健忘，情绪急躁，面红，胸中烦热，面红，舌红苔薄黄，脉细数。

既往史：体健。

中医诊断：心悸（心阴不足证）。

西医诊断：围绝经期综合征。

治法：补益肝肾，安神定志。

取穴及手法：内关、神门、膻中、巨阙、心俞、太溪、三阴交、太冲。手法用补法。

中药：天王补心丹加减。人参10g、茯苓10g、玄参15g、丹参15g、桔梗10g、远志15g、当归10g、五味子5g、麦门冬15g、天门冬15g、柏子仁20g、酸枣仁20g、生地黄15g、菟丝子15g、巴戟天15g、甘草5g。共7剂，水煎服，每天1剂，早晚分服。

2020年6月12日复诊：心悸失眠及其他症状较前改善。

按语：患者为七七之年，天癸竭，肝肾不足，心阴不足故见心悸失眠，故针刺内关、神门、膻中、巨阙、心俞、太溪、三阴交、太冲，配合天王补心丹加减，补肝肾、滋阴清火以共奏宁心定悸之功。

参考文献：

[1] 张伯臾. 中医内科学［M］. 第一版. 上海：上海科技出版社，1983.

三、中风

（一）概述

中风是以猝然昏仆、不省人事、伴发半身不遂的为主症的病症。现代医学中，本病多指的脑卒中（stroke），分为出血性脑卒中和缺血性脑卒中两类，常见于脑出血、蛛网膜下腔出血、脑梗死等病，是造成我国成年人死亡和残疾的最主要原因。预计2030年我国脑血管事件发生率可能上升至50%。中风是各种原因导致的脑组织血液供应障碍，使脑组织缺血坏死出现神经缺损症状甚至死亡的一组临床综合征。中医针灸、中药疗法参与中风治疗由来已久，随着临床证据不断累积，已获得医学界及患者的认可，越来越多地参与中风预防、康复中，减少了患者的致死率和致残率，提高了生活质量。

（二）诊断要点

患者在静止或情绪激动后急性起病，出现突然昏仆、不省人事，或无昏仆，出现口眼歪斜、言语不利、半身不遂，症状和体征持续数小时。颅脑CT或MRI检查可明确脑出血或脑梗死病灶。

（三）辨证要点

中风根据有无意识障碍，分为中脏腑或中经络，有意识障碍者为中脏腑，无意识障碍者为中经络。

1. 中风——中脏腑

1）闭证

猝然昏仆，不省人事，牙关紧闭，手指固握，肢体强痉，甚则角弓反张，呼吸声粗。舌红或绛，苔黄燥或焦黑，脉弦数。

2）脱证

猝然昏仆，面色㿠白，手撒肢冷，二便失禁，气息微弱，多汗肢凉。舌淡紫或萎缩，苔白腻，脉散或微。

2. 中风——中经络

1）肝阳暴亢证

半身不遂，口眼歪斜，眩晕头痛，面红耳赤，急躁易怒，便秘尿黄。舌红，苔黄腻，脉弦数有力。

2）风痰阻络证

半身不遂，口眼歪斜，眩晕，肢体沉重麻木，喉中痰鸣。舌淡，苔白腻，脉弦滑。

3）痰热腑实证

半身不遂，口眼歪斜，口黏痰多，腹胀便秘，面红潮热。舌红，苔黄腻，脉弦滑。

4）阴虚风动证

半身不遂，口眼歪斜，心烦失眠，眩晕耳鸣，手足蠕动。舌红，苔少，脉细数。

5）气虚血瘀证

半身不遂，口眼歪斜，偏身麻木，肢体无力，心悸气短。舌暗淡，苔薄，脉细涩。

（四）治疗

1. 针刺

针药相须辨证治疗方案：需根据中医证型不同，在针刺主方基础上加减使用穴位，辨证给予中药汤剂。须针灸医生根据临床经验辨证使用。

治法：醒脑开窍，疏通经络。

辨证取穴：以督脉、厥阴经和阳明经腧穴为主，主穴为水沟、内关、太冲、十二井穴，配穴为患肢极泉、尺泽、合谷、委中、阳陵泉、三阴交。水沟向鼻中隔方向针刺0.3～0.5寸，雀啄手法，以眼球湿润为度；内关、太冲直刺1寸，捻转泻法；十二井穴点刺出血；极泉、尺泽、合谷、委中、三阴交以患肢抽动3次为度。

辨证加减：中脏腑闭证，牙关紧闭加颊车、合谷；脱证加百会、气海。中经络，肝阳暴亢加侠溪；风痰阻络加丰隆；痰热腑实加天枢；阴虚风动加太溪；气虚血瘀加关元、血海。

2. 其他疗法

头皮针：选取顶颞前斜线、顶中线，顶旁1、2线。

电针：选取患肢手足阳明经穴，针刺得气后接通电针仪，以能耐受为度。

艾灸：脱证可用艾条温和灸百会、神阙、气海、关元。

拔罐刺络放血：言语不利者取金津、玉液刺络放血，肝阳上亢者，取耳尖刺络放血。

3. 药物治疗

1）中药

中脏腑：脱证用独参汤。

中经络：肝阳暴亢证用镇肝息风汤加减；风痰阻络证用天麻钩藤饮加减；痰热腑实证用大承气汤加减；阴虚风动证用鸡子黄汤加减；气虚血瘀证用补阳还五汤加减。

2）西药

根据患者基础病，用调脂稳斑、改善循环药物。

3）中成药

闭证用安宫牛黄丸，脱证用生脉散合参附汤。

4. 肢体功能训练

将患肢予良肢位摆放，被动活动肩、肘、腕、膝、踝关节。

（五）临证医案

◎ **病例1**

李某，男，58岁。首诊日期：2020年2月11日。

主诉：左侧肢体活动不利1天。

现病史：缘患者与家属争吵后出现头痛欲裂，逐渐出现左上肢不能抬起、左下肢行走无力、嘴角歪斜、舌歪等症状，自行服用安宫牛黄丸上述症状不能缓解，遂来就诊。

现症见：左侧肢体活动不利，口眼歪斜，眩晕头痛，面红耳赤，急躁易怒，便秘尿黄，舌红苔黄腻，脉弦数有力。

既往史：高血压、高血脂病史。

中医诊断：中风（中经络—肝阳暴亢证）。

西医诊断：出血性脑卒中。

治法：醒脑开窍，平肝息风。

取穴及手法：水沟、内关、太冲、十二井穴，配穴为患肢极泉、尺泽、合谷、委中、阳陵泉、三阴交。水沟向鼻中隔方向针刺0.3～0.5寸，雀啄手法，以眼球湿润为度；内关、太冲直刺1寸，捻转泻法；十二井穴点刺出血；极泉、尺泽、合谷、委中、三阴交以患肢抽动三次为度。

中药：怀牛膝30g、生赭石30g、生龙骨15g、生牡蛎15g、生龟板15g、生杭芍15g、玄参15g、天冬15g、川楝子6g、生麦芽6g、茵陈6g、甘草5g。共7剂，水煎服，每天1剂，早晚分服。

西药：苯磺酸氨氯地平5mg，口服，每天1次；酒石酸美托洛尔47.5mg，口服，每天1次；阿司匹林肠溶片100mg，口服，每天1次；瑞舒伐他汀10mg，口服，每天1次。

按语：患者中老年男性，既往有高血压、高脂血症病史，与家属争吵后肝阳暴亢，血溢于脉外阻碍经络。此病例用中医针灸配合中药解毒活血通络，西药降压降脂、改善循环，在岭南针药相须思想指导下中西医结合、针药相须，多管齐下，标本兼治。

◎ **病例2**

李某，女，70岁。首诊日期：2019年11月24日。

主诉：左侧肢体不利伴言语不清2年余。

现病史：缘患者2年前晨起突发左侧肢体不利伴言语不清，饮水呛咳，进行性加重。在当地医院就诊被诊断为"脑梗死"，对症予药物及康复治疗。为继续康复治疗，遂来我科就诊。

现症见：左侧肢体不利伴言语不清，饮水呛咳，纳可，眠差，二便调。舌淡暗，苔白腻，脉弦滑。

既往史：体健。

中医诊断：中风（中经络—肝阳暴亢证）。

西医诊断：出血性脑卒中。

治法：益气化痰通络。

取穴及手法：水沟、内关、丰隆，配穴为患肢极泉、尺泽、合谷、委中、阳陵泉、三阴交。水沟向鼻中隔方向针刺0.3～0.5寸，雀啄手法，以眼球湿润为度；内关直刺1寸，捻转泻法；极泉、尺泽、合谷、委中、三阴交以患肢抽动三次为度。

中药：黄芪（生）60g、当归尾6g、赤芍5g、红花10g、地龙10g、川芎10g、赤芍15g、桃仁10g。共7剂，水煎服，每天1剂，早晚分服。

西药：缬沙坦氢氯噻嗪片（规格150mg）12.5mg，口服，每天1次；酒石酸美托洛尔47.5mg，口服，每天1次；阿司匹林肠溶片100mg，口服，每天1次；阿托伐他汀10mg，口服，每天1次。

按语：患者久病气虚痰瘀阻络，针刺以醒脑开窍，改善肢体功能，合用中药共奏补气化瘀之功，以提高患者生活质量。

参考文献：

［1］倪小佳，陈耀龙，蔡业峰. 中西医结合脑卒中循证实践指南（2019）［J］. 中国循证医学杂志，2020，20（08）：901-912.

四、眩晕

（一）概述

眩晕指眼花、头晕，轻者闭目即止，重者如坐车船，可有天旋地转感，不能站立，伴恶心、呕吐、汗出等。临床常见导致眩晕的疾病有高血压病、颈椎病、良性阵发性位置性眩晕、梅尼埃病、前庭神经炎、持续性姿势-知觉性头晕综合征、双侧前庭病、前庭阵发症等。

（二）诊断要点

以出现头晕、眼花或天旋地转感为主诉。

（1）颈性眩晕者有椎体不稳及钩椎关节增生的影像学证据。

（2）良性阵发性位置性眩晕者症状由变位实验诱发。

（3）梅尼埃病：①前庭症状，2次以上自发性、发作性眩晕，每次发作的持续时间20min～12h；②听力损失特点符合低频、中频感音神经性听力损失，具有反复波动性；③患侧耳伴有波动性听觉症状，包括听力损失、耳鸣和耳闷胀感；④排除其他前庭疾病。

（三）辨证要点

1. 肝阳上亢证

眩晕耳鸣，情绪急躁，易怒，疲劳或恼怒时加重，口苦。舌红，苔黄，脉弦数。

2. 气血不足证

面色唇色淡白，眩晕，劳累时症状加剧，心悸，疲劳，懒言。舌淡苔薄，脉细弱。

3. 肾精亏虚证

眩晕，腰膝酸软，健忘失眠，遗精，五心烦热或四肢不温。舌红或舌淡，脉细数或沉细无力。

4. 痰阻脑络证

眩晕，头沉如裹，胸闷脘痞，食少寐多，舌质淡，苔白腻，脉濡滑。

5. 瘀血阻络证

眩晕，头痛如针刺，失眠，面色晦暗，舌暗有斑点，苔薄，脉细涩。

（四）治疗

1. 针刺

针药相须辨证治疗方案：需根据中医证型不同，在针刺主方基础上加减使用穴位，辨证给予中药汤剂。须针灸医生根据临床经验辨证使用。

治法：息风定眩，补虚泻实，辨证加减。

取穴：以督脉、任脉、足厥阴、足太阳、足少阳和足阳明经腧穴为主。如百会、印堂、风池、内关、阳陵泉、三阴交、太冲。

辨证加减：肝阳上亢加侠溪，气血不足加气海、关元、足三里，肾精亏虚加太溪、肾俞，痰阻脑络加丰隆，瘀血阻络加血海、膈俞。风池、内关、太冲用泻法，三阴交用补法，百会、印堂、阳陵泉平补平泻。

2. 其他疗法

红外线灯：照射大椎、中脘。

热敏灸：除肝阳上亢证和肝肾阴虚证外，在头部、颈肩部寻找热敏点。

耳针：取颈椎、心、胆、肝。

腹针：取中脘、关元、商曲、滑肉门。

3. 药物治疗

1）中药[1]

肝阳上亢证：天麻钩藤饮加减。

气血不足证：归脾汤加减。

肾精亏虚证：肾阴不足用左归丸加减，肾阳不足用右归丸加减。

痰阻脑络证：半夏白术天麻汤加减。

瘀血阻络证：血府逐瘀汤加减。

2）西药

甲磺酸倍他司汀片4mg，口服，每天1次，共7天。

（五）临证医案

◎ 病例1

张某，男，58岁。首诊日期：2020年7月1日。

主诉： 反复眩晕1个月余。

现病史： 缘患者1个月前劳累后出现眩晕，头晕沉，耳鸣，无天旋地转感，休息后可缓解，自行服用甲磺酸倍他司汀片症状改善不显著，遂来就诊。

现症见： 头晕沉，耳鸣，神疲乏力，劳累后加重，面色苍白，无天旋地转感，纳眠可，大便稀。舌淡，苔薄，脉细软。

既往史： 体健。

中医诊断： 眩晕（气血不足证）。

西医诊断： 眩晕。

治法： 补益中气，安神定眩。

取穴及手法： 百会、印堂、气海、关元、足三里、三阴交。手法用补法，艾灸百会、气海、关元。

中药： 归脾汤加减。黄芪20g、党参20g、白术15g、当归15g、升麻5g、陈皮10g、龙眼肉10g、甘草10g。共7剂，水煎服，每天1剂，早晚分服。

2020年7月10日复诊：2次针灸治疗后患者症状明显缓解。

按语： 患者劳累后眩晕，以晕沉感为主，伴耳鸣、神疲、乏力，休息后症状可缓解，且面色苍白、舌淡、脉细软，考虑为眩晕病气血不足证。患者自行服用甲磺酸倍他司汀片效果欠佳，故以针刺加艾灸改善眩晕症状，并以补中益气汤加减共奏补益中气、安神定眩之功。

◎ 病例2

张某，女，65岁。首诊日期：2019年11月24日。

主诉： 反复眩晕1年。

现病史： 缘患者1年前无明显诱因下出现眩晕，沉重如裹，胸闷，症状反复，曾于当地医院就诊后被诊断为"腔隙性脑梗死"，住院治疗后上述症状稍改善。现症状反复，为求进一步治疗遂来就诊。

现症见： 反复眩晕，沉重如裹，胸闷，脘痞，纳差，舌质淡，苔白腻，脉濡滑。

既往史： 高脂血症，腔隙性脑梗死病史。

中医诊断： 眩晕（痰阻脑络证）。

西医诊断： 腔隙性脑梗死、高脂血症。

治法：健脾燥湿，化痰通窍。

取穴及手法：百会、印堂、内关、中脘、阴陵泉、丰隆、三阴交、太冲。艾灸百会穴；毫针针刺中脘、阴陵泉、丰隆、三阴交行补法，内关、太冲行泻法，百会、印堂平补平泻。

西药：阿托伐他汀20mg，口服，每晚1次；阿司匹林100mg，口服，每天1次。

中药：半夏白术天麻汤加减。法半夏15g、白术10g、茯苓30g、橘红10g、枳壳10g、厚朴15g、天麻15g、蔓荆子10g、生姜10g、大枣5枚、甘草10g。共7剂，水煎服，每天1剂，早晚分服。

2019年12月2日复诊：眩晕症状较前改善。

按语：患者眩晕症状反复，头沉重如裹、胸闷、脘痞、纳差、舌淡苔白腻、脉濡滑均为痰湿阻滞之象。故治疗取艾灸百会提升阳气；针刺胃之募穴中脘，脾经穴阴陵泉、三阴交和治痰要穴丰隆以健脾化痰；半夏白术天麻汤为健脾化痰降逆之要方，茯苓、白术、橘红健脾化湿，半夏、厚朴、生姜降逆，天麻、蔓荆子平肝息风；配合西药降脂稳斑抗聚；针药共奏化痰止眩之功。

参考文献：

［1］张伯臾. 中医内科学［M］. 第1版. 上海：上海科技出版社，1983年.

五、郁病

（一）概述

郁病是以心情抑郁、情绪不宁、胸部满闷、胁肋胀痛，或易怒易哭，或咽中如有异物梗阻等症状为主要临床表现，可伴有失眠、疼痛等躯体症状的一类身心病证。属于现代医学抑郁障碍、焦虑障碍、强迫症范畴。郁病是高发的身心疾病，随着生活压力增大，其发病率呈逐年上升趋势。郁病导致的自杀、自残行为也是继心脑血管疾病和癌症后成年人最常见的致死、致残原因之一。

（二）诊断要点

1. 抑郁障碍[1]

（1）以情绪低落、快感缺乏、思维减慢为主要症状，部分可反复出现自杀、自残等消极念头。

（2）病程≥2周。

（3）可伴有失眠、消化道症状、慢性疼痛等躯体症状。

2. 广泛性焦虑

（1）与现实不符的烦躁、紧张不安。

（2）伴有心律和呼吸加快、出汗、发抖、疲倦等自主神经症状。

（3）病程≥6个月。

3. 强迫症

（1）反复、不能控制的强迫行为或强迫思维。

（2）社会功能受损，能意识到自己的行为异常，但无法摆脱。

（3）病程≥6个月。

（三）辨证要点

1. 肝气郁结证

情绪抑郁，胸胁胀满，脘闷嗳气，纳差。苔薄腻，脉弦。

2. 气郁化火证

情绪急躁，胸闷胁胀，嗳腐吞酸，口干口苦，大便结，目赤，耳鸣。舌红，苔黄，脉弦数。

3. 气郁痰结证

咽喉异物感，胸闷脘痞，纳差，或胸胁胀痛。舌淡，苔白腻，脉弦滑。

4. 心胆失调证

心神不宁，悲伤，欲哭。舌淡，苔薄白，脉弦细。

5. 心脾两虚证

神疲乏力，语声低沉，面色不华，食欲不振。舌质淡，脉细。

（四）治疗

1. 针刺

针药相须辨证治疗方案：需根据中医证型不同，在针刺主方基础上加减使用穴位，辨证给予中药汤剂。须针灸医生根据临床经验辨证使用。

治法：疏肝解郁，辨证加减。

取穴：以手厥阴心包经、足厥阴肝经、督脉穴位为主。主穴百会、合谷、太冲、内关，毫针针刺，太冲、合谷用泻法，余穴平补平泻。

辨证加减：肝气郁结加肝俞、期门；气郁化火加行间；气郁痰结加丰隆、膻中；心胆失调加心俞、胆俞；心脾两虚加足三里、心俞、脾俞。

2. 其他疗法

耳针：取心、胆、肝、肺、交感。

皮内针：心俞、肝俞、胆俞。

艾灸：心脾两虚者艾灸神阙、中脘、足三里。

拔罐刺络放血：肝俞、心俞、中冲。

3. 药物治疗

1）中药

肝气郁结证：柴胡疏肝散加减。

气郁化火证：丹栀逍遥散合左金丸加减。

气郁痰结证：半夏厚朴汤加减。

心胆失调证：温胆汤加减。

心脾两虚证：归脾汤加减。

2）西药

舍曲林50～100mg，口服，每天1次；或艾司西酞普兰5～10mg，口服，每天1次，等。

3）中成药

舒肝解郁胶囊4片，口服，每天2次，共7天。

4. 认知行为疗法

促使患者认识到哪些思维方式容易导致抑郁情绪，引导患者思考为什么自己在面对意外情况时有抑郁的反应，鼓励患者主动思考，尽量寻找缓解心理压力的思维方法[2]。

（五）临证医案

◎ **病例1**

张某，男，35岁。首诊日期：2019年4月11日。

主诉：情绪低落1周。

现病史：缘患者因工作压力大出现情绪低落、伴焦虑、右耳听力下降、睡眠障碍，外院诊断为"抑郁障碍，焦虑状态"，曾接受心理治疗症状改善不明显，现服用帕罗西汀、舍曲林症状稍改善，继发心慌症状，90项症状自评量表（SCL-90）提示：躯体化1.8，强迫2.2，人际关系1.2，抑郁2.0，焦虑1.9，敌对2.6，偏执1.5，其他3.2。故来就诊。

现症见：精神紧张，焦虑，兴趣减退，双眼视物模糊，右耳听力下降，注意力不能集中，偶有幻听，有自残倾向，胃脘胀痛，头晕头重，纳眠差，小便黄，大便秘结。舌暗苔白，脉弦。

既往史：体健。

中医诊断：郁病（肝气郁结证）。

西医诊断：抑郁障碍。

治法：疏肝解郁。

取穴及手法：百会、印堂、合谷、太冲、期门。合谷太冲用泻法，余用平补平泻。

中药：柴胡15g、枳壳15g、赤芍15g、川芎10g、陈皮10g、小麦10g、甘草10g、郁金10g。共7剂，水煎服，每天1剂，早晚分服。

西药：舍曲林50～100mg，口服，每天1次；喹硫平200mg，口服，每天1次。

2019年5月10日复诊：经针药结合治疗，情绪低落明显改善。

按语：患者因工作压力大而出现肝失疏泄，情志不舒。针刺治疗取四关穴疏肝解郁，方药用柴胡疏肝散加减加强疏肝解郁之功，并用五羟色胺再摄取抑制剂舍曲林缓解急性抑郁症状，指导患者适当运动放松心情。

◎ **病例2**

文某，女，45岁。首诊日期：2020年1月4日。

主诉：咽喉异物感8月余。

现病史：缘患者8个月前因与家人吵架后出现咽喉异物感，吞之不下、吐之不出，纳呆，脘痞，胸中窒闷不舒，胁肋胀痛，大便黏滞，睡眠欠佳，周身酸痛。曾于外院就诊予抗抑郁药，症状改善不显著，故来就诊。

现症见：咽喉异物感，吞之不下、吐之不出，纳呆，脘痞，胸中窒闷不舒，胁肋胀痛，大便黏滞，睡眠欠佳，周身酸痛。舌淡，苔白腻，脉弦滑。

既往史：体健。

中医诊断：郁病（气郁痰结证）。

西医诊断：抑郁障碍。

治法：化痰理气解郁。

取穴及手法：百会、印堂、合谷、太冲、丰隆、三阴交。合谷、太冲用泻法，三阴交用补法，余用平补平泻。

中药：半夏15g、厚朴15g、茯苓20g、香附15g、枳壳10g、佛手10g、代赭石15g、紫苏10g、生姜20g、赤芍15g、甘草5g。共5剂，水煎服，每天1剂，早晚分服。

西药：舒必利0.1g，口服，每天3次。

2020年1月24日复诊：情绪及消化道不适感明显改善。

按语：患者素体阳虚，中焦运化不利，因与家人吵架后情志不舒，肝气郁结，气郁不畅，肝郁乘脾，脾运不健，生湿聚痰，痰气郁结，故见胸闷、咽喉异物感。治疗以针灸、中药合用，针刺四关穴疏肝解郁，丰隆、中脘、三阴交健脾化痰；方药拟《金匮》半夏厚朴汤加减，半夏、厚朴、茯苓降逆化痰，紫苏、生姜理气散结；西药舒必利抗抑郁；配合心理疏导，共奏化痰理气解郁之功。

参考文献：

［1］李凌江，马辛. 中国抑郁障碍防治指南［M］. 第二版. 中华医学电子音像出版社，2018.

［2］陆林. 沈渔邨精神病学［M］. 第6版. 北京：人民卫生出版社，2018.

六、不寐（原发失眠）

（一）概述

失眠症是以频繁而持续的入睡困难和（或）睡眠维持困难并导致睡眠感不满意为特征的睡眠障碍。可表现为入睡困难、睡眠质量下降和睡眠时间减少，同时伴有记忆力和注意力减退。根据病因的不同可分为原发性失眠和继发性失眠两类，原发性失眠无明确的病因，主要包括生理性失眠、特发性失眠和主观性失眠3种类型。据2006年的研究统计，中国（除港、澳、台）成人中的失眠症状者比例高达57％，远超过欧美等发达国家。原发性失眠的治疗包括药物治疗及非药物治疗，药物治疗主要为镇静催眠类药物，长期应用该类药物可能导致药物依赖或者滥用，停药困难，有的会有宿醉感并影响第二天的生活及工作[1]，非药物治疗中的中医针刺治疗是目前比较好的治疗方案之一。

（二）诊断要点

以大于1个月的持续性入睡困难，或睡眠时间、深度不足，或频繁觉醒为主要特征。该类疾病诊断缺乏特异性指标，主要是一种排除性诊断，涉及神经内分泌、多个脑区功能异常以及患者本身的心理问题等，当引起失眠的病因被排除或治愈后，仍保留失眠症状时即可诊断为原发性失眠。

（三）辨证要点

1. 心胆气虚证

心悸胆怯，不易入睡，寐后易惊，遇事善惊，气短倦怠，自汗乏力。

2. 肝火扰心证

突发失眠，性情急躁易怒，不易入睡或入睡后多梦惊醒，胸胁胀闷，善太息，口苦咽干，头晕头胀，目赤耳鸣，便秘溲赤。

3. 痰热扰心证

失眠时作，噩梦纷纭，易惊易醒，头目昏沉，脘腹痞闷，口苦心烦，饮食少思，口黏痰多。

4. 胃气失和证

失眠多发生在饮食后，脘腹痞闷，食滞不化，嗳腐酸臭，大便臭秽，纳呆食少。

5. 瘀血内阻证

失眠日久，躁扰不宁，胸不任物，或胸任重物，夜多惊梦，夜不能睡，夜寐不安，面色青黄，或面部色斑，胸痛、头痛日久不愈，痛如针刺而有定处，或呃逆日久不止，或饮水即呛，干呕，或内热瞀闷，或心悸怔忡，或急躁善怒，或入暮潮热。

6. 心脾两虚证

不易入睡，睡而不实，多眠易醒，醒后难以复寐，心悸健忘，神疲乏力，四肢倦怠，纳谷不香，面色萎黄，口淡无味，腹胀便溏。

7. 心肾不交证

夜难入寐，甚则彻夜不眠，心中烦乱，头晕耳鸣，潮热盗汗，男子梦遗阳痿，女子月经不调，健忘，口舌生疮，大便干结。

（四）治疗

1. 心理和行为治疗

心理和行为治疗是首选的失眠症治疗方法，最常见的是失眠认知行为疗法（CBTI）。长期来看，CBTI的疗效优于药物疗法。具体治疗方法有：改善睡眠习惯、认知治疗、睡眠限制、松弛疗法、音乐疗法、催眠疗法等。

2. 药物治疗

1）中药

心胆气虚证：安神定志丸合酸枣仁汤加减。

肝火扰心证：龙胆泻肝汤加减。

痰热扰心证：黄连温胆汤加减。

胃气失和证：保和丸合平胃散加减。

瘀血内阻证：血府逐瘀汤加减。

心脾两虚证：归脾汤加减。

心肾不交证：六味地黄丸合交泰丸加减。

2）西药

FDA批准的用于失眠治疗的药物包括部分BzRAs、褪黑素受体激动剂和食欲肽受体拮抗剂等。抗抑郁药和抗癫痫药等在某些情况下亦会被应用。常见安眠药及用法有：唑吡坦片5mg，睡前口服；或艾司唑仑片1mg，睡前口服；或雷美替胺8mg，睡前口服等。应避免突然中止药物治疗，逐步减量、停药以减少失眠反弹，有时减量过程需要数周至数个月。

3）中成药

枣仁安神胶囊5粒，口服，每天1次，共7天；归脾丸（大蜜丸）1丸，口服，每天3次，共7天。

3. 物理治疗

光照疗法；重复经颅磁刺激；生物反馈疗法等。

4. 针刺

针药相须辨证治疗方案：需根据中医证型的不同，在针刺主方基础上加减使用穴位，辨证给予中药汤剂。须针灸医生根据临床经验辨证使用。

治则：补虚泻实，调整阴阳。

取穴：以头部和手足阴经腧穴为主，如四神聪、本神、百会、神门、三阴交、内关，针刺手法以平补平泻为主。

辨证加减：心胆气虚加心俞、胆俞、膈俞、气海；肝火扰心加肝俞、行间、大陵、太冲；痰热扰心加太冲、丰隆；胃气失和加中脘、足三里、阴陵泉；瘀血内阻加肝俞、膈俞、血海；心脾两虚加心俞、厥阴俞、脾俞；心肾不交加心俞、肾俞、照海、太溪。

5. 其他疗法

穴位注射：取三阴交注射丹参注射液。

艾灸：神门、三阴交。

背部闪罐：背部心俞、厥阴俞、肝俞、肾俞。

（五）临证医案

◎ **病例**

罗某，女，43岁。首诊日期：2020年7月6日。

主诉：反复失眠3年余。

现病史：患者3年前开始反复失眠，夜晚难入睡，入睡后易醒，每晚能睡4h，伴心悸，时有胸闷，至医院诊治，完善相关检查未见其他病变，予中药服用后症状可稍缓解，但仍反复。

现症见：神清，精神疲倦，夜晚难入睡，入睡后易醒，每晚睡4h左右，伴心悸，偶胸闷，面色萎黄，健忘，全身乏力感，无双手震颤。未服用安定等药物。纳欠佳，小便调，大便烂，每天2次。

既往史：体健。

中医诊断：不寐（心脾两虚证）。

西医诊断：睡眠障碍。

治法：补益心脾，调和阴阳。

取穴及手法：百会、神庭、印堂、膻中、安眠（双侧）、太阳（双侧）、内关（双侧）、四关（双侧）、足三里（双侧）、三阴交（双侧）。平补平泻。

穴位注射：用丹参注射液3mL，取安眠（双侧）、足三里（双侧）。安眠穴每个穴位注射0.1～0.2mL，足三里每个穴位注射1～2mL，隔天1次。

中药：党参10g、黄芪10g、熟地黄10g、龙眼肉10g、丹参10g、白术10g、砂仁5g、茯神15g、酸枣仁5g、柏子仁10g、首乌藤15g、五味子10g、煅牡蛎15g。共7剂，水煎服，每天1剂，早晚分服。

2020年7月15日复诊：患者神清，精神较前稍改善，夜晚能入睡，但入睡后仍易醒，每晚能睡4h，暂无胸闷心悸，少许全身乏力感，面色萎黄，健忘，无双手震颤。未服用安定等药物。纳较前改善，小便调，大便质稀，每天2次。舌淡红，苔薄白，脉弦细。辨证及治法同前，针刺及穴位注射维持原治疗方案。加用艾箱灸，穴取神阙、气海、关元、天枢（双侧）、百会，共20min，以患者局部感受温热为度。

2020年9月21日复诊：患者神清，精神尚可，夜晚能入睡，入睡后在噪音刺激下易醒，每晚能睡5～6h，无胸闷心悸，面色较前红润，健忘较前改善，全身乏力感明显好转，无双手震颤。纳尚可，二便调。舌淡红，苔薄白，脉弦偏细。辨证及治法同前，维持目前治疗方案。十九诊后随访患者，诉每天睡眠6～7h，于工作劳累后有少许疲倦乏力感，无其他不适。

按语：现代社会生活节奏紧凑，失眠已不仅仅是中老年人的常见病。青壮年由于学习、工作繁忙，长期的压力积累，不少人养成熬夜、吃夜宵等习惯，失眠常有发生。且本病发病率有逐年上升趋势，发病年龄更趋年轻化。长时间使用安眠药可能导致各种副作用，并容易产生药物依赖，心理治疗则需要消耗大量金钱和时间。中医治疗本病具有一定的优势。本病病性属虚，而临床上不寐之病性属虚者多见，属实者少。

《素问·移精变气论》："病形已成，乃欲微针治其外，汤液治其内"，岭南针药相须流派在治疗不寐时，注重针灸为主、中药为辅，以协调阴阳，扶正祛邪，从而改善睡眠质量。头部为诸阳之会，经气汇聚之处，督脉的百会穴位于巅顶，取之可起醒脑、安神功用，同时配合任脉之印堂、神庭、膻中穴，达到调节阴阳的目的，其中，膻中为气会，具有利气的作用。安眠穴为经外奇穴，位于脑部，翳风穴与风池穴连线的中点，有协调阴阳、镇静安神的功效。太阳穴为前额侧部局部的穴位，取之可疏通局部经络，使气血上行濡养头部。手厥阴心包经起于胸中，出属心包络，阴维脉自足部上行至小腹，经胸胁部，两经均主治心胸疾病，内关是心包经之络穴、八脉交会穴通于阴维脉，刺之可调补心经，达宁心、安神、理气之功；选取四关穴以疏通体内气机；足三里穴作为足阳明胃经的合穴、胃的下合穴，取之可使胃腑腑气通畅，"胃和"则"卧可安"；足太阴、足少阴、足厥阴经交会于三阴交穴，取之可调理阴经气血，益脾肝肾之阴，阴经气血条达，心肾互济，不寐则愈。诸穴合用，可调和脏腑阴阳，补益心脾，宁心安神。

参考文献：

[1] 刘鲲. 头皮针配合电针治疗原发性失眠效果研究［J］. 中国现代药物应用，2020，14（22）：38-40.

七、慢性疲劳综合征

（一）概述

慢性疲劳综合征（chronic fatigue syndrome，CFS）是一种极度疲劳的全身性综合征，临床表现为不明原因的持续性体力以及精神疲劳，同时伴随发烧、疼痛、淋巴结肿大、记忆力减退、睡眠障碍及运动乏力等症状。目前，CFS的病因病机不清，可能的致病机制有病毒感染、免疫功能失调等。由于病因不明，CFS的治疗效果不佳，临床上多以对症治疗为主，尚无统一的治疗方案。目前研究显示针灸对慢性疲劳综合征有较好的调节作用[1]。

（二）诊断要点

目前国际医学界公认的CFS金标准是CDC于1994年修订的CFS诊断标准[2]，具体如下。

（1）目前临床评定所不能解释的反复发作的或持续的慢性疲劳，该疲劳是最近出现的或有明确的开始时间，而不是因为持续用力所致的，而且经过休息后仍不能得到明显缓解的，最终导致工作、教育、社会或个人活动水平较前有明显的下降。

（2）下述的症状中同时出现4项或4项以上，且这些症状已经持续存在或反复发作6个月或更长的时间，但不应该早于疲劳：①短期记忆力或集中注意力明显下降；②咽痛；③颈部或腋下淋巴结肿大、触痛；④肌肉痛；⑤没有红肿的多关节的疼痛：⑥一种新发的头痛；⑦不能解乏的睡眠；⑧运动后的疲劳持续超过24h。

（三）辨证要点

1. 肝郁脾虚证

神疲乏力，情志抑郁，或情绪急躁，胸胁胀满，饮食减少，胃脘不适，腹胀，大便溏薄，或溏结不调，或腹痛欲泻，泻后痛减，头晕头痛。舌苔白，脉弦或缓。

2. 肝肾阴虚证

健忘，头痛，眩晕，耳鸣，目干畏光，视物不明，失眠多梦，盗汗，腰膝酸软，两足痿弱，或肢体麻木，口干咽痛，低热或五心烦热，颧红，心烦易怒，男子遗精，女子月经量少。舌红，少苔，脉细弦数。

3. 脾虚湿困证

倦怠乏力，面色萎黄，头重如裹，肢体困重，纳食减少，大便溏薄。舌质淡胖，或舌边有齿痕，舌苔白腻，脉濡。

4. 心脾两虚证

疲劳倦怠，注意力不集中，头昏目眩，四肢乏力，遇劳加重，心悸气短，劳则尤甚，自汗，多梦易醒，饮食减少，大便或清，妇女月经不调。舌苔薄白，舌质淡红，脉细。

5. 脾肾阳虚证

神倦乏力，面色萎黄或苍白，少气懒言，形寒，腰背酸痛，畏寒肢冷，腰膝、下腹冷痛，遗精，阳痿，食少，多尿或尿不尽，大便溏泻或黎明即泻，舌淡胖，苔白滑，脉沉迟无力。

（四）治疗

1. 针刺

针药相须辨证治疗方案：需根据中医证型的不同，在针刺主方基础上加减使用穴位，辨证给予中药汤剂。须针灸医生根据临床经验辨证使用。

治则：虚则补之。

取穴：以背俞穴、任脉经穴为主。主穴有心俞、肝俞、脾俞、肺俞、肾俞、百会、膻中、气海。

辨证加减：肝郁脾虚证加太冲、期门、章门、太白；肝肾阴虚证加太冲、期门、太溪、京门、关元、三阴交；脾虚湿困证加章门、太白、阴陵泉；心脾两虚证加神门、三阴交、随陵泉；脾肾阳虚证加太溪、关元、太白、阴陵泉。

2. 药物治疗

1）中药

肝郁脾虚证：痛泻要方合四君子汤加减。

肝肾阴虚证：补肝汤合左归丸加减。

脾虚湿困证：参苓白术散加减。

心脾两虚证：归脾汤加减。

脾肾阳虚证：附子理中汤合右归丸加减。

2）西药

盐酸氟西丁片20mg，口服，每天1次；盐酸舍曲林片25 mg，口服，每天1次；复合维生素片1片，口服，每天1次；辅酶Q_{10}片10mg，口服，每天3次。

3）中成药

参苓白术散1袋，口服，每天3次。

3. 其他疗法

（1）艾灸：足三里、关元、涌泉。

（2）皮肤针：取头背部督脉、夹脊和背俞穴轻叩。

（3）耳针：取心、肾、肝、脾、脑、皮质下、神门、交感等，用耳穴压丸法或撒针埋针法，适用于巩固治疗。

（4）热敏灸：取背部五脏俞、督脉及腹部任脉、足太阴经、足阳明经热敏灸。

（5）认识行为疗法。

（6）运动疗法。

（7）心率变化生物反馈治疗。

（五）临证医案

◎ **病例**

叶某，女，40岁。首诊日期：2020年5月11日。

主诉： 全身肌肉关节疼痛1年。

现病史： 1年前无明显诱因出现全身肌肉、关节疼痛，曾多次检查，未发现明显器质性病变，诊断为慢性疲劳综合征，服用西药3个月，症状未明显改善，现因病情加重前来诊治。

现症见： 全身肌肉、关节疼痛，肢体困重，休息后无缓解，精神不振，健忘，面色萎黄，纳眠一般，二便正常。舌质淡胖，舌边有齿痕，舌苔白腻，脉濡。

既往史： 体健。

中医诊断： 虚劳（脾虚湿困证）。

西医诊断： 慢性疲劳综合征。

治法： 健脾祛湿。

取穴及手法： 太白、大包、章门、三阴交、足三里、安眠、四神聪、百会、合谷、太冲。手法平补平泻。

穴位注射： 维生素B_{12}0.25mg、胶性钙1mL，取足三里、三阴交，每个穴位注射1～2mL，隔天1次。

中药： 白扁豆15g、陈皮10g、白术15g、茯苓10g、桔梗10g、莲子15g、人参15g、砂仁10g、山药15g、甘草10g，共14剂，水煎服，每天1剂，早晚分服。

西药： 复合维生素片1片，口服，每天1次；辅酶Q_{10}片10mg，口服，每天3次。

2020年6月8日复诊：治疗后患者症状较前缓解，肢体仍稍感困重，偶有便溏，健忘较前好转。

2020年7月28日复诊：患者症状较前缓解，肢体已无困重感，二便正常，健忘较前好转，继续针药结合治疗巩固疗效。

按语： 患者由于工作生活中烦劳过度，因劳致虚，日久成损，脾失健运。饮食减少，食后胃脘不舒，大便溏薄为脾胃气虚，运化和受纳功能减弱的表现；倦怠乏力为脾主四肢，脾气虚不能充达于四肢；面色萎黄是脾气虚损，化源不足，肌肤失养的表现；舌淡胖，苔薄白腻，脉濡为脾气虚，运化失调，湿气内蕴之象。临床上西医对该病无特异性治疗方法，而中医的针药结合治疗有显著的优势。治宜补益脾胃，兼以渗湿止泻。方中人参、白术、茯苓益气健脾渗湿为君。配伍山药、莲子肉助君药以健脾益气，兼能止泻；并用白扁豆助白术、茯苓以健脾渗湿，均为臣药。更用砂仁醒脾和胃，行气化滞，是为佐药。桔梗宣肺利气，通调水道，又能载药上行，培土生金；炒甘草健脾和中，调和诸药，共为佐使。综观全方，补中气，渗湿浊，行气滞，使脾气健运，湿邪得去，则诸症自除。

参考文献：

[1] 李超然，刘德柱，杨燕，等. 针灸对慢性疲劳综合征及肠道菌群的作用研究 [J].针灸临床杂志，2018，34（07）：89-92.

[2] Fukuda K. Complete text of revised case definition. [J]. Ann Intern Med, 1994, 121（12）：953-959.

八、戒断综合征

（一）概述

长期和（或）高剂量使用某种精神活性物质（如吸烟、饮酒、吸毒、使用镇静安眠药）后突然停药、快速减量或使用拮抗剂时引起的一组症状，称戒断综合征。临床表现包括中枢神经症状：焦虑、激惹、做鬼脸、失眠、肌张力增高、震颤、手足徐动等；消化系统症状：呕吐、腹泻、食欲减退；自主神经症状：呼吸急促、心动过速、发热、多汗、高血压。由于戒断综合征无特异性临床表现，临床常难以识别，易与神经系统疾病本身的症状混淆。戒断症状的出现是依赖形成的一个标志，其出现和病程有时限性，而且与所使用的物质的类型有关。

（二）诊断要点

患者有使用某一种精神活性物质的依赖史，并且因为停用或者是少用这些物质出现意识障碍、注意力不集中、幻觉、错觉、内感性不适、记忆力减退、判断力减退、妄想、情绪的改变、精神运动性的兴奋抑制或者是睡眠障碍和人格障碍等。

（三）辨证要点

以阿片类药物的戒断过程为例分为四期：急性脱毒期、戒断稽延期、康复期和抗复吸期[1]。

1. 急性脱毒期

亡阳证：四肢逆冷，冷汗淋漓，汗出如珠，面色苍白，精神恍惚，畏寒蜷卧，脉微细欲绝。或伴下利清谷，大小便失禁，呼吸微弱或急促，皮肤湿冷，口唇青紫。

2. 戒断稽延期

阳虚寒凝证：腰膝酸软，畏寒肢冷，舌质淡红，脉沉细弱或细数。寒在脘腹则表现为脘腹冷痛，呕吐，腹泻等；寒在经络则表现为经脉拘急，肢体屈伸不利。

3. 康复期与抗复吸期

气血亏虚证：面色无华，肢体无力，爪甲色淡，头晕目眩，心悸气短懒言，记忆力下降，舌淡白，脉细弱。

（四）治疗

1. 针刺

针药相须辨证治疗方案：需根据中医证型不同，在针刺主方基础上加减使用穴位，辨证给予中药汤剂。须针灸医生根据临床经验辨证使用。

治则：急则治其标，缓则治其本。

取穴：以督脉和手足三阴经穴为主。百会、印堂、列缺、照海、三阴交、太冲、神门、内关、足三里、肾俞。百会、印堂、内关、太冲、肝俞、期门、心俞、水沟等用泻法，余穴补法，背俞可灸；中冲用刺络法。

2. 药物治疗

1）中药

亡阳证：参附汤加减。

阳虚寒凝证：附子理中汤合右归丸加减。

气血亏虚证：八珍汤加减。

2）西药

右美托咪定：酒精戒断综合征可从静脉持续泵注每小时0.2μg/kg开始，如需要可每30min增加0.1～0.2μg/kg，直至达到最大剂量每小时1.5μg/kg；阿片类成瘾患者的戒断用15min静脉泵注1.0μg/kg后，静脉持续输注每小时0.2～0.7μg/kg。丙戊酸钠200mg，口服，每天3次；阵发性抽搐时使用地西泮注射液10mg，每隔10～15 min可按需增加其至达最大限用量。

3. 其他疗法

（1）心理治疗和社会帮助。

（2）耳针：取肺、口、心、神门、肝、脾、胆、肾、肾上腺等，用埋针法或耳穴法，用于巩固治疗。

（3）皮肤针：取背足太阳经、督脉、手三阴经等，皮肤针叩刺，用于临床各证。

（五）临证医案

◎ 病例

黎某，男，56岁。首诊日期：2020年7月14日。

主诉：反复心慌、全身乏力6年。

现病史：患者平素嗜酒，6年前因尝试戒酒出现心慌、出冷汗、烦躁、全身乏力，经中西医治疗后，症状有所缓解。近年来多次尝试戒酒，均因无法忍受酒瘾戒断症状而再次饮酒，故来就诊。

现症见：心慌、头晕、乏力，畏寒肢冷，全身疼痛，纳差眠差，大便不成形，舌质淡，脉沉细。

既往史：体健。饮酒史11年余。

中医诊断：心悸（气血亏虚证）。

西医诊断：酒精戒断综合征。

治法：扶阳宁心，养血安神。

取穴及手法：百会、印堂、列缺、照海、三阴交、太冲、神门、内关、足三里。手法平补平泻。

穴位注射：用维生素B_{12}0.5mg、胶性钙2mL，取足三里、三阴交，每个穴位注射1～2mL，隔天1次。

中药：五味子10g、远志10g、酸枣仁15g、茯苓10g、淫羊藿15g、延胡索10g、木香10g、葛根15g、葛花15g。共7剂，水煎服，每天1剂，早晚分服。

2020年7月23日复诊：患者失眠、心慌症状较前改善，酒瘾发作次数减少，发作时疼痛减轻，仍诉纳差，大便稀，上方去木香，加山药、白术、党参各10g，共14剂，水煎服，每日1剂。

2020年9月7日复诊：诸症皆得到明显改善，嘱患者按原方继续服1月余，门诊随诊，病情稳定，饮酒欲望明显下降，生活质量得到较大提高。

按语：患者有11年余饮酒史，素体阳虚，湿从寒化，耗损阳气。故以性温之淫羊藿补肾壮阳，为君药。酒湿壅滞中焦，脾胃运化功能失常，可见纳差、大便不成形。脾虚日久，气血化生乏源，同时酒性热，也可耗伤气血，故见心慌、舌质淡，脉沉细。方用甘淡之茯苓、苦辛之远志、甘平之酸枣仁，交通心肾，宁心益肝，以上三味共为臣药。五味子酸、甘、温，益气滋肾，佐助君药补肾之功，兼具生津止渴之效，可防淫羊藿过热耗伤阴津，为反佐之用。葛根、葛花解酒毒，除酒湿，亦为佐药。患者同时有全身疼痛表现，故以延胡索、木香行气止痛，功兼佐使为用。本案中患者脾虚症状较为明显，一诊时以祛酒湿为主，二诊和三诊则注重健脾，疗效明显。

参考文献：

[1] 郑洁. 阿片类物质依赖康复的中医药研究进展 [J]. 中国中医药信息杂志，2013，20（03）：106-108.

九、痿证

（一）概述

痿证是由多种原因导致五脏受损，精血津液生化乏源，筋脉肌肉失养引起的，以肢体筋脉弛缓、软弱无力、不得随意运动，久致肌肉萎缩或肢体瘫痪等为主要临床表现的病证。临床多以下肢痿弱为常见，西医学中的重症肌无力属于本病范畴，以肌肉软弱无力、不得随意运动为主要表现的疾患，如多发性神经炎、运动神经元病、脊髓病变、周期性瘫痪等，亦可参照本节辨证施治。

（二）诊断要点

（1）凡以下肢或上肢，一侧或双侧，肢体筋脉弛缓不收，痿软无力，活动不利，甚则瘫痪日久，或伴肌肉萎缩为临床特征者，即可诊为痿证。

（2）可伴有肢体麻木、疼痛，或拘急痉挛。严重者可见排尿障碍、呼吸困难、吞咽无力等。

（3）常有久居湿地、涉水淋雨史，或有家族史。

（4）西医学神经系统检查发现肌力降低，肌萎缩，或肌电图、肌活检与酶学检查，符合神经、肌肉系统相关疾病诊断者。

（三）辨证要点

1. 肺热津伤证

发病急，病起发热，或热退后突然出现肢体软弱无力，可较快发展为肌肉瘦削，皮肤干燥，心烦口渴，咳呛少痰，咽干不利，小便黄赤，大便秘结。舌红苔黄，脉细数。

2. 湿热浸淫证

起病较缓，逐渐出现肢体困重，痿软无力，尤以下肢或两足痿弱为甚，兼见微肿，手足麻木，以及微热凉恶热，或有发热，胸脘痞闷，小便赤涩热痛，舌质红，舌苔黄腻，脉濡数或滑数。

3. 脾胃虚弱证

肢体无力或吞咽、咀嚼困难逐渐加重，饮水反呛，抬颈无力，神疲肢倦，肌肉萎缩，食欲不振，脘腹痞胀，大便溏薄，面色㿠白或萎黄无华。舌淡胖，边有齿痕，苔薄白，脉细弱。

4. 肝肾亏损证

起病缓慢，渐见下肢瘫软无力，腰脊酸软，不能久立，甚至步履全废，腿胫大肉渐脱，或伴有眩晕耳鸣，舌咽干燥，遗精或遗尿，或妇女月经不调。舌红少苔，脉细数。

5. 脉络瘀阻证

久病体虚，四肢痿弱，肌肉瘦削，手足麻木不仁，四肢青筋显露，可伴有肌肉活动时隐痛不适，舌痿不能伸缩。舌质暗淡或有瘀点、瘀斑，脉细涩。

（四）治疗

1. 针刺

针药相须辨证治疗方案：需根据中医证型不同，在针刺主方基础上加减使用穴位，辨证给予中药汤剂。须针灸医生根据临床经验辨证使用。

治法：疏通经络，辨证加减。

取穴：以手足三阳经穴和夹脊穴为主。取曲池、手三里、合谷、外关、夹脊穴、环跳、髀关、伏兔、足三里、丰隆、悬钟、阳陵泉、三阴交，毫针针刺，以补虚泄实为原则。

辨证加减：肺热津伤证加鱼际、尺泽；湿热浸淫证加阴陵泉、三焦俞；脾胃虚弱证加脾俞、胃俞、中脘；肝肾亏损证加肝俞、肾俞、太冲、太溪；脉络瘀阻证加膈俞、章门。

2. 其他疗法

皮肤针：取背部足太阳经、督脉和手足三阳经，用皮肤针轻叩刺，适用于各证型。

穴位注射：取主穴手三里、足三里、肺俞、脾俞、肾俞、肝俞等，用维生素B_1或维生素B_{12}、丹参注射液、生脉注射液穴位注射，用于临床各证。

热敏灸：取背部膀胱经、督脉和腹部任脉、肾经、脾经、胃经等，用热敏灸，用于虚证者。

三棱针：取大椎、肺俞、风门、委中、膈俞、三焦俞等，用三棱针刺络，适用于实证者。

3. 药物治疗

1）中药

肺热津伤证：清燥救肺汤加减。

湿热浸淫证：加味二妙散加减。

脾胃虚弱证：参苓白术散合补中益气汤加减。

肝肾亏损证：虎潜丸加减。

脉络瘀阻证：圣愈汤合补阳还五汤加减。

2）西药

以重症肌无力为例：溴吡斯的明片初始剂量30mg（口服，每天3次）（初始剂量），维持剂量60～120mg（口服，每天3次）。泼尼松片（选项1）：10～20mg（口服，每天1次），每周增加5mg，当量直到达到治疗目标；泼尼松片（选项2）：从每天50～80mg开始，这种方法可能需要住院治疗。硫唑嘌呤片50mg（口服，每天1次），每1～2周增加50mg，剂量目标为每天2.5～3mg/kg。环孢素片100mg（口服，每天2次），根据需要逐渐加量，至每天3～6mg/kg。环磷酰胺片50mg（口服，每天1次），每周增加50mg，至每天2～3mg/kg的维持剂量。他克莫司胶囊每天3～5mg或每天0.1mg/kg。甲氨蝶呤片每周10mg，共2周。

3）中成药

强肌健力口服液20mL（口服，每天3次），补中益气丸6g（口服，每天3次）。

（五）临证医案

◎ 病例

胡某，男，40岁。首诊日期：2020年6月9日。

主诉：反复双下肢乏力、步态不稳4年。

现病史：4年前无明显诱因下出现双下肢乏力、步态不稳，每至夏秋暑湿交争，则感两足坠重，不能行走，冬春季节下肢症状有所缓解，间断于门诊就诊，以中药调理，但症状未见好转。

现症见：神清，精神一般，双下肢乏力、步态不稳，胸脘痞闷，纳差，眠一般，二便正常，舌苔白滑，脉濡细。

既往史：体健。

中医诊断：痿病（湿热浸淫证）。

治法：健脾清热祛湿。

取穴及手法：脾俞、胃俞、中脘、合谷、环跳、髀关、伏兔、足三里、丰隆、悬钟、阳陵泉、三阴交。手法平补平泻。

穴位注射：用维生素B_{12} 0.5mg、胶性钙2mL，取足三里，每个穴位注射1~2mL，隔天1次。

中药：苍术10g、川朴5g、苏叶10g、薏苡仁15g、炒泽泻10g、木瓜10g、防己10g、茯苓10g、制香附5g、麦芽15g、神曲10g。共7剂，水煎服，每天1剂，早晚分服。

2020年6月18日复诊：步履稍感有力，行动仍需扶持。小便微黄短涩，下焦湿邪未净，脉濡细，苔薄白，食后尚感脘痞。现胃气未振，脾弱运迟，精微不布，筋脉失养。治当再参健运之法。

中药：苍术10g、川朴5g、苏叶10g、薏苡仁15g、炒泽泻10g、白扁豆10g怀牛膝10g、茯苓10g、鸡内金5g、砂仁5g、麦芽10g、神曲10g。共14剂，水煎服，每天1剂，早晚分服。

2020年7月15日复诊：步履较前有力，行动稍需扶持。二便调，脉濡，苔薄白，食后脘痞好转。续用前方。

2020年9月1日三诊：诸症基本好转，行动稍需扶持，予前方继续巩固疗效。

按语："治痿独取阳明"是《素问·痿论》中提出的治疗痿证的重要原则之一。因痿证的主要病机是五脏热而导致津液气血亏少，以致筋脉痿废不用，而足阳明胃是五脏六腑之海，气血生化之源，若要筋骨皮肉恢复其正常的功能，就必须有充足的气血营养，所以必须重视阳明。人身阴阳诸经，皆会合于阳明经之气街穴处，并且连属于带脉，故称阳明为"十二经之长"。如果"阳明虚则宗筋纵，带脉不引，故足痿不用"，所以治疗阳明经，则诸经皆可得以调治。可见，"取阳明"是治疗痿证的关键。"取阳明"的同时，还必须对痿证相关脏腑进行辨证论治，还应按脏腑所主旺时来取穴论治，才会收到良好的效果。该患者的痿病发生在夏秋，此时岭南湿气弥漫，暑热熏蒸，阳明太阴易受暑湿困扰。患者胸脘痞闷，纳谷不香，而舌苔白滑，当是湿邪为主，所以治以芳香淡渗之品，重在开胃利湿。药后步履稍感有力，此为佳兆。后面的诊治再参健运脾土，湿邪既化，精微得布，则痿证之痊愈指日可待。

十、颤证

（一）概述

颤证是由肝风内动、筋脉失养引起的，以头部或肢体摇动、颤抖为主要临床表现的病证。轻者仅有头摇或手足、肢体微颤；重者头部振摇大动，肢体颤动不止，甚则四肢拘急，生活不能自理。西医中的帕金森病、肝豆状核变性、特发性震颤、甲状腺功能亢进症等属于本病范畴。以头部或肢体摇动、颤抖为主要表现的锥体外性疾病和某些代谢性疾病亦可参照本病辨证施治。

（二）诊断要点

（1）具有头部及肢体颤抖、摇动，不能自制或少动为主要表现者，即可诊断为颤证。

（2）常伴表情呆板，头胸前倾，言语謇涩，动作笨拙，多汗流涎，语言缓慢不清，烦躁不寐，善忘，表情呆滞等症状。

（3）部分患者发病与情志有关，或中毒、外伤及其他疾病继发的脑部病变。

（4）多发生于中老年人，一般起病隐匿，逐渐加重，不能自行缓解。

（三）辨证要点

1. 肝风内动证

头部或肢体颤动，不能自主，心情紧张时颤动加重，常伴烦躁易怒，面红耳鸣，头晕头痛，口苦咽干，或有肢体麻木，语声沉重迟缓，尿赤，大便干，舌质红，苔黄，脉弦紧或弦数。

2. 痰热动风证

头摇不止，肢麻震颤，重则手不能持物，神呆懒动，头胸前倾，胸脘痞满，口苦口黏，口渴而不欲饮水，甚则口吐痰涎，小便短赤，大便秘结。舌体胖大，有齿痕，舌质红，舌苔黄腻。

3. 气血两虚证

病程长久，头摇肢颤，面色㿠白，表情淡漠，四肢乏力，言迟语缓，动则气短，心悸眩晕，纳呆。舌体胖大，舌质淡红，舌苔薄白，脉沉满无力或沉细弱。

4. 肾虚髓亏证

头摇肢颤，持物不稳，步行障碍，步距短小，伴头晕耳鸣，心烦失眠，腰膝酸软，小便清长，常兼神呆、痴傻，寤寐颠倒。舌淡质红，舌苔薄白，脉沉弱。

5. 阴阳两虚证

头摇肢颤，筋脉拘挛，畏寒肢冷，四肢麻木，心悸懒言，动则气短，自汗，腰酸膝软，小便清长或自遗，大便溏。舌质淡，舌苔薄白，脉沉迟无力。

（四）治疗

1. 针刺

针药相须辨证治疗方案：需根据中医证型不同，在针刺主方基础上加减使用穴位，辨证给予中药汤剂。须针灸医生根据临床经验辨证使用。

治法：调补肝肾、益气养血、化痰息风。

取穴：以督脉、足少阳经、足厥阴经穴为主。取百会、印堂、风池、合谷、阳陵泉、三阴交、太冲，针刺手法以平补平泻为主。

辨证加减：肝风内动证配肝俞、肾俞；痰热动风证配丰隆、中脘；气血两虚证配气海、足三里；阴阳两虚证配命门、气海、关元；震颤甚加后溪、申脉、风府；强直明显加肺俞、脾俞、肾俞；运动迟缓加绝骨、大椎、命门；姿势平衡障碍加外关、足临泣；汗多加肺俞、心俞；便秘加天枢；吞咽困难者加廉泉、天柱。

2. 其他疗法

头针：取顶中线、顶颞后斜线、顶旁1线、顶旁2线等，用头针毫针针刺或电针，适用于临床各证。

耳针：取皮质下、缘中、神门、肝、脾、肾等耳穴，用揿针埋针法或耳穴压丸法，用于巩固治疗。

舌针：取神根、聚泉，用毫针针刺，适用于口齿不清、吞咽困难者。

穴位注射：取风池、肝俞、肾俞、膈俞、胆俞、足三里等穴，选用丹参注射液予穴位注射，用于临床各证。

热敏灸：取后颈部、背足太阳经和督脉、腹部任脉进行热敏灸，适用于气血不足证患者。

3. 药物治疗

1）中药

肝风内动证：天麻钩藤饮合羚角钩藤汤加减。

痰热动风证：导痰汤合羚角钩藤汤加减。

气血两虚证：人参养荣汤加减。

肾虚髓亏证：龟鹿二仙膏合大定风珠加减。

阴阳两虚证：地黄饮子加减。

2）西药

以帕金森病为例：苯海索1mg（口服，每天3次）；金刚烷胺50mg（口服，每天2次或每天3次），末次在下午4:00前服用；多巴丝肼62.5～125.0mg（口服，每天2次或每天3次）；吡贝地尔缓释剂初始剂量50mg（口服，每天1次），易产生不良反应患者可改为25mg（口服，每天2次），第2周增至50mg（口服，每天2次），有效剂量为每天150mg，分3次口服，最大剂量不超过每天250mg；司来吉兰的用法为2.5～5.0mg，每天1～2次，在早晨、中午服用，勿在傍晚或晚上应用，以免引起失眠；恩他卡朋用量为每次100～200mg，服用次数与复方左旋多巴相同，若每天服用复方左旋多巴次数较多，也可少于复方左旋多巴次数。需与复方左旋多巴同服，单用无效。

（五）临证医案

◎ **病例**

蔡某，女，68岁。首诊日期：2020年8月11日。

主诉： 右侧肢体震颤5年。

现病史： 患者于5年前无明显诱因出现右侧肢体震颤，上肢较重，用手持物后无震颤，精神紧张，生气时症状加重。曾就诊于广州某医院，被诊断为"帕金森病"。服用"美多巴"等治疗，症状有所缓解，后需加大药物剂量，近1年症状逐渐加重。

现症见： 右侧肢体震颤，伸舌有舌颤。患者自发病以来无头痛、头晕，无恶心呕吐，神志清楚。舌质暗，苔薄白，脉沉细，纳眠一般，二便正常。

既往史： 高血压；偏头痛。

中医诊断： 颤证（肾虚髓亏证）。

西医诊断： 帕金森病。

治法： 填精益髓。

取穴及手法： 百会、印堂、风池、合谷、阳陵泉、三阴交、太冲、肝俞、肾俞。手法平补平泻。

穴位注射： 用丹参注射液5mL，取风池、肝俞、肾俞、胆俞、足三里，风池穴注射0.1mL，四肢和背部穴位注射1mL，隔天1次。

中药： 鳖甲15g、龟板15g、煅龙骨15g、煅牡蛎15g、生地黄10g、白芍10g、炙甘草10g、阿胶（烊化）10g、熟地黄10g、山茱萸10g、枸杞子10g、补骨脂10g、人参10g、当归10g、怀牛膝15g、麦冬10g。共14剂，水煎服，每天1剂，早晚分服。

西药：尼麦角林片5mg，口服，每天2次；多巴丝肼片0.5g，口服，每天3次；坎地沙坦酯片8mg，口服，每天1次。

2020年8月27日复诊：患者服药两周后，右手震颤有所减轻，纳眠较前改善，舌淡暗，苔薄白，脉沉细。维持原有治疗方案。

2020年9月15日三诊：近因家务劳累，颤动小有加重。舌淡暗，苔薄白，脉沉细。辨证及治法同前，针刺及穴位注射维持原治疗方案。

2020年10月9日四诊：右侧肢体震颤较前减轻，纳眠较前明显改善。舌淡暗，苔薄白，脉细，维持原治疗方案。

按语：患者老年女性，肝肾交亏，肾虚髓减，脑髓不充，故导致身体不自主震颤。症状加重于精神紧张、激动后，系肝风内动之象。按《素问至真要大论》曰："诸风掉眩，皆属于肝。"王肯堂《证治准绳颤振》指出："此病壮年鲜有，中年以后乃有之。老年尤多。夫年老阴血不足，少水不能制盛火，极为难治。"

中年以后，脾胃渐损，肝肾亏虚，精气暗衰，筋脉失养。"肝主身之筋膜"，为风木之脏，肝风内动，筋脉不能任持自主，随风而动，牵动肢体及头颈颤抖摇动。震颤的病理因素为风、火、痰、瘀。此患者为阴虚生风，加之肾虚髓减，脑髓不充，故而出现震颤。方中龟板、鳖甲、煅龙骨、煅牡蛎、阿胶可育阴潜阳，平肝息风。生地、白芍、麦冬补益肝肾，滋阴养血润燥，甘草调和诸药。同时芍药、甘草合用为芍药甘草汤，有舒筋急之效。三甲复脉汤为《温病条辨》中治疗温病后期津液亏损、筋脉失柔引起肢体颤动的一张方子，帕金森病为临床难治之病，此患者辨为肾虚髓亏，筋脉失养，药证相符，故取得良好效果。

第四节 内科杂症医案

一、咳嗽

（一）概述

咳嗽，是指因外感及内伤等因素，导致肺失宣肃，肺气上逆，临床上以咳嗽或咯吐痰液为主要表现的病证。外感咳嗽多责之于六淫外邪，侵袭肺系，内伤咳嗽则多因脏腑功能失调，内邪干肺。本病病位主脏在肺，与肝、脾相关，久则及肾，基本病机为邪犯于肺，肺气上逆。咳嗽是肺系疾病的一个主要症状，又是具有独立性的一种疾患，历代医家通常将有声无痰称为咳，而将有痰无声称为嗽，因临床上多痰声并见，难以截然分开，故以咳嗽并称。

西医学中的上呼吸道感染、急慢性支气管炎、肺炎、支气管扩张等凡以咳嗽为主要表现者可参考本节内容辨证论治。

（二）诊断要点

1. 临床特征

咳逆有声，或伴咽痒咯痰。

2. 病史

外感咳嗽，起病急，可伴有寒热等表证；内伤咳嗽则每因外感反复发作，病程较长，以咳嗽、咯痰为主。

3. 辅助检查

急性期：周围血白细胞总数和中性粒细胞增高。

肺部听诊：两肺呼吸音增粗，或伴散在干湿性啰音。

胸片：正常或肺纹理增粗。

（三）辨证要点

1. 外感咳嗽

风寒袭肺证：咳嗽声重，气急咽痒，咳痰稀薄，色白，伴鼻塞，流清涕，头痛，肢体酸楚，恶寒发热，无汗，舌苔薄白，脉浮或浮紧。

风热犯肺证：咳嗽频剧，气粗或声音嘶哑，咽喉干涩疼痛，咯痰不爽，痰黄质黏，伴咳时汗出，鼻流黄涕，口渴，头痛，肢体酸楚，恶风身热。舌质红，舌苔薄黄，脉浮数或浮滑。

风燥伤肺证：干咳，连声作呛，无痰或有少量黏痰，不易咯出，伴喉痒，唇鼻干燥，咳甚则胸痛，或痰中夹杂血丝。口干，舌质红，苔薄白或薄黄，干而少津，脉浮数或小数。

2. 内伤咳嗽

痰湿蕴肺证：咳嗽痰多，咳声重浊，痰白黏腻或稠厚，每于晨间咳痰尤甚，因痰而嗽，痰出则咳缓，伴见胸闷，脘痞，呕恶，纳差，腹胀，大便时溏，苔白腻，脉濡滑。

痰热郁肺证：咳嗽气急粗促，或喉中有痰声，痰多，质黏腻或稠黄，咯吐不爽，或有热腥味，或咯吐血痰，伴胸胁胀满，咳时引痛，面赤，或有身热，口干欲饮，舌质红，苔薄黄腻。

肝火犯肺证：气逆作咳，咳时面红目赤，咳引胸痛，可随情绪波动增减，伴烦热咽干，常感痰滞咽喉，咯之难出，量少质黏，或痰如絮条，口干口苦，胸胁胀痛，舌质红，苔薄黄少津，脉弦数。

肺阴亏耗证：干咳，久咳不愈，声音短促，痰少而黏，或痰中带血丝，伴形体消瘦，咽干口燥，鼻干唇竭，口渴音哑，午后常发低热，盗汗，失眠多梦，舌质偏红，少苔或无苔，脉细数。

（四）治疗

1. 针刺

针药相须辨证治疗方案：需根据中医证型不同，在针刺主方基础上加减使用穴位，辨证给予中药汤剂，针灸医生根据临床经验辨证使用。

治法：宣肺止咳，调理脏腑。

取穴：以手太阴肺经腧穴和肺之俞穴、募穴为主；以肺俞、中府、列缺、太渊为主穴。

辨证加减：风寒证配风门、外关；风热证配大椎、尺泽；痰湿证配丰隆；肝火犯肺证配行间、鱼际；肺阴亏耗证配膏肓；痰中带血配孔最。

2. 其他疗法

皮肤针：取项后、背部第1胸椎至第2腰椎两侧足太阳膀胱经，外感咳嗽者轻叩至皮肤隐隐出血，内伤咳嗽者叩至皮肤潮红，每天或隔天1次。

拔罐：取肺俞、风门、大椎、膻中、中府，常规拔罐，留罐7～10min。

耳针：取肺、脾、肝、气管、神门等穴位，每次选用2～3穴，双耳交替，用毫针刺法，或用压丸法刺激耳部穴位。

穴位贴敷：取肺俞、中府、大椎、风门、膻中等穴位，用白芥子、苏子、干姜、细辛、五味子等药物研末，以生姜汁调和为膏状，贴敷于上述穴位，30～45min后去除，以局部红晕微痛为度。

3. 药物治疗

（1）风寒袭肺证：三拗汤合止嗽散。

加减：表邪较甚加防风、羌活，咽痒甚加牛蒡子、蝉蜕，鼻塞声重加辛夷、苍耳子。

（2）风热犯肺证：桑菊饮加减。

加减：表热较甚加金银花、荆芥、防风，咳嗽甚者加枇杷叶、前胡，痰黄稠加黄芩、知母。

（3）风燥伤肺证：桑杏汤加减。

加减：鼻衄、痰中夹杂血丝加白茅根、生地，口燥咽干加沙参、麦冬。

（4）痰湿蕴肺证：二陈汤和三子养亲汤。

加减：寒痰较重加细辛、干姜，脾虚加党参、白术，兼表寒加紫苏、荆芥、防风。

（5）痰热郁肺证：清金化痰汤加减。

加减：痰黄如脓，或腥臭加鱼腥草、薏苡仁；痰中带血加白茅根、藕节。

（6）肝火犯肺证：黛蛤散合泻白散。

加减：肝火旺加山栀、丹皮；津伤口渴加沙参、麦冬、花粉；胸闷胁痛加枳壳、郁金。

（7）肺阴亏耗证：沙参麦冬汤加减。

加减：潮热骨蒸加银柴胡、青蒿；痰黏难咯加栝楼、黄芩；咳嗽较甚加紫菀、冬花、百部。

（五）临证医案

◎ **病例**

陈某，女，32岁。首诊日期：2020年1月23日。

主诉： 反复发作性咳嗽咯痰2周。

现病史： 缘患者于2周前不慎受寒后开始出现咳嗽咯痰，痰多色白，质稀易于咯出，咳嗽呈阵发性，咽痒可诱发，伴头痛，以后枕部为主，鼻塞流清涕，无头晕，无发热恶寒，无恶心欲呕，无腹痛腹泻，患者遂至当地医院急诊就诊，完善血常规、胸片等检查后诊断为"急性上呼吸道感染"，予止咳糖浆、中成药冲剂（具体不详）口服等对症处理，经治疗后患者症状未见明显改善，现来我科寻求针灸治疗。

现症见：咳嗽咯痰，痰多色白，质稀易于咯出，咳嗽呈阵发性，咽痒可诱发，伴头痛，以后枕部为主，鼻塞流清涕，纳眠一般，两便调，舌淡红，苔薄白，脉浮。

中医诊断：咳嗽（风寒袭肺）。

西医诊断：急性上呼吸道感染。

治法：疏风散寒，宣肺止咳。

针刺取穴：肺俞、中府、列缺、太渊、风门、合谷；针刺至一定深度后平补平泻，得气后留针25min。

艾箱灸：以背部膀胱经为主，20min。

拔罐：取肺俞、风门、大椎、膻中、中府，常规拔罐，留罐7～10min。

中药：桔梗9g、荆芥9g、紫菀9g、百部9g、白前9g、甘草3g、陈皮6g、麻黄9g、杏仁12g。共3剂，水煎服，每天1剂，早晚分服。

按语：患者因不慎受寒，肺失宣降发为咳嗽，伴见咽痒、咯痰清稀色白，头痛脉浮等兼证，辨证为外感咳嗽之风寒袭肺证。咳嗽病位主要在肺，肺俞为肺经之背俞穴，为肺气所注之处，位邻肺脏，可调理肺脏气机，使其清肃有权，此穴无论虚实及外感内伤之咳嗽均可使用；列缺穴为手太阴经络穴，合谷为手阳明经原穴，两穴原络相配，表里相应，可疏风祛邪，宣肺止咳；太渊穴为肺之原穴，为肺脏真气所注，可肃理肺气；风门穴为督脉、足太阳经交会穴，为临床驱风最常用穴位之一。配合艾灸膀胱经、拔罐及内服中药等多种治疗手段，共奏疏风散寒，宣肺止咳之功，则咳嗽可平，诸症可愈。

二、黄疸

（一）概述

黄疸，是以目黄、身黄、小便黄为主症的一种病证，其中目睛黄染因其为出现最早、消退最晚尤其重要特征，黄疸病因可分为外感及内伤因素两大部分，外感多属湿热疫毒，内伤则常与饮食、劳倦等相关。本病病位主要在脾胃肝胆，病理因素有湿邪、热邪、寒邪、疫毒、气滞、瘀血等，其中以湿邪为主，由于湿邪困遏脾胃，壅塞肝胆，疏泄失常，胆汁泛滥而发为黄疸。

西医学中的肝细胞性黄疸、阻塞性黄疸、溶血性黄疸及临床上常见的急慢性肝炎、肝硬化、胆囊炎、胆结石及某些消化系统肿瘤等疾病凡出现身目黄染者均可参考本节内容辨证论治。

（二）诊断要点

1. 临床特征

目黄、身黄、小便黄，其中目睛黄染为本病重要特征，常伴食欲减退、恶心呕吐、胁痛腹胀等症状。

2. 病史

常有外感湿热疫毒、内伤酒食不节，或有胁痛、癥积等病史。

3. 辅助检查

（1）血清总胆红素能准确反映黄疸的程度，结合胆红素、非结合胆红素定量对于鉴别黄疸类型（溶血性、阻塞性及肝细胞性黄疸）有重要意义。

（2）尿胆红素及尿胆原检查、肝功能、肝炎病毒指标等检查亦有助于鉴别。

（3）B超、CT、MRI、胃肠钡餐检查、消化道纤维内镜、逆行胰胆管造影及肝穿刺活检等检查均对明确诊断有重要意义。

（三）辨证要点

1. 阳黄

热重于湿证：身目俱黄，黄色鲜明，伴发热，口干口渴，或见心中懊憹，腹部胀闷，恶心呕吐，口苦，小便短小黄赤，大便秘结。舌苔黄腻，脉象弦数。

湿重于热证：身目俱黄，黄色不及热重于湿者鲜明，伴头重身困，胸脘痞满，食欲减退，恶心呕吐，腹胀或大便溏垢。苔厚腻微黄，脉濡数或濡缓。

胆腑郁热证：身目发黄，黄色鲜明，上腹右胁胀闷疼痛，牵引肩背，身热不退，寒热往来，呕吐呃逆，尿黄赤，大便秘结，舌红苔黄，脉弦滑数。

疫毒炽盛证（急黄）：发病急骤，黄疸迅速加深，其色如金，皮肤瘙痒，伴高热口渴，胁痛腹满，神昏谵语，烦躁抽搐，或见便血、衄血、皮肤瘀斑等，舌质红绛，苔黄而燥，脉弦滑或数。

2. 阴黄

寒湿阻遏证：身目俱黄，黄色晦暗，或如烟熏，伴脘腹痞胀，纳食减少，大便不实，神疲畏寒，口淡不渴。舌淡苔腻，脉濡缓或沉迟。

瘀血内阻证：面色晦暗，胸胁胀闷，胁下结块，隐痛或刺痛不适，面颈部见有赤丝红纹。舌有紫斑或瘀点，脉涩。

脾虚湿滞证：身目发黄，黄色较淡而不鲜明，伴食欲不振，肢体倦怠乏力，心悸气短，食少腹胀，大便溏薄。舌淡苔薄，脉濡细。

（四）治疗

1. 针刺

针药相须辨证治疗方案：需根据中医证型的不同，在针刺主方基础上加减使用穴位，辨证给予中药汤剂。须针灸医生根据临床经验辨证使用。

治法：化湿、利胆、退黄。

取穴：以胆的背俞穴、下合穴为主；以胆俞、至阳、阳陵泉、阴陵泉为主穴。

辨证加减：阳黄配内庭、太冲；阴黄配脾俞、三阴交；热甚配大椎；恶心呕吐配内关、中脘；便秘配支沟、天枢。

2. 其他疗法

耳针：取肝、胆、脾、胃等穴位，每次选用2～3穴，双耳交替，用毫针刺法，或压丸法刺激耳部穴位。

拔罐：取肝俞、胆俞、脾俞、胃俞等穴位，常规拔罐，留罐7～10min。

艾灸：阴黄者可加用灸法，取三阴交、阴陵泉、足三里等穴位，温灸20～25min。

穴位注射：取胆俞、阳陵泉、阴陵泉、至阳等穴位，选用维生素B_{12}0.25mg+胶性钙1mL，每个穴位注射0.1～0.2mL，隔天注射1次。

3. 药物治疗

（1）热重于湿证：茵陈蒿汤加减。

加减：胁痛较甚，加柴胡、郁金、延胡索；心烦懊恼，加黄连、龙胆草；恶心呕吐，加橘皮、半夏、竹茹。

（2）湿重于热证：茵陈五苓散加减。

加减：胸腹痞胀，恶心呕恶较重者加苍术、厚朴、半夏。

（3）胆腑郁热证：大柴胡汤加减。

加减：若砂石阻滞，疼痛明显者加金钱草、海金砂、郁金；恶心呕逆明显可加厚朴、竹茹、生姜、莱菔子。

（4）疫毒炽盛证（急黄）：千金犀角散加减。

加减：神昏谵语，加安宫牛黄丸；动风抽搐，加钩藤、石决明、羚羊粉；衄血、便血、肌肤瘀斑，加侧柏叶、紫草、黑地榆。

（5）寒湿阻遏证：茵陈术附汤加减。

加减：脘腹胀满、呕恶，加陈皮、半夏、竹茹；胁下疼痛，肤色苍黄或黧黑加当归、丹皮。

（6）瘀血内阻证：膈下逐瘀汤加减。

加减：胸闷胁痛，加枳壳、郁金；呕恶腹胀，加半夏、生姜。

（7）脾虚湿滞证：黄芪建中汤加减。

加减：气虚甚者，重用黄芪、加用党参；湿甚者，加茯苓、泽泻；血虚甚者，加当归、地黄。

（五）临证医案

◎ **病例**

李某，男，55岁。首诊日期：2020年3月14日。

主诉： 食欲不振、乏力1月余。

现病史： 缘患者1月余前无明显诱因下自觉食欲不振，神疲乏力，头重身困，厌食油腻，胸脘痞闷，小便色黄，大便稍溏，皮肤瘙痒发黄，皮肤巩膜黄染，遂至当地医院急诊就诊。查体见皮肤巩膜黄染，色鲜明，浅表淋巴结未扪及肿大，心肺正常，腹平软，肝脾未触及，墨菲征（－），无移动性浊音，肠鸣音正常。予完善肝功能、腹部B超等相关检查后诊断为"肝细胞性黄疸"，现来我科寻求针灸治疗。

现症见： 食欲不振，神疲乏力，头重身困，厌食油腻，胸脘痞闷，皮肤瘙痒发黄，巩膜黄染，小便色黄，大便稍溏。舌淡红，苔腻微黄，脉濡细数。

中医诊断： 黄疸，阳黄（湿重于热证）。

西医诊断： 肝细胞性黄疸。

治法： 化胆利湿退黄。

取穴及手法： 胆俞、至阳、阳陵泉、阴陵泉、内庭、太冲；针刺至一定深度后平补平泻，得气后留针25min。

耳针： 取肝、胆、脾、胃等穴位，每次选用2～3穴，双耳交替，用毫针刺法，或压丸法刺激耳部穴位。

拔罐： 取肝俞、胆俞、脾俞、胃俞等穴位，常规拔罐，留罐7～10min。

穴位注射： 取胆俞、阳陵泉、阴陵泉、至阳等穴位，选用维生素B_{12}0.25mg+胶性钙1mL，每穴注射0.1～0.2mL，隔天注射1次。

中药： 茵陈15g、泽泻12g、猪苓12g、茯苓15g、白术12g、桂枝6g。共3剂，水煎服，每天1剂，早晚分服。

按语： 患者可见目黄、身黄、小便黄等典型黄疸症状，且伴见食欲不振、胸脘胀闷、神疲乏力、大便溏垢等兼症，辨证为阳黄之湿重于热证。黄疸是由湿邪熏蒸、胆汁外溢而成，故针刺取穴以胆之背俞穴及其下合穴阳陵泉为主，可疏调胆腑，胆腑功能正常则胆汁可正常分泌排泄；阴陵泉功效为健脾利湿，令湿邪从小便而出；至阳穴为治疗黄疸的经验穴，功效为宣通阳气，化湿利黄；太冲为肝经原穴，可调理肝经气血，为治疗肝胆疾病之常用穴位，针刺配合耳针、拔罐、穴位注射及内服中药等多种治疗手段，共奏化湿利胆退黄之功，肝胆疏泄有常，胆汁自循其道，则诸症可愈。

三、鼓胀

（一）概述

鼓胀，是因肝脾功能失调，疏泄运化失常，气血交阻而致水气内停，临床上以腹部胀大如鼓，皮色苍黄，脉络暴露，双下肢浮肿，颈、胸部出现血痣等症状为特征的一类病证。本病病因多由情志郁结、酒食不节、感染虫毒或因他病转化而来，病变脏腑在肝脾肾，病机为肝脾肾功能失调，气血水互结于腹部而发病，其特点为本虚标实。

西医学中的肝硬化、腹腔内肿瘤、腹膜炎等形成的腹水等疾病凡出现腹部胀大如鼓，皮色苍黄，脉络暴露者均可参考本节内容辨证论治。

（二）诊断要点

1. 主症

腹部胀满，逐渐加剧，重则脉络暴露等症状。

2. 体征

腹部胀大，面色萎黄，黄疸，蜘蛛痣，肝掌。

3. 伴随症状

纳呆，乏力，尿少，有出血倾向。

4. 病史

黄疸、胁痛、酒食不节、虫毒感染、癥积、情志内伤。

5. 辅助检查

肝功能、腹部B超、CT、MRI、腹腔镜、肝脏穿刺、肝炎病毒等相关指标检查、腹水生化及细胞学检查等对明确诊断有重要意义。

（三）辨证要点

1. 气滞湿阻证

腹胀按之不坚，胁下胀满或疼痛，饮食减少，食后胀甚，得嗳气、矢气后稍减，小便短少。舌苔薄白腻，脉弦。

2. 水湿困脾证

腹大胀满，按之如囊裹水，甚则颜面、下肢浮肿，脘腹痞胀，得热则舒，精神困倦，怯寒懒动，小便少，大便溏。苔白腻，脉缓。

3. 水热蕴结证

腹大坚满，脘腹胀急，烦热口苦，渴不欲饮，小便赤涩，大便秘结或溏垢。舌边尖红，苔黄腻或灰黑，脉弦数。

4. 瘀结水留证

脘腹坚满，青筋暴露，胁下癥结如针刺，面色晦暗黧黑，或见赤丝血缕，面颈胸臂见蜘蛛痣，口干不欲饮，或见大便色黑。舌质紫黯或有瘀斑，脉细涩。

5. 阳虚水盛证

腹大胀满，形似蛙腹，朝宽暮急，面色苍黄或㿠白，脘闷纳差，神倦怯寒，肢冷浮肿，小便短少不利。舌体胖，苔淡白，脉沉细无力。

6. 阴虚水停证

腹大胀满，或见青筋暴露，面色晦滞，唇紫，口干而燥，心烦失眠，时或鼻衄，小便短少。舌质红绛少津，苔少或光剥苔，脉弦细数。

（四）治疗

1. 针刺

针药相须辨证治疗方案：需根据中医证型不同，在针刺主方基础上加减使用穴位，辨证给予中药汤剂。须针灸医生根据临床经验辨证使用。

治则：祛邪扶正。

取穴：以肝、胆、胃经腧穴为主；以期门、章门、足三里、膻中为主穴。

辨证加减：湿热蕴结配阴陵泉；气滞湿阻配气海、三阴交；气滞血瘀配气海、血海；脾肾阳虚配脾俞、肾俞；肝肾阴虚配太溪、肝俞。

2. 其他疗法

耳针：取肝、胆、脾、胃等穴位，每次选用2～3穴，双耳交替，用毫针刺法，或压丸法刺激耳部穴位。

拔罐：取肝俞、胆俞、脾俞、胃俞、肾俞等穴位，常规拔罐，留罐

7～10min。

艾灸：取肝俞、胆俞、三阴交、阴陵泉、足三里等穴位，温灸20～25min。

穴位注射：取肝俞、胆俞、阳陵泉、三阴交等穴位，选用维生素B$_{12}$0.25mg+胶性钙1mL，每个穴位注射0.1～0.2mL，隔天注射1次。

3. 药物治疗

（1）气滞湿阻证：柴胡疏肝散合胃苓汤。

加减：胁痛较甚加柴胡、郁金、延胡索；肢体浮肿加车前子、薏苡仁。

（2）水湿困脾证：实脾饮加减。

加减：胁下刺痛不移者加延胡索、丹参、莪术。

（3）水热蕴结证：中满分消饮合茵陈蒿汤。

加减：若脘腹闷胀可加厚朴、枳实、陈皮；气虚少气可酌情加黄芪、党参。

（4）瘀结水留证：调营饮加减。

加减：大便色黑加侧柏叶、三七；大便秘结加商陆、大黄。

（5）阳虚水盛证：附子理苓汤合济生肾气丸加减。

加减：纳呆腹满加黄芪、山药、白扁豆；畏寒神疲加巴戟天、仙茅。

（6）阴虚水停证：六味地黄丸合一贯煎加减。

加减：胸闷胁痛加枳壳、郁金；腹壁青筋暴露加桃仁、赤芍。

（五）临证医案

◎ **病例**

何某，男，58岁。首诊日期：2020年7月4日。

主诉：腹胀1年余。

现病史：缘患者1年前无明显诱因下自觉腹部胀满，胁下闷胀感，进食后腹部胀满更甚，得嗳气、矢气则稍舒，1个月前患者自行至当地医院就诊，完善检查后诊断为"功能性消化不良"，予胃药（具体不详）口服治疗后症状未见明显缓解，现来我科寻求针灸治疗。

现症见：情绪抑郁易怒，腹部胀满，胁下闷胀感，偶有刺痛，进食后腹部胀满更甚，得嗳气、矢气则稍舒，纳差，眠一般，小便少，大便调。舌苔薄白腻，脉弦。

中医诊断：鼓胀（气滞湿阻证）。

西医诊断：功能性消化不良。

治法：疏肝理气，运脾利湿。

取穴及手法：期门、章门、足三里、膻中、三阴交、气海；针刺至一定深度后平补平泻，得气后留针25min。

耳针：取肝、胆、脾、胃等穴位，每次选用2～3穴，双耳交替，用毫针针刺，或压丸法刺激耳部穴位。

拔罐：取肝俞、胆俞、脾俞、胃俞、肾俞等穴位，常规拔罐，留罐7～10min。

穴位注射：取肝俞、胆俞、阳陵泉、三阴交等穴位，选用维生素B_{12}0.25mg+胶性钙1mL，每穴注射0.1～0.2mL，隔天注射1次。

中药：陈皮15g、柴胡12g、川芎9g、香附15g、枳壳12g、芍药12g、炙甘草6g、苍术12g、厚朴12g、猪苓12g、茯苓15g、泽泻12g、白术15g、桂枝12g。共7剂，水煎服，每天1剂，早晚分服。

按语：患者可见腹部胀满症状，但按之不坚，且伴胁下闷胀感、进食后加重，小便短少等兼症，辨证为鼓胀之气滞湿阻证。针刺取穴，期门为肝之募穴，可理气消胀；章门为八会穴之脏会，为治疗脏病之效穴，可疏肝健脾；足三里为胃之合穴，功能健脾和胃消胀；膻中为气会，善治一切气滞诸症，理气行滞；气海、三阴交可行湿除满，疏肝健脾。针刺配合耳针、拔罐、穴位注射及内服中药等多种治疗手段，共奏疏肝理气，运脾利湿之功。

四、痞满

（一）概述

痞满，是指以自觉心下痞塞，触之无形，按之柔软，压之无痛为主要症状的病证。按部位而言，痞满可分为胸痞、心下痞等，心下痞即胃脘部，故又称胃痞。痞满的病因与感受外邪、内伤饮食及情志失调有关，其病位主要在胃，与肝脾关系密切，脾胃功能失调，中焦气机不利，脾胃升降失职是其基本病机。

现代医学中的慢性胃炎、十二指肠胃反流、功能性消化不良、神经官能症、胃下垂等疾病，若以上腹部胀满不适为主要临床表现者均可参考本节内容辨证论治。

（二）诊断要点

1. 临床特征

以胃脘痞塞，满闷不舒为主症，并有按之柔软，压之不痛，望无胀形的特点，常伴有胸膈满闷，饮食减少，得食则胀，嗳气则舒等症。

2. 病史

多由饮食、情志、起居、寒温等因素诱发。

3. 辅助检查

胃镜、X线钡餐检查、胃肠功能检测、B超、CT检查均有助于本病的诊断。

（三）辨证要点

1. 实痞

邪热内陷证：胃脘痞满，灼热急迫，按之痛甚，心中烦热，咽干口燥，渴喜冷饮，身热汗出，大便干结，小便短赤，舌红苔黄，脉滑数。

饮食停滞证：胃脘痞塞不舒，按之尤甚，嗳腐吞酸，恶心呕吐，厌食，大便不调。苔厚腻，脉弦滑。

痰湿阻滞证：脘腹痞满，闷塞不舒，胸膈满闷，头晕目眩，头重如裹，身重肢倦，咳嗽痰多，口淡不渴，小便不利。舌体胖大有齿痕，苔白厚腻，脉沉滑。

肝郁气滞证：脘腹不舒，痞塞满闷，胸胁胀满，心烦易怒，喜叹息，大便不爽，常因情志因素加重。苔薄白，脉弦。

2. 虚痞

脾胃虚弱证：脘腹痞满，时缓时急，喜温喜按，不知饥饿，不欲进食，身倦乏力，四肢不温，少气懒言，大便溏薄。舌质淡，苔薄白，脉沉弱。

胃阴不足证：脘腹痞闷，嘈杂，饥不欲食，恶心嗳气，口燥咽干，大便秘结。舌红少苔，脉细数。

（四）治疗

1. 针刺

针药相须辨证治疗方案：需根据中医证型不同，在针刺主方基础上加减使用穴位，辨证给予中药汤剂。须针灸医生根据临床经验辨证使用。

治法：行气除痞消满。

取穴：以脾胃经腧穴及脾胃背俞穴为主；以中脘、足三里、脾俞、胃俞为主穴。

辨证加减：邪热内陷证配大椎、曲池；饮食停滞证配天枢、上巨虚、下巨虚；痰湿阻滞证配丰隆、阴陵泉；肝郁气滞证配太冲；脾胃虚弱证配关元、气海；胃阴不足证配三阴交。

2. 其他疗法

耳针：取肝、脾、胃等穴位，每次选用2～3穴，双耳交替，用毫针刺法，或压丸法刺激耳部穴位。

拔罐：取肝俞、脾俞、胃俞、足三里、中脘等穴位，常规拔罐，留罐7～10min。

艾灸：取三阴交、足三里、中脘等穴位，温灸20～25min。

穴位注射：取三阴交、足三里等穴位，选用维生素B_{12}0.25mg+胶性钙1mL，每穴注射0.1～0.2mL，隔天注射1次。

3. 药物治疗

（1）邪热内陷证：泻心汤合连朴饮加减。

加减：恶心呕吐明显者加橘皮、半夏、竹茹；纳呆不食者加鸡内金、谷芽、麦芽。

（2）饮食停滞证：保和丸加减。

加减：脘腹胀满者加枳实、厚朴、槟榔；大便秘结者加大黄、枳实；脾虚便溏者加茯苓、白扁豆。

（3）痰湿阻滞证：二陈平胃散加减。

加减：若气逆不降，嗳气不止者加旋复花、代赭石；兼有脾胃虚弱者加党参、白术。

（4）肝郁气滞证：越鞠丸合枳术丸。

加减：气郁明显，胸胁胀痛者加柴胡、郁金；呕恶明显者加半夏、竹茹。

（5）脾胃虚弱证：补中益气汤加减。

加减：胀满较重者加厚朴、木香、砂仁；纳呆厌食者加鸡内金、谷芽、砂仁。

（6）胃阴不足证：益胃汤加减。

加减：胸闷胁痛加枳壳、郁金；呕恶腹胀加半夏、生姜。

（五）临证医案

◎ **病例**

黄某，女，30岁。首诊日期：2020年5月23日。

主诉：上腹部痞满不适2月，加重3天。

现病史：缘患者2个月前无明显诱因下自觉胃脘部痞塞不适，喜温喜按，伴恶心嗳气，纳呆神疲，四肢不温，大便溏，小便清长，自行至当地医院行胃镜检查，提示"慢性浅表非萎缩性胃炎"，予艾司奥美拉唑肠溶片口服护胃等对症处理后不适症状可缓解，但仍反复，间断外院消化科门诊复诊治疗。3天前患者饮用冰水后自觉胃脘痞满不适症状加重，服药后未能缓解，现来我科寻求针灸治疗。

现症见： 胃脘部痞塞不适，喜温喜按，伴恶心嗳气，纳呆神疲，四肢不温，大便溏，小便清长，舌质淡，苔薄白，脉沉弱。

中医诊断： 痞满（脾胃虚弱证）。

西医诊断： 慢性浅表非萎缩性胃炎。

治法： 补气健脾，升清降浊。

取穴及手法： 取中脘、足三里、脾俞、胃俞、内关；针刺至一定深度后平补平泻，得气后留针25min。

耳针： 取肝、脾、胃等穴位，每次选用2～3穴，双耳交替，用毫针刺法，或压丸法刺激耳部穴位。

艾灸： 取三阴交、足三里、中脘等穴位，温灸20～25min。

穴位注射： 取足三里、上巨虚、下巨虚，选用维生素B_{12}0.25mg+胶性钙1mL，每穴注射0.1～0.2mL，隔天注射1次。

中药： 黄芪20g、党参20g、白术12g、炙甘草6g、升麻9g、柴胡12g、当归12g、陈皮12g。共5剂，水煎服，每天1剂，早晚分服。

按语： 患者以胃脘部痞塞不适为主要症状，且伴见神疲乏力、喜温喜按，伴恶心嗳气，纳呆神疲，四肢不温，大便溏，小便清长等兼症，结合舌脉可辨证为虚痞之脾胃虚弱证。中脘穴为胃之募穴，配合胃经之下合穴足三里有调和脾胃，理气消胀之功；内关为手厥阴之络穴，通于少阳经，少阳乃气机之枢纽，可助脾胃气机之升降；脾俞、胃俞为脾胃经之背俞穴，善治脾胃诸疾；针刺配合耳针、艾灸、穴位注射及内服中药等多种治疗手段，共奏补气健脾，升清降浊之功，脾胃功能正常，气机升降有常，则诸症可愈。

五、呕吐

（一）概述

呕吐，是因外邪犯胃、饮食不节、情志失调或脾胃虚弱等原因，导致胃失和降，胃气上逆，迫使胃内容物从口中吐出的一种病证。临床上以有物有声谓之呕，有物无声谓之吐，无物有声谓之干呕，因呕与吐常同时发生，故合称为呕吐。本病病位主要在胃，与肝、脾密切相关，胃失和降，胃气上逆是其基本病机。

西医学中的神经性呕吐、急性胃炎、心源性呕吐、胃黏膜脱垂症、幽门痉挛、肠梗阻、急性胰腺炎、急性胆囊炎等疾病，若以呕吐为主要临床表现者均可参考本节内容辨证论治。

（二）诊断要点

1. 临床特征

凡临床出现以呕吐为主症时即可诊断，常伴有脘腹满闷不舒，厌食、反酸、嘈杂等兼症。

2. 病史

常有饮食不节、过食生冷、恼怒气郁，或久病不愈等病史。

3. 诱发因素

因闻及特殊气味、饮食不节、情志不遂、寒暖失宣等诱发。

4. 辅助检查

电子胃镜、X线钡餐检查、胃肠功能检测、腹部B超、CT、MRI检查均有助于本病的诊断。

（三）辨证要点

1. 实证

外邪犯胃证：突然呕吐，胸脘满闷，发热恶寒，头身疼痛，苔白腻，脉濡缓。

食滞内停证：呕吐酸腐，脘腹胀满，嗳气厌食，大便溏垢，苔厚腻，脉滑实。

痰饮内阻证：呕吐清水痰涎，脘闷纳呆，头眩心悸，苔白腻，脉滑。

肝气犯胃证：呕吐吞酸，嗳气频繁，胸胁胀痛，每因情志不遂发作或加重，舌质红，苔薄腻，脉弦。

2. 虚证

脾胃气虚证：恶心呕吐，食入难化，食欲不振，脘闷痞塞，大便不畅，苔白滑，脉虚弦。

脾胃阳虚证：饮食稍多即吐，时作时止，面色㿠白，倦怠乏力，喜暖恶寒，四肢不温，大便溏薄，舌淡，脉濡弱。

胃阴不足证：呕吐反复发作，或时作干呕，似饥而不欲食，口燥咽干，舌红少津，脉细数。

（四）治疗

1. 针刺

针药相须辨证治疗方案：需根据中医证型不同，在针刺主方基础上加减使用穴位，辨证给予中药汤剂，针灸医生根据临床经验辨证使用。

治法：和胃止呕。

取穴：以胃之募穴、下合穴为主；以中脘、足三里、内关为主穴。

辨证加减：外邪犯胃证配外关、合谷；食滞内停证配下脘、梁门；肝气犯胃证配太冲、期门；痰饮内阻证配丰隆、公孙；脾胃虚弱证配脾俞、胃俞。

2. 其他疗法

耳针：取胃、贲门、交感、肝、脾等穴位，每次选用2～3穴，双耳交替，用毫针刺法，或压丸法刺激耳部穴位。

拔罐：取中脘、脾俞、胃俞等穴位，常规拔罐，留罐7～10min。

艾灸：取足三里、中脘等穴位，温灸20～25min。

穴位注射：取足三里，选用维生素B_{12}0.25mg+胶性钙1mL，每穴注射0.1～0.2mL，隔天注射1次。

穴位贴敷：取神阙、中脘、内关、足三里，生姜切片贴敷。

3. 药物治疗

外邪犯胃证：藿香正气散加减。风寒偏重者加荆芥、防风；兼气机阻滞，脘闷腹胀者加枳壳、木香。

食滞内停证：保和丸加减。因食肉而吐者重用山楂；因米食而吐者加谷芽；因面食而吐者加麦芽；因酒食而吐者加葛花；因鱼蟹而吐者加苏叶、生姜；因食豆制品而吐者加生萝卜汁；因食物中毒而吐者可用盐水探吐。

痰饮内阻证：小半夏汤合苓桂术甘汤加减。若气逆不降，嗳气不止者加旋复花、代赭石；兼有脾胃虚弱者加党参、白术。

肝气犯胃证：四七汤加减。气郁明显，胸胁胀痛者加柴胡、郁金；呕恶明显者加半夏、竹茹。

脾胃气虚证：香砂六君子汤加减。呕吐清水，脘冷肢凉者加附子、肉桂、干姜；伴气短懒言，倦怠乏力者加黄芪、党参。

脾胃阳虚证：理中汤加减。呕恶腹胀加半夏、生姜、砂仁；呕吐清水不止加吴茱萸、生姜。

胃阴不足证：益胃汤加减。津伤较重者加石斛、天花粉；便秘者加火麻仁、玄参。

（五）临证医案

◎ 病例

杨某，女，42岁。首诊日期：2020年11月23日。

主诉：呕吐5年余，加重2天。

现病史：缘患者近5年常因情绪不畅诱发呕吐，发则伴胃脘部胀痛难忍，呕吐后症状可缓解，伴左侧偏头痛，胸胁胀满，嗳气吞酸，曾自行至当地医院就诊，完善电子胃镜、钡餐透视等检查后未发现器质性病变，诊断为"胃神经官能症"，近2天因与家人争吵，呕吐频作，现来我科寻求针灸治疗。

现症见：呕吐频作，伴胃脘部胀痛难忍，呕吐后症状可缓解，伴左侧偏头痛，胸胁胀满，嗳气吞酸，舌淡，苔薄白，脉弦数。

中医诊断：呕吐——实证（肝气犯胃证）。

西医诊断：胃神经官能症。

治法：疏肝和胃，降逆止呕。

取穴及手法：取中脘、足三里、内关、太冲、期门。针刺至一定深度后平补平泻，得气后留针25min。

耳针：取肝、脾、胃、贲门等穴位，每次选用2～3穴，双耳交替，用毫针刺法，或压丸法刺激耳部穴位。

穴位注射：取足三里穴位，选用维生素B_{12}0.25mg+胶性钙1mL，每穴注射0.1～0.2mL，隔天注射1次。

中药：苏叶12g、厚朴9g、半夏12g、生姜9g、茯苓12g、大枣4g枚。共5剂，水煎服，每天1剂，早晚分服。

按语：患者以呕吐胃内容物为主要症状，且呕吐常因情志因素而诱发及加重，伴见嗳腐吞酸、胸胁胀痛等兼症，结合舌脉可辨证为实证呕吐之肝气犯胃证。呕吐病位主要在胃，中脘穴为胃之募穴、腑之会，穴居胃脘部，可理气和胃止呕；足三里为胃之下合穴，合治内腑，疏理胃肠中焦气机，且与中脘穴远近相配，可通降胃气；内关为手厥阴经之络穴，又为八脉交会穴，通于阴维脉，可宽胸理气，降逆和胃止呕，为临床常用之止呕要穴。针刺配合耳针、艾灸、穴位注射及内服中药等多种治疗手段，共奏疏肝和胃，降逆止呕之功。

六、呃逆

（一）概述

呃逆是指因饮食不节，情志不遂，素体虚弱，或久病体虚等病因，导致胃失和降，胃气上逆，膈间之气不利，临床以气逆上冲，喉间呃呃连声，声短而频，不能自制为主症的一种病证。本病病位主要在膈，病变的关键脏腑在胃，还与肝、脾、肺、肾诸脏相关。胃失和降，膈间气机不利，胃气上逆动膈是其基本病机。

西医学中的单纯性膈肌痉挛即属呃逆，而其他疾病如胃肠神经官能症、胃炎、胃扩张、胸腹腔肿瘤、肝硬化晚期、脑血管病、尿毒症，以及胸腹手术后等所引起的膈肌痉挛之呃逆，均可参考本节内容辨证论治。

（二）诊断要点

1. 临床特征

气逆上冲，喉间呃呃连声，声短而频，不能自制，呃声或高或低，或疏或密，间歇时间不定，常伴胸膈痞闷，脘中不适，嘈杂灼热，腹胀嗳气，情绪不安等兼症。

2. 诱发因素

常有受凉、饮食、情志等诱因。

3. 辅助检查

电子胃镜、上消化道钡餐造影、胃肠功能检测、腹部B超、CT、MRI检查均有助于本病的诊断。

（三）辨证要点

1. 胃中寒冷证

呃声沉缓有力，胸膈及胃脘不舒，得热则减，遇寒更甚，进食减少，喜热饮，口淡不渴。苔白润，脉迟缓。

2. 饮食停滞证

呃声壮实有力，嗳腐吞酸，胸腹满闷，进食后加重，吐后则舒。苔厚腻，脉滑。

3. 胃火上逆证

呃声洪亮有力，冲逆而出，口臭烦渴，多喜冷饮，脘腹满闷，大便秘结，小便短赤。苔黄燥，脉滑数。

4. 气机郁滞证

呃逆连声，常因情志不畅而诱发加重，胸胁满闷，脘腹胀满，嗳气纳减，肠鸣矢气。苔薄白，脉弦。

5. 脾胃阳虚证

呃声低长无力，气不得续，泛吐清水，脘腹不舒，喜温喜按，手足不温，食少乏力，大便溏薄。苔薄白，脉细弱。

6. 胃阴不足证

呃声短促而不得续，口干咽燥，烦躁不安，不思饮食，或食后饱胀，大便干结。舌红，苔少而干，脉细数。

（四）治疗

1. 针刺

针药相须辨证治疗方案：需根据中医证型不同，在针刺主方基础上加减使用穴位，辨证给予中药汤剂。须针灸医生根据临床经验辨证使用。

治法：理气和胃，降逆止呃。

取穴：以胃之募穴、下合穴为主；以中脘、足三里、内关、膻中、膈俞为主穴。

辨证加减：胃寒积滞配胃俞、建里；胃火上逆配内庭、天枢；气机郁滞配期门、太冲；脾胃虚弱或胃阴不足配脾俞、胃俞。

2. 其他疗法

耳针：取胃、神门、肝、脾、肾等穴位，每次选用2～3穴，双耳交替，用毫针刺法，或压丸法刺激耳部穴位。

穴位按压：取攒竹、翳风等穴位，用拇指按揉1～3min。

艾灸：取足三里、中脘等穴位，温灸20～25min。

穴位注射：取内关，选用维生素B_{12}0.25mg+胶性钙1mL，每穴注射0.1～0.2mL，隔天注射1次。

3. 药物治疗

胃中寒冷证：丁香散加减。寒气较重，脘腹胀痛者加吴茱萸、肉桂；寒凝气滞，脘腹痞满者加枳壳、厚朴。

饮食停滞证：保和丸加减。大便秘结者加大黄、槟榔；食积化热，苔黄腻者加黄芩、黄连。

胃火上逆证：竹叶石膏汤加减。腑气不通，痞满便秘者加大黄、芒硝；胸膈烦热，大便秘结者加用凉膈散。

气机郁滞证：五磨饮子加减。气郁明显，胸胁胀痛者加柴胡、郁金；心烦口苦者加栀子、黄连。

脾胃阳虚证：理中丸加减。嗳腐吞酸，夹杂食滞者加神曲、麦芽；脘腹胀满，脾虚气滞者加半夏、陈皮。

胃阴不足证：益胃汤合橘皮竹茹汤加减。咽喉干燥者加竹茹、石斛；神疲乏力者加党参、西洋参。

（五）临证医案

◎ 病例

陈某，女，43岁。首诊日期：2020年11月4日。

主诉： 呃逆2天。

现病史： 缘患者2天前因夫妻关系不睦，发生口角后出现嗳气，继则呃逆连声，呈阵发性加剧，伴胸胁满闷，脘腹胀满，肠鸣矢气。自行至当地中医馆就诊，予丁香柿蒂汤、沉香顺气丸口服后仍呃逆不止，现来我科寻求针灸治疗。

现症见： 呃逆连声，呈阵发性加剧，伴胸胁满闷，脘腹胀满，肠鸣矢气。舌红，苔薄白，脉弦数。

中医诊断： 呃逆（气机郁滞证）。

西医诊断： 单纯性膈肌痉挛。

治法： 疏肝和胃，降逆止呃。

取穴及手法： 取中脘、足三里、内关、膻中、膈俞、太冲、期门。针刺至一定深度后平补平泻，得气后留针25min。

耳针： 取胃、神门、肝、脾、肾等穴位，每次选用2～3穴，双耳交替，用毫针刺法，或压丸法刺激耳部穴位。

穴位注射： 取内关，选用维生素B_{12}0.25mg+胶性钙1mL，每穴注射0.1～0.2mL，隔天注射1次。

中药： 木香12g、乌药9g、枳壳12g、沉香9g、槟榔12g。共3剂，水煎服，每天1剂，早晚分服。

按语： 患者以呃逆频发为主要症状，且呃逆常因情志因素而诱发及加重，伴见胸胁满闷，脘腹胀满，肠鸣矢气等兼症，结合舌脉可辨证为呃逆之气机郁滞证。本病基本病机为胃气上逆动膈，足三里为胃之下合穴，中脘穴为腑会、胃之募穴，两穴相配可和胃降逆，无论胃腑寒热虚实所致之胃气上逆动膈者均可用之；内关穴通阴维脉，且为手厥阴心包经之络穴，可宽胸利膈，畅通三焦气机；膻中穴位置近膈，且为气会，可理气降逆；呃逆病位在膈，故膈俞可利膈止呃。针刺配合耳针、艾灸、穴位注射及内服中药等多种治疗手段，共奏疏肝理气，降逆止呃之功。

七、噎膈

（一）概述

噎膈是由于食管干涩，食管、贲门狭窄所致的以咽下食物梗阻不顺，甚则食物不能下咽到胃，食入即吐为主要临床表现的一类病证。噎即梗阻，指吞咽食物时梗阻不顺；膈即格拒，指食管阻塞，食物不能下咽到胃，食入即吐。噎属噎膈之轻证，可以单独为病，亦可为膈的前驱表现，故临床统称为噎膈。本病发病年龄段较高，多发于中老年男性，目前尚属难治之证。因此，中老年人如出现原因不明的进食障碍时，应及早就诊，进行相关检查，以明确诊断，早期治疗。

西医学中的食管癌、贲门癌，以及食管炎、贲门痉挛、食管憩室、弥漫性食管痉挛等疾病，出现吞咽困难等噎膈表现时，可参考本节辨证论治。

（二）诊断要点

多数患者咽下饮食梗阻不顺，食物在食管内有停滞感，甚则不能下咽到胃，或食入即吐；常伴有胃脘不适，胸膈疼痛，甚则形体消瘦，肌肤甲错，精神衰惫等症。起病缓慢，常表现为由噎至膈的病变过程，常由饮食、情志等因素诱发，多发于中老年男性，特别是在高发区。食管、胃的X线检查、内窥镜及病理组织学检查、食管脱落细胞检查以及Cr检查等有助于早期诊断。

（三）辨证要点

1. 痰气交阻证

进食梗阻，脘膈痞满，甚则疼痛，情志舒畅则减轻，精神抑郁则加重，嗳气呃逆，呕吐痰涎，口干咽燥，大便艰涩。舌质红，苔薄腻，脉弦滑。

2. 津亏热结证

进食时梗涩而痛，水饮可下，食物难进，食后复出，胸背灼痛，形体消瘦，肌肤枯燥，五心烦热，口燥咽干，渴欲饮冷，大便干结。舌红而干，或有裂纹，脉弦细数。

3. 瘀血内结证

进食梗阻，胸膈疼痛，食不得下，甚则滴水难进，食入即吐，面色暗黑，肌肤枯燥，形体消瘦，大便坚如羊屎，或吐下物如赤豆汁，或便血，舌质紫暗，或舌红少津，脉细涩。

4. 气虚阳微证

进食梗阻不断加重，饮食不下，面色苍白，精神衰惫，形寒气短，面浮足肿，泛吐清涎，腹胀便溏，舌淡苔白，脉细弱。

（四）治疗

1. 针刺

针药相须辨证治疗方案：需根据中医证型不同，在针刺主方基础上加减使用穴位，辨证给予中药汤剂。须针灸医生根据临床经验辨证使用。

治法：宽胸利膈，和胃降逆。

取穴：以任脉和足阳明经腧穴为主。膈俞、内关、中脘、足三里、膻中。

辨证加减：痰气交阻加丰隆、太冲；津亏热结加曲池、太溪；瘀血内结加血海、复溜；气虚阳微加气海、关元。

2. 其他疗法

红外线灯照射：腹部中脘、神阙穴。

穴位注射：在双侧足三里、膈俞穴注射丹参注射液。

艾灸：双侧足三里、内关穴。

拔罐刺络放血：膈俞穴。

3. 药物治疗

1）中药

痰气交阻证：启膈散加减。

津亏热结证：沙参麦冬汤加减。

瘀血内结证：通幽汤加减。

气虚阳微证：温脾用补气运脾汤，温肾用右归丸加减。

2）西药

根据病因对症治疗。

4. 护理调摄

饮食以补养为主，食物宜细软、多汁。阴虚者多用豆浆、甲鱼、淡菜、银耳、鸭蛋之类；阳虚者多选瘦猪肉、羊牛肉、鸽子肉、乳品、豆制品、鸡蛋等；忌食生冷瓜果，辛辣、煎烤食物及烟酒刺激之品。生活中注意情志护理，保持心情舒畅，肝气条达，气血和顺；根据体力及病情适当安排活动量。

（五）临证医案

◎ **病例**

黄某，女，48岁。首诊日期：2020年3月15日。

主诉：进食梗阻、反酸烧心4月余。

现病史：缘患者4个月前出现上腹部胀痛，进食下咽不畅，反复嚼烂并用温水送服帮助下咽，进食梗阻不顺感逐渐加重，食入觉梗阻不适欲吐，胸闷，烧心感，时有嗳气，情志舒畅时稍可减轻，既往慢性萎缩性胃炎病史，3个月前于外院完善电子胃镜检查诊断为"反流性食管炎、慢性萎缩性胃炎"，予制酸护胃、促胃肠动力等药物治疗，患者症状缓解不明显，遂来诊。

现症见：神清，精神稍倦，上腹部胀痛，进食梗阻不顺感，食入觉梗阻不适欲吐，进食恐惧感，胸闷，反酸烧心，时有嗳气，情志舒畅时稍可减轻，无发热恶寒，纳眠差，二便调。舌淡暗，苔白腻，脉弦。

既往史：慢性萎缩性胃炎。

中医诊断：噎膈（痰气交阻证）。

西医诊断：反流性食管炎、慢性萎缩性胃炎。

治法：宽胸利膈，疏肝和胃降逆。

取穴及手法：取膈俞、内关、中脘、足三里、膻中、太冲、丰隆。手法平补平泻。

穴位注射：用丹参注射液在足三里、丰隆行穴位注射，每穴0.5mL，隔天1次。

红外线灯：照射治疗中脘、神阙。

中药：沙参15g、丹参15g、茯苓9g、川贝母10g、郁金15g、砂仁15g、厚朴10g、陈皮10g、麦冬10g、赤芍15g、海螵蛸10g、代赭石30g。共5剂，水煎服，每天1剂，早晚分服。

西药：法莫替丁片20mg，口服，每天2次；枸橼酸莫沙比利5mg，口服，每天3次。

2020年3月21日复诊：5次针灸治疗后患者进食阻塞感、胸闷、烧心感等症状减轻，进食恐惧感明显缓解。继续针灸治疗，并予耳穴压豆巩固疗效。

2020年3月18日三诊：患者诉12次针药治疗后进食阻塞感明显减轻，无进食欲吐，可顺利进食肉质食物等，无胸闷及烧心感，纳眠尚可。

按语：《素问至真要大论》指出："厥阴之胜，胃脘当心而痛，上交两胁，甚则呕吐，膈噎不通。"提示噎膈病机及症状，患者肺失宣降则津聚为痰，痰邪横逆犯胃，致胃气上逆，阻塞脉络，痰与气交织则诸症而生。治以针刺为主，取胃经下合穴调和脾胃、通降胃气；中脘穴为治疗胃腑疾病之要穴；内关穴联络心包、三焦，宣上导下，与膻中合用奏宽胸利气之效；膈俞以理气宽胸，活血通脉；上述诸穴为治疗噎膈之要穴，随证予太冲、丰隆穴等穴。配合中药祛邪固本、穴位注射加强和胃降逆之效。噎膈之症状尤其影响患者日常生活，也受情志影响。医者在针药治疗的同时也要关注患者心理健康。

八、泄泻

（一）概述

泄泻是以大便次数增多，粪质稀薄，甚至泻出如水样便为临床特征的一种胃肠病证。大便溏薄而势缓者为泄，大便清稀如水而直下者为泻，现临床一般统称泄泻。中医认为主要是由于感受外邪，饮食所伤，情志失调，脾胃虚弱，命门火衰等这些病因导致脾虚湿盛，脾失健运，大小肠传化失常，升降失调，清浊不分，而成泄泻。一年四季均可发生，但以夏秋两季较为多见。

本病可见于西医学中的多种疾病，如急慢性肠炎、肠结核、肠易激综合征、吸收不良综合征等。多由细菌感染、病毒感染、食物中毒、生冷食物刺激、消化吸收不良、着凉等原因引起。

（二）诊断要点

多数患者以大便粪质溏稀为诊断的主要依据，或完谷不化，或粪如水样，或大便次数增多，每天数次甚至十数次以上；常兼有腹胀腹痛、肠鸣、纳呆。起病或急或缓，暴泻者多有暴饮暴食或误食不洁之物的病史。迁延日久，时发时止者，常由外邪、饮食、情志等因素诱发。现代辅助检查如三大常规（血常规、尿常规、大便常规）、腹部平片、腹部CT、腹部MRI可能提示胃肠道病变。

（三）辨证要点

1. 寒湿困脾证

腹泻因感受寒湿而突发，大便清稀或如水样，腹痛肠鸣，泻后痛减，得热则舒，恶寒食少。苔白滑，脉濡缓。

2. 肠腑湿热证

腹痛即泻，泻下急迫，大便黄褐臭秽，肛门灼热，发热，腹痛拒按，泻后痛减。舌红，苔黄腻，脉濡数。

3. 食滞胃肠证

暴饮暴食后腹满胀痛、拒按，泻后痛减，大便臭如败卵，纳呆，嗳腐吞酸。苔垢或厚腻，脉滑。

4. 肝郁气滞证

泄泻、腹痛、肠鸣每因情志不畅而发。舌红，苔薄白，脉弦。

5. 脾气虚弱证

大便溏薄，夹有不消化食物，稍进油腻饮食则便次增多，腹部隐痛喜按，神疲乏力。舌淡，苔薄白，脉细。若病久不愈，脾虚下陷，可导致脱肛。

6. 肾阳亏虚证

晨起泄泻，夹有不消化食物，脐腹冷痛，喜暖喜按，形寒肢冷，面色㿠白。舌胖而淡，苔白，脉沉细。

（四）治疗

1. 针刺

针药相须辨证治疗方案：需根据中医证型不同，在针刺主方基础上加减使用穴位，辨证给予中药汤剂。须针灸医生根据临床经验辨证使用。

治法：调理肠腑、健脾止泻。

取穴：以大肠经腧穴为主。神阙、天枢、大肠俞、上巨虚、三阴交，针刺手法随证施与。

辨证加减：寒湿困脾者加脾俞、关元、阴陵泉温中健脾；肠腑湿热者加合谷、下巨虚清热祛湿；食滞胃肠者加中脘、建里、滑肉门健脾消食；肝郁气滞者加期门、太冲行气解郁；脾气虚弱者加脾俞、足三里益气健脾；肾阳亏虚者加肾俞、命门、关元温肾助阳。

2. 其他疗法

红外线灯照射：选腹部，神阙、天枢、气海、关元等穴位。

穴位注射：选天枢、上巨虚。用维生素B_1、维生素B_{12}注射液，每穴每次注射0.5～1mL，每天或隔天1次。

艾灸：选取神阙、足三里、气海、关元穴、脾俞、胃俞等。

拔火罐：取穴背部大肠俞、小肠俞、脾俞、胃俞，留罐10min，隔天1次。

脐疗技术：取五倍子适量，做成膏药，敷贴于腹部天枢等穴，2～3天换1次药，适用于久泻。

3. 药物治疗

1）中药

寒湿困脾证：藿香正气散加减。

肠腑湿热证：葛根芩连加减。

食滞胃肠证：保和丸加减。

肝郁气滞证：柴胡疏肝散加减。

脾气虚弱证：参苓白术散加减。

肾阳亏虚证：四神丸加减。

2）西药

以病因治疗和对症治疗为主；根据病原菌选择抗感染治疗；纠正水、电解质、酸碱平衡紊乱和营养失衡，酌情补充液体，补充维生素、氨基酸、脂肪乳剂等营养物质。黏膜保护剂可选择蒙脱石散、硫糖铝等；微生态制剂如双歧杆菌可以调节肠道菌群；根据具体情况选用相应的止泻剂。

4. 护理调摄

注意饮食卫生，不暴饮暴食，不吃腐败变质食物，不喝生水、冷水等；泄泻患者饮食要清淡易消化，不宜吃甜、冷、肥腻的食物；进食后会引起泄泻的食物，应忌食。慢性泄泻患者，应加强锻炼身体，以增强体质，如体操、太极拳、气功等。平素注意天气变化而增减衣物，以防外感引起泄泻。

（五）临证医案

◎ 病例

何某，女，23岁，学生。首诊日期：2020年6月14日。

主诉： 反复腹痛、泄泻1年余，再发2天。

现病史： 缘患者1年前长时间学习工作后出现腹痛、腹泻，腹中雷鸣，攻窜作痛，腹痛即泻，腹泻后腹痛可缓解，每天2～5次，大便粪质稀溏，色黄，夹带食物残渣，伴纳呆、手足不温，自行口服蒙脱石散、保济丸等泄泻稍可缓解，但反复发作，外院行胃肠镜检查未见明显异常。2天前，患者长时间伏案学习后出现上述症状再发，为求进一步调理遂就诊。

现症见： 患者神清，精神稍倦，面色萎黄，腹痛、腹泻每天3～4次，腹痛即泻，腹泻后腹痛可缓解，后出现腹部不适，手足不温，喜温喜按，纳呆，眠可，小便调。舌淡暗，苔薄白，边有齿痕，脉细。

查体： 心肺未见异常；腹部平坦，腹式呼吸，腹部静脉无曲张，未见胃肠型和胃肠蠕动波、皮疹、色素、腹纹、瘢痕、疝；肠鸣音6～7次，未闻及血管杂音；腹壁柔软，无压痛、反跳痛。墨菲征（－），麦氏点压痛（－），移动性浊音（－）。

既往史：体健。

中医诊断：泄泻（脾气虚弱证）。

西医诊断：肠易激综合征。

治法：健脾益气，和胃渗湿。

取穴及手法：神阙、天枢、大肠腧、气海、关元、足三里、上巨虚、三阴交等。平补平泻。

穴位注射：用维生素B$_{12}$0.25mg+胶性钙1mL，取足三里、双侧天枢，每个穴位注射0.2～0.5mL，隔天1次。

红外线灯：照射治疗腹部。

中药：人参15g、茯苓15g、炒白术15g、砂仁10g、白扁豆10g、桔梗10g、薏苡仁15g、莲子10g、北柴胡15g、黄芪15g、炙甘草5g、干姜10g。共3剂，水煎服，每天1剂，早晚分服。

西药：双歧杆菌乳杆菌三联活菌片2g，口服，每天2次，共7天。

2020年6月17日复诊：3次针灸治疗后患者症状缓解，精神一般，无明显腹痛不适，大便每天1～2次，质软，仍有面色偏黄，手足欠温，喜温喜按，纳一般。继续维持针刺、穴位注射治疗；考虑患者泄泻日久，脾胃阳虚，予腹部隔姜灸，隔天1次。

2020年6月22日三诊：经针刺、艾灸、穴位注射等治疗后患者症状明显缓解，精神可，无明显腹痛不适，自觉腹部温煦舒适，纳可，大便每天1～2次，成形，手足尚温。予每3天1次针刺治疗，每周1次隔姜灸治疗巩固疗效，共2周；嘱患者调整饮食习惯，调畅情志。

按语：患者病由工作疲惫、饮食失调致脾虚湿盛，脾失健运，大小肠传化失常，清浊不分，而成泄泻；脾胃虚弱，病程缠绵，反复发作；故治以标本兼治为则，以健脾益气，和胃渗湿为法。本病病位在脾、胃、大肠，故取大肠募穴天枢、大肠背俞穴而成俞募配穴，与大肠之下合穴上巨虚合用，调理肠腑而止泻；足三里乃足阳明胃经合穴，皆可调理腑气以止泻；配三阴交穴奏健脾益气养血以固本；气海、关元穴居下腹，无论急、慢性泄泻，针刺、灸法皆可固本。标本兼治，泄泻自止。首诊时，以止泻缓急为主，可兼顾胃脘，选取内关配公孙穴，"内关、公孙卫心胸"，内关为手厥阴心包经之络穴，又是八脉交会穴，通于阴维脉，配合公孙为足太阴脾经之络穴，有调理脾胃、利气降逆止泻之功。复诊时，患者泄泻缓解，以温补脾胃为主，予隔姜灸腹部以治腹痛、久泄，改善阳虚。参苓白术散益气健脾，渗湿止泻，针药相须，配合特色技术、饮食规律及日常保健，则泄泻自除。

九、便秘

（一）概述

便秘是指粪便在肠内滞留过久，秘结不通，排便周期延长，或周期不长，但粪质干结，排出艰难，或便质不硬，虽有便意，但便而不畅的病证。主要病因有饮食不节、情志失调、年老体虚、感受外邪等。便秘的基本病变属大肠传导失司，同时与肺、脾、肾、胃、肝等脏腑的失调密切相关。

便秘在西医学中主要见于习惯性便秘、肠易激综合征、泻药性便秘、大肠癌、巨结肠、肠梗阻等疾病。

（二）诊断要点

（1）排便间隔时间超过习惯时间1天，或两次排便时间间隔3天以上。

（2）大便粪质干结，排出艰难，或欲大便而艰涩不畅；常伴腹胀、腹痛、口臭、纳差及神疲乏力等症状。

（3）腹部X线平片有助于排查肠梗阻及确定肠梗阻部位，对诊断假性肠梗阻尤有价值；钡剂灌肠适用于了解钡剂通过胃肠道的时间、小肠与结肠的功能状态，亦可明确器质性病变的性质、部位与范围。

（三）辨证要点

1. 热秘

大便干结，腹胀腹痛，口干口臭，面红心烦，或有身热，小便短赤。舌红，苔黄燥，脉滑数。

2. 气秘

大便干结或不甚干结，欲便不得出，或便而不爽，肠鸣矢气，腹中胀痛，嗳气频作，纳少，胸胁痞满。舌苔薄腻，脉弦。

3. 冷秘

大便艰涩，腹痛拘急，胀满拒按，胁下偏痛，手足不温，呃逆呕吐。舌苔白腻，脉弦紧。

4. 气虚秘

大便并不干硬，虽有便意，但排便困难，用力则汗出短气，便后乏力，面白神疲，肢倦懒言。舌淡苔白，脉弱。

5. 血虚秘

大便干结，面色无华，头晕目眩，心悸气短，健忘，口唇色淡。舌淡苔白，脉细。

6. 阴虚秘

大便干结，如羊屎状，形体消瘦，头晕耳鸣，两颧红赤，心烦失眠，潮热盗汗，腰膝酸软。舌红少苔，脉细数。

7. 阳虚秘

大便干或不干，排出困难，小便清长，面色发白，四肢不温，腹中冷痛，或腰膝酸冷。舌淡苔白，脉沉迟。

（四）治疗

1. 针刺

针药相须辨证治疗方案：需根据中医证型不同，在针刺主方基础上加减使用穴位，辨证给予中药汤剂。须针灸医生根据临床经验辨证使用。

治法：调理肠胃，行滞通便。

取穴：以足阳明胃经和足太阴脾经腧穴为主。选取天枢、支沟、水道、归来、丰隆等穴。

辨证加减：热秘者，配合谷、内庭以泄热通腑；气秘者，配太冲、中脘以理气通便；气虚者，配脾俞、气海以健脾益气通腑；血虚者，配足三里、三阴交滋阴养血，润肠通便。

2. 其他疗法

耳针：选取大肠、直肠、交感、皮质下等穴，用毫针刺或以王不留行籽按压，用中、强度刺激，3～4天为1个疗程，双耳交替。

穴位注射：取天枢、水道、归来、丰隆等穴位，用维生素B_1、维生素B_{12}或生理盐水注射液，每穴0.5～1mL，隔天1次。

艾灸：取天枢、足三里、大横穴艾灸，可选择艾条灸、麦粒灸、热敏灸等灸法。

3. 药物治疗

1）中药

热秘：麻子仁丸加减。

气秘：六磨汤加减。

冷秘：温脾汤加减。

气虚秘：黄芪汤加减。

血虚秘：五人丸加减。

阴虚秘：增液汤加减。

阳虚秘：济川煎加减。

2）西药

可选择润滑性泻药如石蜡油；微生态制剂如益生菌等；渗透性泻剂如乳果糖等。

3）中成药

麻子仁丸。

4. 护理调摄

（1）饮食清淡，忌食辛辣刺激性食物，戒烟酒，多吃粗纤维的食物及蔬菜、水果。

（2）每天早晨按时如厕，养成定时排便的良好习惯。

（3）保持心情舒畅，加强身体锻炼，特别是腹肌锻炼，有利于胃肠功能的改善。

（五）临证医案

◎ **病例**

谭某，男，76岁。首诊日期：2019年8月13日。

主诉：排便困难、次数减少10年余，加重2月。

现病史：缘患者10余年前开始出现排便费力，排出困难，排不尽感，用力则汗出短气，便后乏力，肢倦懒言，3～8天1行，口服通便药和外用开塞露等方式辅助通便，大便干燥呈羊屎状；2个月前患者觉症状较前加重，使用通便药物后仍大便难解，遂来诊。

现症见：神清，精神一般，排便困难，排便时间长，需用力大便，用力则汗出短气，便后乏力，肢倦懒言，大便干燥呈羊屎状，语声低微，腹胀无腹痛，无嗳气反酸，纳眠一般。舌淡，苔白，脉弱。

既往史：高血压、冠心病、脑梗死。

中医诊断：便秘（气虚证）。

西医诊断：功能性便秘。

治法：健脾益气，行气通便。

取穴及手法：天枢、支沟、水道、归来、丰隆、足三里、大横、气海。平补平泻。

穴位注射：用维生素B_{12}0.25mg、胶性钙1mL，足三里、天枢，每穴0.2～0.5mL，隔天1次。

红外线灯：照射治疗天枢、气海。

温针灸：天枢、足三里、气海。

中药：黄芪30g、赤芍10g、牡丹皮10g、桔梗10g、瓜蒌仁10g、大黄10g、火麻仁10g、白术10g、陈皮15g、桃仁10g、玄参5g、甘草5g。共5剂，水煎服，每天1剂，早晚分服。

西药：乳果糖口服溶液10mL，口服，每天3次。

2019年8月18日复诊：5次针灸治疗中患者解大便1次，排便较前有力，排便用时缩短，大便偏干，便后短气乏力减轻，症状好转，继续维持针灸综合治疗。

2019年8月30日复诊：患者经多次针药相须结合治疗后，排便困难改善明显，无辅助通便药物下大便1～3天1行，大便偏软，语声较前有力，指导患者居家艾灸治疗以健脾益气。

按语：便秘因肠道传导障碍导致，与肾、脾、胃、肝、肺等脏腑相关，而寒、热、虚、实常兼夹互见。年老便秘者，盖因脾胃运化功能不足，气化无力，推动无权，糟粕无力运行于大肠，故见排便困难、排便无力、排便等待，便后气虚。针刺选择天枢为主穴，该穴为大肠之募穴，腹气之街，所谓街者，含有气血流通频繁而宽阔之意，其功能是分理水谷之糟粕，消导积滞，调益脾气，是治疗大肠功能失调最直接有效的穴位；足三里为足阳明胃经穴位，五输穴之合穴，又是胃的下合穴，具有健脾养胃、补气和血等功效；气海穴又称丹田，为任脉腧穴，生发元气，蒸动气化，以助运化之机；上三穴配合艾灸，加强其健脾益气之效。针、药物叠加，有温阳益气，养阴通便之效。

十、水肿

（一）概述

水肿是指因感受外邪，饮食失调，或劳倦过度等，使肺失宣降通调，脾失健运，肾失开合，膀胱气化失常，导致体内水液潴留，泛滥肌肤，以头面、眼睑、四肢、腹背，甚至全身浮肿为临床特征的一类病证。

西医学中的急慢性肾小球肾炎、肾病综合征、充血性心力衰竭、内分泌失调，以及营养障碍等疾病出现的水肿，可参考本节进行辨证论治。

（二）诊断要点

水肿初起多从眼睑开始，继则延及头面、四肢、腹背，甚者肿遍全身，也有先从下肢足胫开始，然后及于全身者。轻者仅眼睑或足胫浮肿；重者全身皆肿，肿处按之凹陷，其凹陷或快或慢皆可恢复。如肿势严重，可伴有胸腹水而见腹部膨胀，胸闷心悸，气喘不能平卧等症。

尿常规、24h尿蛋白定量、血常规、红细胞沉降率、血浆白蛋白、血尿素氮、肌酐、体液免疫、心电图、心功能测定、肾脏B超等实验室检查，有助于诊断和鉴别诊断。

（三）辨证要点

1. 风水泛滥证

浮肿起于眼睑，继则四肢及全身皆肿，甚者眼睑浮肿，眼合不能开，来势迅速，多有恶寒发热，肢节酸痛，小便短少等症。偏于风热者，伴咽喉红肿疼痛，口渴，舌质红，脉浮滑数。偏于风寒者，兼恶寒无汗，头痛鼻塞，咳喘，舌苔薄白，脉浮滑或浮紧。

2. 湿毒浸淫证

身发疮痍，甚则溃烂，或咽喉红肿，或乳蛾肿大疼痛，继则眼睑浮肿，延及全身，小便不利，恶风发热，舌质红，苔薄黄，脉浮数或滑数。

3. 水湿浸渍证

全身水肿，按之没指，小便短少，身体困重，胸闷腹胀，纳呆，泛恶，苔白腻，脉沉缓，起病较缓，病程较长。

4. 湿热壅盛证

遍体浮肿，皮肤绷紧光亮，胸脘痞闷，烦热口渴，或口苦口黏，小便短赤，或大便干结，舌红，苔黄腻，脉滑数或沉数。

5. 脾阳虚衰证

身肿，腰以下为甚，按之凹陷不易恢复，脘腹胀闷，纳减便溏，食少，面色不华，神倦肢冷，小便短少，舌质淡，苔白腻或白滑，脉沉缓或沉弱。

6. 肾阳衰微证

面浮身肿，腰以下为甚，按之凹陷不起，心悸，气促，腰部冷痛酸重，尿量减少，四肢厥冷，怯寒神疲，面色㿠白或灰滞，舌质淡胖，苔白，脉沉细或沉迟无力。

（四）治疗

1. 针刺

针药相须辨证治疗方案：需根据中医证型不同，在针刺主方基础上加减使用穴位，辨证给予中药汤剂。须针灸医生根据临床经验辨证使用。

（1）阳水治法：疏风宣肺，醒脾利水。

取穴：取背俞、太阴、阳明经腧穴为主。穴取肺俞、三焦俞、列缺、水分、阴陵泉。针用泻法。

方义：上部肿甚，治宜散发，肺俞乃肺经之气转输之处，配肺络列缺以宣肺，通调水道；三焦俞调整气化功能；水分可分清泌浊，为治水之要穴；阴陵泉为脾经合穴，可健脾利湿行水。

辨证加减：面部浮肿甚加水沟；表证明显加大椎、合谷。

（2）阴水治法：健脾温肾，助阳利水。

取穴：穴取脾俞、肾俞、三阴交、复溜、水分。针用补法，可灸。

方义：下部肿甚，治宜分利。脾俞、肾俞温补脾肾，以奏温阳利水之功，水分位当小肠，可分别清浊，是治水效穴。复溜为足少阴经经穴，补之可助肺气益肾气。三阴交调理脾肾，输布津液。

辨证加减：下部肿甚，治宜分利。脾俞、肾俞温补脾肾，以奏温阳利水之功，水分位当小肠，可分别清浊，是治水效穴。复溜为足少阴经经穴，补之可助肺气益肾气。三阴交调理脾肾，输布津液。

2. 其他疗法

红外线灯照射：脾俞、肾俞。

穴位注射：取阴陵泉、足三里、三阴交等穴位，用丹参注射液，每个穴位注射0.5～1mL，隔天1次。

耳针：选取肺、脾、肾、膀胱。毫针刺，中等刺激强度，每天1次，每次留针30min。或用揿针埋藏或用王不留行籽贴压，每3～5天更换1次。

3. 药物治疗

1）中药

风水泛滥证：越婢加术汤加减。

湿毒浸淫证：麻黄连翘赤小豆汤合五味消毒饮加减。

水湿浸渍证：胃苓汤合五皮饮加减。

湿热壅盛证：疏凿饮子加减。

脾阳虚衰证：实脾饮加减。

肾阳衰微：济生肾气丸合真武汤加减。

2）西药

积极寻找病因，针对性治疗，必要时及时去除诱发因素。

4. 护理调摄

进食少盐饭食，保持水、电解质平衡；衣着柔软、宽松，床罩位平整、干燥，避免水肿位置皮肤受摩擦与破损；对长时间卧床者，要协助定时更换体位，预防压疮发生和水肿加重。

（五）临证医案

◎ **病例**

李某，女，22岁。首诊日期：2019年6月11日。

主诉： 晨起眼睑、面部、双下肢浮肿半年余。

现病史： 患者平素喜食冷饮，半年前无明显诱因出现晨起时眼睑、面部、双下肢浮肿，至下午后浮肿逐渐减轻，于外院完善尿常规、肾功能、免疫等辅助检查未见明显异常，今日至我科门诊就诊。

现症见： 神清，精神尚可，面色偏白，晨起眼睑、面部、双下肢浮肿，至下午时间浮肿逐渐减轻，手足欠温，腹胀，自觉肢体困重，无腹痛，口多黏涎，纳差，眠一般，小便调，大便偏软。

既往史： 体健。

中医诊断： 水肿（脾阳虚衰证）。

西医诊断： 功能性水肿。

治法： 健脾益气，温阳利水。

取穴及手法： 脾俞、肾俞、三阴交、复溜、中极、阴陵泉、足三里。手法以补法为主。

穴位注射： 维生素B_{12}0.25mg、胶性钙1mL，足三里、三阴交，每穴0.5mL，隔天1次。

红外线灯： 治疗足三里、阴陵泉。

中药： 白术15g、厚朴10g、木瓜10g、木香10g、牛膝15g、茯苓15g、干姜10g、熟附子10g、炙甘草5g、生姜5片g、大枣3枚、黄芪15g。共3剂，水煎服，每天1剂，早晚分服。

2020年6月15日复诊：4次针灸治疗后患者肢体困重感明显减轻，仍有眼睑、面部、双下肢浮肿，浮肿程度较前减轻，约2h内浮肿消失，自觉手足较前温煦，予继续针药相须治疗，配合艾灸脾俞、肾俞。

2020年6月21日三诊：患者诉10次针灸治疗后面部、双下肢浮肿消失，时有眼睑稍浮肿，纳可，二便调，腹部舒适感，予实脾饮方加减续服，穴位贴敷足三里、三阴交巩固疗效。

按语：患者属水肿之脾阳虚衰证；盖因平素喜饮冷饮制品，中虚寒湿，治疗注重整体脏腑功能的调整，当利水治标，温脾阳以固本。脾气强健，水液得以正常地运化，水肿自消。选取肾之经穴复溜穴、膀胱募穴中极穴、脾经合穴阴陵泉等诸穴共奏健脾益气，温阳利水之效。针刺、艾灸、穴位注射、中药合用以平衡阴阳，通调水道，使气血津液运化输布恢复正常，水肿尽得消除。

十一、淋证

（一）概述

淋证是指小便频数短涩，淋沥刺痛，小腹拘急引痛为主症的病证。主要病因有外感湿热、饮食不节、情志失调、禀赋不足或劳伤久病，基本病理变化为湿热蕴结下焦，肾与膀胱气化不利，也与肝、脾相关联。病理性质有实、有虚，多见虚实夹杂。

西医学认为淋证是以尿频、尿急、尿痛和小便淋漓不尽等膀胱刺激征为突出临床表现的病证，主要见于急慢性肾盂肾炎、膀胱炎、泌尿系结石、前列腺疾病等泌尿系统疾病。

（二）诊断要点

主要依据为小便频数、淋沥涩痛、小腹拘急引痛等淋证主症，还需各种淋证的不同临床特征确定不同淋证类型。

尿常规中若以白细胞增多为主，考虑为泌尿道感染及炎症，可做中段尿细菌培养、尿亚硝酸盐试验。若以红细胞增多为主，多见于泌尿道结石、膀胱癌。泌尿系B超、静脉肾盂造影、腹部X线平片等可排查泌尿系结石及其情况；考虑前列腺疾病可做肛门指检前列腺及前列腺常规检查。

（三）辨证要点

1. 热淋

小便频数短涩，灼热刺痛，尿色黄赤，少腹拘急胀痛，或有寒热，口苦，腰痛拒按。舌红，苔黄腻，脉滑数。

2. 石淋

尿中夹砂石，排尿涩痛，或排尿时突然中断，尿道窘迫疼痛，少腹拘急，往往突发，一侧腰腹绞痛难忍，甚则牵及外阴，尿中带血。舌红，苔薄黄，脉弦数。

3. 血淋

小便热涩刺痛，尿色深红，或夹有血块，疼痛满急加剧，或见心烦。舌尖红，苔黄，脉滑数。

4. 气淋

郁怒之后，小便涩滞，淋漓不宣，少腹胀满疼痛。舌淡红，苔薄白，脉细弦。

5. 膏淋

小便混浊，乳白或如米泔水，上有浮油，置之沉淀，或伴有絮状凝块物，或混有血液、血块，尿道热涩疼痛，尿时阻塞不畅，口干。舌红苔黄腻，脉濡数。

6. 劳淋

小便不甚赤涩，溺痛不甚，但淋漓不已，时作时止，遇劳即发，腰膝酸软，神疲乏力，病程缠绵。舌质淡苔薄白，脉细弱。

（四）治疗

1. 针刺

针药相须辨证治疗方案：需根据中医证型不同，在针刺主方基础上加减使用穴位，辨证给予中药汤剂。须针灸医生根据临床经验辨证使用。

治法：清热利湿，利尿通淋。

取穴：丰隆、三阴交、阴陵泉、中极、膀胱俞、水道。

方义：丰隆为治痰要穴，可利湿化浊以通淋；三阴交、阴陵泉醒脾利湿，消除瘀滞；中极为膀胱募穴，配膀胱背俞穴，促进气化，通利小便，使湿热从小便去；水道通调三焦水气，利尿通淋。

辨证加减：湿热内蕴者，配委阳、曲池以清利三焦湿热；肝郁气滞者，配太冲、大敦以疏肝理气；中气不足者，配气海、足三里以益气理气；肾气亏虚者，可配太溪、复溜以益肾化气利尿。

2. 其他疗法

红外线灯照射：腹部气海、关元、水道。

穴位注射：取丰隆、三焦俞、膀胱俞、足三里等穴位，用丹参注射液，每个穴位注射0.5～1mL，隔天1次。

耳穴压豆：选取肾、膀胱、脾、三焦、内分泌、神门、皮质下等穴，每次选3～5穴，用毫针刺或以王不留行籽按压，中、强度刺激，3～4天为1个疗程，双耳交替。

3. 药物治疗

1）中药

热淋：八正散加减。

石淋：石韦散加减。

血淋：小蓟饮子加减。

气淋：沉香散加减。

膏淋：萆薢分清饮加减。

劳淋：无比山药丸加减。

2）西药

积极寻找病因，针对性治疗，必要时及时去除诱发因素。

3）中成药

尿感宁颗粒或三金片等。

4. 护理调摄

（1）规律生活，饮食清淡，忌食辛辣、刺激性食物，戒烟酒。

（2）注意外阴清洁，不憋尿，多饮水，每2～3小时排尿1次。妇女在经期、妊娠期、产后更应注意外阴卫生，以免虚体受邪。

（3）避免纵欲过劳，保持心情舒畅，以提高机体抗病能力。

（五）临证医案

◎ **病例**

莫某，女，44岁。首诊日期：2020年3月6日。

主诉：反复尿频、尿痛、小腹坠胀1年余，再发加重10天。

现病史：患者1年前无明显诱因出现尿频、尿急、尿痛，淋漓不尽，小腹坠胀，于外院就诊，诊断为泌尿系感染，予抗感染对症治疗后好转。患者上述症状仍反复发作，约每月再发1次，多饮水、口服尿感宁等中成药后症状可缓解，严重时抗感染治疗后缓解，病情缠绵，反复再发。10天前患者进辛辣食物后再发尿频、尿痛、小腹坠胀，腰酸腰痛，完善尿常规示尿白细胞10个/HP，细菌数280个/μL，泌尿系彩超未见明显异常，口服尿感宁颗粒症状无改善，遂来诊。

现症见：神清，精神一般，尿频、尿急、尿痛、小腹坠胀，尿色微黄，腰酸腰痛，无发热恶寒，无腹痛腹胀，纳眠可，大便调，舌红，苔薄白，脉弦。

既往史：高脂血症。

中医诊断：淋证（热淋）。

西医诊断：慢性尿路感染。

治法：清热利湿，利尿通淋。

取穴及手法：丰隆、三阴交、阴陵泉、中极、膀胱俞、水道、曲池加减。平补平泻。

穴位注射：用维生素B_{12}0.25mg、胶性钙1mL，取阴陵泉、中极，每个穴位注射0.5mL，隔天1次。

红外线灯：照射治疗三阴交。

刺络拔罐：大椎穴。

中药：萹蓄10g、瞿麦10g、滑石10g、柴胡15g、牛膝15g、茅根10g、金银花10g、杜仲10g、橘皮10g、车前草15g、甘草5g。共3剂，水煎服，每天1剂，早晚分服。

2020年3月10日复诊：3次针灸治疗后患者尿频、尿急、尿痛症状明显缓解，小腹坠胀感减轻；考虑患者兼有脾肾虚弱，予加引气归元（中脘、下脘、气海、关元）以培肾固本。

2020年3月15日复诊：患者诉经综合治疗后尿频、尿急、尿痛、小腹坠胀不适感消失，无明显腰酸腰痛，症状明显好转。

按语：中老年女性尿路感染复发率高，缠绵难愈，这种反复发作与患者本虚而余邪未尽有关，中医中药治疗具有优势。患者热邪下注膀胱则发淋证，早期运用大量苦寒药物清热祛湿，恐伤及脾肾，或过早地使用补益药物使邪气蓄积体内而反复再发。针药相须治疗可兼顾驱邪固本，治疗虚实夹杂疾病更具优势，此正是岭南针药相须思想优势的充分展现。

十二、癃闭

（一）概述

癃闭是以小便量少，排尿困难，甚则小便闭塞不通为主症的一种病证。其中小便不畅、点滴而短少者称为癃；小便闭塞，点滴不通，病势较急者称为闭。主要病因有外邪侵袭、饮食不节、情志内伤、瘀浊内停、体虚久病；基本病理变化为膀胱气化功能失调，病位主要在膀胱与肾。

癃闭在西医学常见于各种原因引起的尿潴留及无尿症，如急慢性肾衰竭、膀胱括约肌痉挛、尿路结石、前列腺增生等出现的尿潴留和无尿症。按病因一般分类为肾前性、肾性和肾后性。

（二）诊断要点

主要依据为小便不利、点滴不畅，甚或小便闭塞、点滴全无，每天尿量明显减少等主症。结合膀胱B超等检查进一步明确原因。

（三）辨证要点

1. 膀胱湿热证

小便点滴不通，或量极少而短赤灼热，小腹胀满，口苦口黏，或口渴不欲饮，或大便不畅。舌红苔黄腻，脉数。

2. 肺热壅盛证

小便不畅或点滴不通，咽干，烦渴欲饮，呼吸急促，或有咳嗽。舌红苔薄黄，脉数。

3. 肝郁气滞证

小便不通或通而不爽，情志抑郁，或多烦善怒，胁腹胀满。舌红苔薄黄，脉弦。

4. 浊瘀阻塞证

小便点滴而下，或尿如细线，甚则闭塞不通，小腹胀满疼痛。舌紫黯，或有瘀点，苔白腻，脉涩。

5. 脾气不升证

小腹坠胀，时欲小便而不得出，或量少而不畅，神疲乏力，食欲不振，气短懒言。舌淡苔薄白，脉细。

6. 肾阳衰惫证

小便不通或点滴不爽，排出无力，面色发白，神气怯弱，畏寒肢冷，腰膝冷而酸软无力。舌淡胖，苔薄白，脉沉细或弱。

（四）治疗

1. 针刺

针药相须辨证治疗方案：需根据中医证型不同，在针刺主方基础上加减使用穴位，辨证给予中药汤剂。须针灸医生根据临床经验辨证使用。

治法：清热利湿，行气活血。

取穴：秩边、三阴交、阴陵泉、中极、膀胱俞、肾俞、三焦俞。

方义：秩边为膀胱经穴，可疏导膀胱气机；三阴交、阴陵泉醒脾利湿，消除瘀滞；中极为膀胱募穴，配膀胱背俞穴，促进气化，通利小便，使湿热从小便去；肾俞、三焦俞可调理肾、三焦气机，诸穴相配以达益气启闭之效。

辨证加减：湿热内蕴者，配委阳以清利三焦湿热；肝郁气滞者，配太冲、大敦以疏肝理气；中气不足者，配气海、足三里以益气理气；肾气亏虚者，可配太溪、复溜以益肾化气利尿。

2. 其他疗法

红外线灯照射：膀胱俞、肾俞。

穴位注射：取肾俞、关元俞、膀胱俞、足三里等穴位，用丹参注射液，每个穴位注射0.5～1mL，隔天1次。

艾灸：艾灸中极、膀胱俞、肾俞。

穴位贴敷：选神阙穴，用葱白、冰片、田螺或青蒿、甘草、甘遂，混合捣烂后敷于脐部，外用纱布固定，配热敷。

3. 药物治疗

1）中药

膀胱湿热证：八正散加减。

肺热壅盛证：清肺饮加减。

肝郁气滞证：沉香散加减。

浊瘀阻塞证：抵当丸加减。

脾气不升证：补中益气汤加减。

肾阳衰惫证：肾气丸加减。

2）西药

针对病因治疗。

4. 护理调摄

（1）规律生活，避免久坐少动。饮食清淡，忌食辛辣刺激性食物，戒烟酒。

（2）积极治疗淋证、水肿、尿路肿块、结石等原发疾病。

（3）避免纵欲过劳，保持心情舒畅，消除紧张情绪，切忌忧思恼怒。

（五）临证医案

◎ 病例

许某，男，52岁。首诊日期：2019年10月8日。

主诉：颈部脊髓损伤后小便排出不畅4月余。

现病史： 缘患者4个月前因颈部椎管脓肿，于外院行手术、抗感染、康复等对症治疗（诊疗经过不详），术后遗留右侧肢体稍乏力，小便排出不畅，点滴而下，尿液潴留等症状，残余尿量100～150mL，予间歇导尿对症处理，患者自觉症状严重影响日常生活，遂来诊。

现症见： 神清，精神稍倦，自觉尿意，欲解小便却排出不畅，点滴而下，排出无力感，小腹胀满，腰腹部冰冷，腰部酸软，精神紧张，胸闷气短，怕冷，纳眠一般，大便开塞露辅助通便，舌淡，苔薄白，脉沉。

既往史： 慢性胃炎。

中医诊断： 癃闭（肾阳衰惫证）。

西医诊断： 神经源性膀胱。

治法： 补肾温阳，通调三焦。

取穴及手法： （组穴一）中极、曲骨、气海、足三里、阴陵泉、三阴交；（组穴二）八髎、肾俞、膀胱俞；交替运用。手法以补法为主。

穴位注射： 用维生素B_{12}0.25mg、胶性钙1mL，取次髎、足三里、阴陵泉，每个穴位注射0.2～0.5mL，隔天1次。

红外线灯： 照射治疗腰骶部或腹部。

隔姜灸： 腹部、腰骶部，每3天1次。

中药： 熟地黄15g、泽泻15g、山药15g、茯苓15g、牡丹皮15g、半夏10g、车前子15g、桑寄生10g、补骨脂10g、郁金15g、瞿麦10g、山茱萸15g。共3剂，水煎服，每天1剂，早晚分服。

2019年10月16日复诊：8次针药综合治疗后，患者觉腰腹部冰冷、胸闷气短明显减轻，小便排出有力，排出尿量较前增多，但仍有排尿中断，尿不尽感，继续维持目前治疗方案。

2019年10月26日复诊：患者诉20次针灸治疗后测残余尿量波动于30～50mL，排尿不畅明显缓解，余伴随症状减轻。

按语： 患者因手术后，督脉受损，膀胱和下焦之气受阻；肾气受损，膀胱气化功能失调，发为癃闭。癃闭病位在膀胱、三焦，涉及肺、脾、肾，选穴常以任脉、脾经、肾经腧穴等为主，以补益脾肾，调理三焦；本例患者为神经源性膀胱，结合现代医学认识，选取八髎穴及膀胱经腧穴。刺激八髎穴可引发逼尿肌和膀胱内括约肌运动，形成正常排尿反射；又可兴奋脊髓及排尿中枢，自上而下支配逼尿肌及括约肌，完成排尿反射；刺激膀胱经腧穴也有类似作用。在临床针灸治疗疾病实践中，针灸医生不断积累对针灸学的理解和运用，亦需要结合现代医学新的认识和剖析以更好地治疗疾病达到疗效；针药相须的运用和发展亦是相同。

十三、阳痿

（一）概述

阳痿（impotence）是指成年男子在性交时，因阴茎痿软不举，或举而不坚，或坚而不久，难以正常进行性生活的一种病证。本病或由房劳纵欲过度、久犯手淫，以致精气虚损，命门火衰，引起阳事不举；或思虑忧郁，伤及心脾，惊恐伤肾，使气血不足，宗筋失养，而导致阳痿；亦有湿热下注，宗筋受灼而弛纵者，但为数较少。阳痿的病位在于宗筋，病变脏腑主要在肝、肾、心、脾。西医学的性神经衰弱和某些慢性疾病导致的阳痿，可参考本病施治。

（二）诊断要点

性交时阴茎痿软不举，或举而不坚，或坚而不久，难以正常进行性生活（因阴茎发育不良所致的阳事不举除外）；常有房劳过度、频繁手淫、抑郁、惊悸、体弱多病、消渴等病史，常可伴有神疲乏力、精神苦闷、胆怯多疑、腰膝酸软、畏寒肢冷、夜寐不安、小便不利等症状。阳痿在西医学上可分为精神性和器质性，除了常规检查尿常规、前列腺液、血脂等之外，可行夜间阴茎勃起试验做进一步区分；疑为器质性阳痿者，可查血糖、睾酮、促性腺激素等排查内分泌疾病，查多普勒超声、阴茎动脉测压等排查阴茎血流障碍，或查肌电图、脑电图排查神经性疾病。

（三）辨证要点

1. 肾阳不足证

阴茎勃起困难，或举而不坚，精薄清冷，时有滑精，神疲倦怠，头晕耳鸣，面色㿠白，腰酸乏力，畏寒肢冷，夜尿清长。舌淡白，脉沉细。

2. 心脾两虚证

阳痿不举，失眠多梦，心悸自汗，神疲乏力，食少纳呆，腹胀便溏，面色无华。舌淡，苔薄白，脉细弱。

3. 湿热下注证

阴茎勃起不坚，每多早泄，肢体困倦，阴囊潮湿，瘙痒腥臭，睾丸坠胀作痛，小便黄赤灼痛。舌红，苔黄腻，脉滑数。

4. 肝郁不舒证

阳事不举，或举而不坚，心情抑郁，喜叹息，胸胁胀痛，脘闷不适，纳呆便溏。苔白，脉弦。

5. 惊恐伤肾证

阳痿不振，胆怯易惊，心悸不安，夜多噩梦，常有被惊吓史。苔白，脉弦细。

（四）治疗

1. 针刺

针药相须辨证治疗方案：需根据中医证型不同，在针刺主方基础上加减使用穴位，辨证给予中药汤剂。须针灸医生根据临床经验辨证使用。

治法：补益肾气，辨证加减。

取穴：以任脉、足太阴经及相关背俞穴为主。关元、三阴交、肾俞，针刺手法以补法为主，可用灸法。

辨证加减：肾阳不足者，配命门；心脾两虚者，配心俞、脾俞、足三里；湿热下注者，配会阴、阴陵泉，施以泻法；肝郁不舒者，配合谷、太冲；惊恐伤肾者，配神门、太溪。

2. 其他疗法

耳针：选肾、肝、心、脾、外生殖器、神门、内分泌、皮质下，每次选3～5穴，每天或隔天1次。

穴位注射：选关元、三阴交、肾俞、足三里，用黄芪注射液或维生素B_1，每次每个穴位注射0.3～1.0mL，隔天1次。

3. 药物治疗

1）中药

肾阳不足证：赞育丸加减。

心脾两虚证：归脾汤加减。

湿热下注证：龙胆泻肝汤加减。

肝郁不舒证：逍遥散加减。

惊恐伤肾证：启阳娱心丹加减。

4. 心理

情绪低落、焦虑、惊恐等情志因素是阳痿的重要诱因，精神抑郁也是部分阳痿患者难以治愈的主要原因，因此调畅情志也是治疗阳痿的重要环节之一。

（五）临证医案

◎ 病例1

区某，男，34岁。首诊日期：2020年4月23日。

主诉：阳事不举半年余。

现病史：患者半年前因长期过度工作劳累后开始出现阳事不举，伴精神不振，自感乏力，常有失眠，以入睡困难为主，夜寐多梦。初未重视，以为休息后可自行改善。2个月过后患者阳痿症状仍未能改善，始自行服用"六味地黄丸""牛鞭酒"等药物治疗，效果欠佳，遂至我科就诊。

现症见：阳痿不举，神疲乏力，失眠，以入睡困难为主，夜寐多梦。胃纳一般，大便偏烂，小便清长。舌淡红，苔白微腻，脉细弱。

既往史：体健。

中医诊断：阳痿（心脾两虚证）。

西医诊断：勃起功能障碍。

治法：补益心脾。

取穴及手法：关元、三阴交、肾俞、心俞、脾俞、足三里，捻转补法。

穴位注射：用黄芪注射液2mL，取关元、肾俞、足三里，每个穴位注射0.3～0.5mL，隔天1次。

红外线灯：照射治疗神阙及其周围部位。

中药：白术10g、当归10g、茯神10g、五指毛桃15g、龙眼肉10g、远志10g酸枣仁10g、木香5g、淫羊藿10g、党参15g、炙甘草5g。共3剂，水煎服，每天1剂，早晚分服。

2020年4月28日复诊：3次治疗后患者诉睡眠质量有所改善，胃口亦有所转佳，然行房事时阴茎虽可勃起，但时间短暂，且举而不坚，未能正常行房。考虑患者同时存在肾阳不足，原方基础上加巴戟天10g、杜仲10g，加灸命门穴。

2020年5月21日三诊：患者经15次治疗后已基本能够正常行房，精神状态亦较前转佳，嘱适当节欲，并继续治疗1周以巩固疗效。

按语：患者发病前曾有长期过度劳累工作史，损及心脾，气血不足，宗筋失养而致阳痿。针灸与药物各有所长，相较而言，针灸更擅于通经调气，药物更擅于补益气血，故在阳痿的治疗上，可以在用针灸疗法通调经络的同时，再以中药内服补益经气。针药之间的结合，不应只是单纯地将二者合并在一起，而是应该准确把握好针灸与药物各自的优势，并使之体现在治疗上的不同方面，方能让二者相须为用，以取得更佳的治疗效果，此乃针药相须思想之所在。

◎ **病例2**

王某，男，28岁。首诊日期：2019年12月24日。

主诉：阳事不举1年余。

现病史：患者1年前在野外与前女友性爱时不慎被人撞见，当时受了惊吓后即射精，后匆忙离开现场。当天患者小便时有少许疼痛感，伴腰酸，数日后小便不适感自行缓解，但腰酸症状仍时有反复发作，且开始出现阳事不举。其后不久患者与前女友分手，患者较长一段时间内未行房事。约半年前患者认识现任女友，开始发现自己在性刺激下仍无法勃起，但患者羞于求医，自行购买"壮阳药"服用数月，未能起效，心急如焚，遂于今日来我科就诊。

现症见： 阳痿不振，神情紧张，焦虑不安，伴腰酸，胃纳欠佳，眠差，多梦易醒，小便无异常，大便黏。舌淡红，苔白微腻，脉弦。

既往史： 体健。

中医诊断： 阳痿（惊恐伤肾证）。

西医诊断： 勃起功能障碍。

治法： 益肾宁神。

取穴及手法： 关元、三阴交、肾俞、神门、太溪，捻转补法。

穴位注射： 用黄芪注射液2mL，取关元、肾俞、太溪，每个穴位注射0.3～0.5mL，隔天1次。

红外线灯： 照射治疗神阙及其周围部位。

中药： 党参15g、远志15g、茯神20g、菖蒲10g、橘红10g、砂仁6g（后下）柴胡10g、菟丝子20g、白术20g、酸枣仁15g、甘草5g、鸡血藤10g、白芍15g、山药20g、杜仲10g。共5剂，水煎服，每天1剂，早晚分服。

2020年1月6日复诊：患者诉在性刺激下阴茎可有所反应，但未能正常勃起；腰酸症状较前缓解。考虑患者病史较长，心情焦虑，前方基础上加予针刺四关，手法平补平泻。

2020年1月15日三诊：患者阴茎可正常勃起，但行房时间相对以前有所缩短。患者精神状态已无先前那般紧张，胃纳、睡眠质量较前有所转佳。嘱放松心情，并继续巩固治疗1周。

按语： 患者发病原因为性爱时受了惊恐，肾气被伤，而发为阳痿不振。惊恐使得气机逆乱，心神不宁，故常常神情紧张、焦虑不安，多梦易醒；腰酸则为肾气受伤的表现。患者病程日久，情绪抑郁，肝气不舒，则见脉弦，肝木乘土，则见纳差、大便黏、苔白腻。治疗上以益肾宁神为主要治则，同时兼以疏肝。关元、三阴交、肾俞、太溪可补益肾元、调补肾气，神门宁心安神，四关疏肝理气，启阳娱心丹则为通调经气提供了物质方面的支持，使针灸疗法与汤药相得益彰。

十四、遗精

（一）概述

遗精（spermatorrhea），是指男子不因性生活或手淫而出现精液遗泄的病证。其中，因梦而出现遗精的称为"梦遗"，无梦或清醒时出现的精液流出称为"滑精"。对于青少年或长期无性生活的成年男性，每个月出现2~3次的梦遗，且梦遗时阴茎勃起功能正常，无其他伴随症状者，属于"精满自溢"，是一种生理现象。若梦遗次数过多或出现滑精，伴有精神不振、失眠、头晕头痛、腰膝酸软、纳差、倦怠无力等表现，则属于病态。遗精的病因，多归于过度劳心、欲念不遂、恣情纵欲、饮食不节等因素，基本病机为肾失封藏，精关不固。

（二）诊断要点

男性梦中遗精，每周多于2次以上；或无梦或清醒时，不因性生活或手淫而出现精液遗泄。患者常伴有精神不振、失眠、头晕头痛、腰膝酸软、纳差、倦怠·无力等表现，常有过度劳心、欲念不遂、恣情纵欲、饮食不节等病史。

（三）辨证要点

1. 君相火旺证

多梦少寐，梦中遗精，阳强易举，头晕目眩，心中烦热，口苦胁痛，小便短赤。舌红，苔黄，脉弦数。

2. 湿热下注证

时有遗精，小便短赤涩痛，口苦黏腻。舌红，苔黄腻，脉滑数或濡数。

3. 肾气不固证

无梦而遗，或滑泄不禁，精液清冷，阳痿早泄，形寒肢冷，头晕，面色㿠白，腰膝酸软，小便清长，夜尿频多。舌淡，苔白，脉沉细。

4. 劳伤心脾证

心悸不安，失眠健忘，劳则遗精，倦怠乏力，面色萎黄，纳差便溏。舌淡胖，苔白，脉细弱。

（四）治疗

1. 针刺

针药相须辨证治疗方案：需根据中医证型不同，在针刺主方基础上加减使用

穴位，辨证给予中药汤剂。须针灸医生根据临床经验辨证使用。

治法：涩精止遗，辨证加减。

取穴：以任脉、足太阴经及相关背俞穴为主，如关元、三阴交、肾俞。针刺手法，实证以平补平泻为主，虚证以补法为主，可用灸。

辨证加减：君相火旺者，配中冲放血；湿热下注者，配会阴、阴陵泉，施以泻法；肾气不固者，配命门、太溪，施以灸法；劳伤心脾者，配心俞、脾俞、足三里。

2. 其他疗法

耳针：选肾、肝、心、脾、外生殖器、神门、内分泌、皮质下，每次选3～5穴，每天或隔天1次。

穴位注射：选关元、三阴交、肾俞、足三里，用黄芪注射液或维生素B$_{12}$，每次每穴注射0.3～1.0mL，隔天1次。

3. 中药

君相火旺证：黄连清心饮合三才封髓丹加减。

湿热下注证：程氏萆薢分清饮加减。

肾气不固证：金锁固精丸加减。

劳伤心脾证：妙香散加减。

（五）临证医案

◎ 病例1

丘某，男，28岁。首诊日期：2020年3月2日。

主诉：频繁遗精4月余。

现病史：患者4个月前因与女友分手，在网络上观看了大量的色情视频，不能自拔，其后不久开始出现频繁遗精，多时可达1周5～6次，少时1周2～3次，初时未予重视，后患者逐渐开始出现精神不振，心中烦闷，失眠多梦，时有头晕，自觉身体酸软疲乏，影响日常工作，遂来诊。

现症见：频繁遗精，精神不振，心中烦闷，失眠多梦，时有头晕，自觉身体酸软疲乏；口苦口干，阳强易举，纳一般，二便无异常。舌红，苔薄黄，脉弦数。

既往史：体健。

中医诊断：遗精（君相火旺证）。

西医诊断：遗精。

治法：清心泄肝，滋阴止遗。

取穴及手法：关元、气海、三阴交、肾俞，手法平补平泻；中冲穴放血。

穴位注射：用维生素B₁₂0.25mg，取关元、气海、肾俞，每个穴位注射0.3～0.5mL，隔天1次。

红外线灯：照射治疗神阙及其周围部位。

中药：黄连3g、山栀子10g、灯心草3g、知母15g、黄柏10g、牡丹皮15g生地15g、熟地黄10g、麦冬15g、远志10g、酸枣仁15g、茯神15g。共5剂，水煎服，每天1剂，早晚分服。

2020年3月9日复诊：上周遗精3次，自觉精神状态有所转佳，但夜间仍多梦。前方案基础上加予针刺内关，加予煅牡蛎30g加强安神之力。

2020年3月20日三诊：平均1周遗精1～2次，精神状态良好。继续治疗巩固疗效。

按语：患者发病前有失恋个人史，欲求不满，又接受了大量不良视频的刺激，造成君相火旺，心肾不交，而发为遗精。相火妄动，则阳强易举，精液自遗；心火妄动，扰动心神，则心中烦闷，失眠多梦；火伤津液，则口苦口干；肾精不固，髓海失养，则见头晕、精神不振。舌红，苔薄黄，脉弦数为君相火旺之舌脉。治疗上以清心泄肝、滋阴止遗为主要治则。气海、关元、三阴交、肾俞、太溪可补益肾元、调补肾气，中冲放血、针刺内关清心安神，黄连清心饮合三才封髓丹既可清心泄肝，又可滋阴使得心肾相交，使针灸疗法与汤药相得益彰。

◎ **病例2**

吴某，男，37岁。首诊日期：2019年6月11日。

主诉：滑精半年，加重3周余。

现病史：患者平时工作压力大，半年前开始出现滑精，多于夜间无梦自遗，每月2～4次，未予重视。3周前患者因工作原因多熬夜加班，身体疲劳，随后即出现滑精加重，频率约1周2次，甚至白天也曾出现滑精，性生活时常常早泄，给患者工作、生活带来极大不便，遂前来我科就诊。

现症见：滑精、早泄，神情焦虑，面色㿠白，偶有头晕，自觉腰酸乏力，小便清长，夜尿频多，大便无异常，舌淡红，苔薄白，脉细弱。

既往史：体健。

中医诊断：遗精（肾气不固证）。

西医诊断：遗精。

治法：补肾固精。

取穴及手法：关元、气海、三阴交、肾俞，捻转补法；艾灸命门、太溪。

穴位注射：用黄芪注射液2mL，取关元、气海、肾俞，每个穴位注射

0.3~0.5mL，隔天1次。

红外线灯：照射治疗神阙及其周围部位。

中药：沙苑子15g、杜仲15g、菟丝子15g、山药20g、龙骨15g（打碎先煎）、牡蛎15g（打碎先煎）、金樱子10g、芡实15g、莲子15g、山茱萸15g。共5剂，水煎服，每天1剂，早晚分服。

2019年6月19日复诊：患者诉滑精频率减少至1周1次，白天未再出现滑精，早泄情况有所好转。因工作调动，患者要求开14剂中药继续巩固疗效。予前方续服。3月后电话随访，患者诉已鲜有滑精。

按语：患者平时工作强度大，耗损肾气，再因熬夜工作加班，更伤肾气，肾气不固，而发为滑精。肾气不固，则精液自遗，并有早泄；肾气亏损，髓海、腰府失养，则见头晕、腰酸乏力；舌淡红，苔薄白，脉细弱为肾气不固之舌脉。治疗上以补肾固精为主要治则。气海、关元、三阴交、肾俞可补益肾元、调补肾气，艾灸命门、太溪可益火之源，固护肾精，金锁固精丸既可为补益肾气提供物质基础，又加强了固肾涩精之力，针药相须，疾病得以治愈。

十五、早泄

（一）概述

早泄（prospermia）是指性交时过早射精，甚至性交前即射精，影响正常性生活的一种病证，是最常见的射精功能障碍，常与遗精、阳痿相伴出现。一般认为，健康男性在阴茎插入阴道2min后发生的射精为正常。早泄的病因多归于情志内伤、湿热侵袭、过度纵欲、久病体虚等因素，基本病机为肾失封藏，精关不固，其病位在肾，与心脾相关。

（二）诊断要点

性交时过早射精（时间短于2min，或抽动次数少于30次），甚至性交前即射精，影响正常性生活，常与遗精、阳痿相伴出现，多伴有精神焦虑、情绪抑郁、头晕、倦怠乏力等症状。

（三）辨证要点

1. 肾阴亏虚证

泄精过早，阳强易举，性欲亢进，时伴遗精，头晕目眩，五心烦热，腰膝酸软。舌红，苔少或有裂纹，脉细数。

2. 肝经湿热证

过早泄精，阳强易举，阴囊潮湿瘙痒，小便短赤涩痛，口苦黏腻。舌红，苔黄腻，脉滑数或弦数。

3. 肾气不固证

泄精过早，可伴阳痿，性欲减退，形寒肢冷，头晕，面色㿠白，腰膝酸软，小便清长，夜尿频多。舌淡，苔白，脉沉细弱。

4. 心脾亏损证

过早泄精，心悸不安，失眠健忘，倦怠乏力，面色少华，纳差便溏。舌淡胖，苔白，脉细。

（四）治疗

1. 针刺

针药相须辨证治疗方案：需根据中医证型不同，在针刺主方基础上加减使用穴位，辨证给予中药汤剂。须针灸医生根据临床经验辨证使用。

治则：补虚泻实，佐以固涩，辨证加减。

取穴：以任脉、足太阴经及相关背俞穴为主，关元、三阴交、肾俞，针刺手法实症以平补平泻为主，虚症以补法为主，可用灸。

辨证加减：肾阴亏虚者，配太溪、照海；肝经湿热者，配蠡沟、阴陵泉，施以泻法；肾气不固者，配命门、太溪，施以灸法；心脾亏损者，配心俞、脾俞、足三里。

2. 其他疗法

耳针：选肾、肝、心、脾、外生殖器、神门、内分泌、皮质下，每次选3～5穴，每天或隔天1次。

穴位注射：选关元、三阴交、肾俞、足三里，用黄芪注射液或维生素B_{12}，每次每穴注射0.3～1.0mL，隔天1次。

3. 药物治疗

1）中药

肾阴亏虚证：知柏地黄丸加减。

肾阴亏虚证：龙胆泻肝汤加减。

肾气不固证：金匮肾气丸加减。

心脾亏损证：归脾汤加减。

（五）临证医案

◎ **病例**

杨某，男，25岁。首诊日期：2019年10月16日。

主诉：早泄1月余。

现病史：患者1个月前结婚后发现自己与妻子性交时泄精过早，常于50s内即射精，严重影响性生活质量。追问病史，患者诉自己平时性欲较强，以往喜欢手淫，每1～2天即手淫1次，多时甚至1天手淫2～3次。平时情绪较为暴躁，手足心易发热；常有腰酸及腿软症状，休息后可缓解。

现症见：泄精过早，性欲亢进，情绪易怒，五心烦热，腰酸，自觉身体乏力，舌红，苔少，脉细数。

既往史：体健。

中医诊断：早泄（阴虚火旺证）。

西医诊断：早泄。

治法：滋阴降火。

取穴及手法：关元、气海、三阴交、肾俞、太溪、照海，手法平补平泻。

穴位注射：用维生素B_{12} 0.25mg，关元、气海、肾俞，每个穴位注射0.3～0.5mL，隔天1次。

红外线灯：照射治疗神阙及其周围部位。

中药：知母15g、黄柏10g、牡丹皮15g、生地15g、山茱萸10g、枸杞子15g、龟板15g、金樱子10g、芡实15g、龙骨15g（打碎先煎）。共5剂，水煎服，每天1剂，早晚分服。

2019年10月22日复诊：射精时间稍有延长，但仍不超过30s。前方基础上加牡蛎15g，山茱萸加至15g，继服5剂。同时嘱患者适当节欲。

2020年11月4日三诊：射精时间可延长至1min左右，精神状态较前转佳。予前方续服。

2020年11月21日四诊：患者诉射精时间可延长至2min以上。继续治疗巩固疗效。

按语：患者平时性欲亢进，发病前有不良手淫习惯，纵欲过度，耗伤肾气，而发为早泄。阴虚火旺，相火妄动，则性欲亢进，阳强易举，精液早泄，五心烦热；水不涵木，则见情绪易怒；肾气受损，腰府失养，则见腰酸乏力；心火妄动，扰动心神，则心中烦闷，失眠多梦；火伤津液，则口苦口干；肾精不固，髓海失养，则见头晕、精神不振。舌红，苔少，脉细数为阴虚火旺之舌脉。治疗上以滋阴降火为主要治则。气海、关元、三阴交、肾俞可补益肾元、调补肾气，照海、太溪可滋养肾阴；知柏地黄丸既可滋阴益肾固精，又可清降相火，针药相须，增强疗效。

十六、男性不育症

（一）概述

男性不育症（male infertility）是指正常育龄夫妻有正常性生活，在1年或更长时间，在不避孕、女方生育功能正常的前提下，无法使女方怀孕的一种病症。不育症的病因，多归于恣情纵欲、饮食不节、久病体虚、情志内伤等因素。

（二）诊断要点

正常育龄夫妻有正常性生活，在1年或更长时间，在不避孕、女方生育功能正常的前提下，无法使女方怀孕。

（三）辨证要点

1. 肾阴亏虚证

婚久不育，多梦少寐，梦中遗精，阳强易举，性欲亢进，五心潮热，腰膝酸软，头晕耳鸣。舌质红，苔少，脉细数。

2. 肾阳不足证

婚久不育，精液清冷，性欲减退，阳痿早泄，射精无力，形寒肢冷，头晕，面色㿠白，腰膝酸软，小便清长，夜尿频多。舌淡，苔白，脉沉细弱。

3. 脾肾阳虚证

婚久不育，性欲减退，阳痿早泄，精液清冷，纳呆，腹胀，便溏，五更腹泻，倦怠乏力，少气懒言，腰膝酸软，头晕耳鸣，小便清长，夜尿频多，畏寒肢冷。舌质淡，苔白滑，脉细弱。

4. 气血两虚证

婚久不育，精神萎靡，形体衰弱，面色萎黄，少气懒言，心悸失眠，头晕目眩，纳呆便溏。舌质淡红，苔薄白，脉沉细无力。

5. 肝经湿热证

婚久不育，胁肋胀痛，睾丸肿痛，小便短赤涩痛，大便秘结，口苦咽干。舌质红，苔黄腻，脉弦数。

6. 肝郁血瘀证

婚久不育，胸闷不舒，善太息，胸胁胀痛或窜痛，睾丸坠胀，烦躁易怒。舌质暗，脉弦涩。

7. 痰湿内蕴证

婚久不育，形体肥胖，肢体困倦，性欲减退，面色㿠白，神疲乏力，少气懒言，头晕心悸。舌质淡红，苔白腻，脉滑。

（四）治疗

1. 针刺

针药相须辨证治疗方案：需根据中医证型不同，在针刺主方基础上加减使用穴位，辨证给予中药汤剂。须针灸医生根据临床经验辨证使用。

治则：补虚泻实，兼以益肾，辨证加减。

取穴：以任脉、足太阴经及相关背俞穴为主，如关元、三阴交、肾俞。针刺手法，实症以平补平泻为主，虚症以补法为主，可用灸。

辨证加减：肾阴亏虚者，配太溪、照海；肾阳不足者，配命门、太溪，施以灸法；脾肾阳虚者，配脾俞、肾俞、足三里，施以灸法；气血两虚者，配天枢、足三里，施以灸法；肝经湿热者，配蠡沟、阴陵泉，施以泻法；肝郁血瘀者，配太冲、血海；痰湿内蕴者，配丰隆、阴陵泉。

2. 其他疗法

耳针：选肾、肝、心、脾、外生殖器、神门、内分泌、皮质下，每次选3～5穴，每天或隔天1次。

穴位注射：选关元、肾俞、足三里，用黄芪注射液或维生素B_{12}，每次每穴注射0.3～1.0mL，隔天1次。

3. 药物治疗

1）中药

肾阴亏虚证：知柏地黄汤加减。

肾阳不足证：生精种子汤加减。

脾肾阳虚证：脾肾双补丸加减。

气血两虚证：毓麟珠加减。

肝经湿热证：龙胆泻肝汤加减。

肝郁血瘀证：开郁种玉汤加减。

痰湿内蕴证：苍附导痰丸加减。

（五）临证医案

◎ 病例

赵某，男，38岁。首诊日期：2020年5月15日。

主诉：婚后不育3年余。

现病史：患者3年前与妻子结婚，婚后性生活正常，但婚后1年妻子仍未能怀孕，去年夫妻二人曾至外院行相关检查，女方检查未见明显异常，患者精液常规分析提示"弱精子症"，予西药（具体不详）口服后未能起效，后曾多次服用民间"偏方"，亦未能起效，遂来我科就诊。

现症见：婚久不育，性欲一般，常有早泄，间有腰酸，精神萎靡，面色㿠白，喜饮温水，小便清长，夜尿2～3次。舌质淡，苔薄白，脉沉细。

既往史：体健。

中医诊断：不育症（肾阳不足证）。

西医诊断：不育症。

治法：补肾壮阳，生精种子。

取穴及手法：关元、气海、肾俞，手法平补平泻；命门、太溪施以灸法。

穴位注射：用黄芪注射液2mL，取关元、气海、肾俞，每个穴位注射0.3～0.5mL，隔天1次。

红外线灯：照射治疗神阙及其周围部位。

中药：淫羊藿15g、续断15g、巴戟天15g、何首乌15g、枸杞子15g、桑葚子15g、五味子6g、覆盆子10g、五指毛桃30g、当归15g。共7剂，水煎服，每天1剂，早晚分服。

2020年5月23日复诊：患者精神状态较前转佳，诉射精时间较前有所延长，腰酸症状亦有所缓解。效不更方，告知患者体质调理需要一个较为漫长的过程，嘱患者放松心态，继续巩固治疗。

2020年6月12日三诊：患者诉近日觉少许咽痛，考虑药物过于温燥，予调整续断、巴戟天剂量为各10g。

2020年7月12日四诊：患者喜诉妻子已怀孕。1年余后随访，已生1子。

按语：患者婚育较晚，天癸已渐衰，故而发为不育。肾阳不足，则见早泄，下焦虚寒，则喜热饮，腰府失养，则见腰酸；舌质淡，苔薄白，脉沉细为肾阳不足之舌脉。治疗上以补肾壮阳、生精种子为主要治则。气海、关元、肾俞可补益肾元、调补肾气，艾灸命门、太溪则补肾阳，生精种子汤则为补益肾气提供物质支持，针药疗法相辅相成，相得益彰。

十七、肥胖症

（一）概述

肥胖症是指因多种因素引起能量摄入大于消耗，导致体内膏脂积聚过多，体重异常增加而造成的一种病证。肥胖症又可分为单纯性和继发性两类，无明显内分泌代谢病病因者称单纯性肥胖，继发于神经、内分泌、代谢性疾病，或与遗传、药物相关者为继发性肥胖。本章主要论述单纯性肥胖的治疗。肥胖症的病因常包括过食肥甘厚腻、缺乏运动、先天禀赋等因素，基本病机为气虚阳衰、痰湿偏盛。

（二）诊断要点

可采用体重指数（BMI）作为诊断标准，BMI=体重/身高^2（kg/m^2）。我国常用的体重指数诊断标准是正常范围18.5～23.9，男性≥24、女性≥26为超重，≥28是肥胖。

（三）辨证要点

1. 胃热滞脾证

形体肥胖，多食善饥，脘腹胀满，面色红，心烦，头昏重，口干口苦，胃脘嘈杂灼痛，得食则缓。舌红苔黄腻，脉弦滑。

2. 痰湿内盛证

形体肥胖，身体困重，倦怠乏力，胸膈痞满，痰涎壅盛，头晕目眩，渴不欲饮，嗜食肥甘。舌淡，苔白腻或白滑，脉滑。

3. 脾虚不运证

形体肥胖，神疲乏力，脘闷不舒，纳呆便溏。舌淡胖，边有齿印，苔白腻，脉濡细。

4. 脾肾阳虚证

形体肥胖，颜面虚浮，神疲嗜卧，少气懒言，腹胀便溏，动则汗出，畏寒肢冷，尿昼少夜频。舌淡胖，苔白，脉沉细。

（四）治疗

1. 针刺

针药相须辨证治疗方案。需根据中医证型不同，在针刺主方基础上加减使用穴位，辨证给予中药汤剂。须针灸医生根据临床经验辨证使用。

治法：祛湿化痰，通经活络，辨证加减。

取穴：以手足阳明、足太阴经穴为主。如曲池、天枢、阴陵泉、丰隆、太冲，手法平补平泻。

辨证加减：胃热滞脾证加合谷、内庭，痰湿内盛证加中脘、水分、三阴交，脾虚不运证加足三里、脾俞，脾肾阳虚证加足三里、命门。

2. 其他疗法

电针：按针灸处方，选2～3对腧穴接通电针仪，疏密波强刺激30min。

耳针：选脾、胃、内分泌、三焦、皮质下、神门、肾上腺等，每次选3～5穴，每天或隔天1次。

穴位注射：选天枢、丰隆，用黄芪注射液或维生素B_{12}，每次每穴注射0.5～1.0mL，隔天1次。

3. 中药

胃热滞脾证：小承气汤合保和丸加减。

痰湿内盛证：导痰汤加减。

脾虚不运证：参苓白术散合防己黄芪汤加减。

脾肾阳虚证：真武汤合苓桂术甘汤加减。

4. 日常调护

清淡饮食，忌肥甘厚腻，多食蔬果，适当体育锻炼。

（五）临证医案

◎ **病例1**

张某，女，28岁。首诊日期：2020年6月1日。

主诉：形体肥胖1年余。

现病史：缘患者1年前参加工作后感觉生活压力较大，常在周末或节假日暴饮暴食以宣泄压力，其后开始逐渐出现形体肥胖，伴肢体困倦，时有脘闷不舒，大便时硬时溏。初未重视，近期与朋友相约时被朋友嘲笑形体过于肥胖，决定减肥，遂来我科就诊。

现症见：形体肥胖，精神稍倦，肢体困重，倦怠乏力，时有脘闷不舒，大便时硬时溏。舌淡胖，边有齿印，苔白滑，脉濡缓。身高155cm，体重65.0kg，BMI 27.1kg/m^2。

既往史：体健。

中医诊断：肥胖症（脾虚不运证）。

西医诊断：肥胖症。

治法：健脾益气，渗利水湿。

取穴及手法：曲池、天枢、大横、水道、阴陵泉、丰隆、太冲、足三里，手法平补平泻。

电针：天枢、大横、水道。

穴位注射：用黄芪注射液2mL，取天枢、丰隆，每个穴位注射0.5～1.0mL，隔天一次。

耳穴：王不留行籽贴压，选脾、胃、内分泌、三焦、神门，隔天1次。

中药：党参15g、五指毛桃30g、茯苓20g、白术15g、大枣15g、桔梗5g、山药20g、白扁豆10g、薏苡仁15g、陈皮15g、砂仁6g（后下）、防己10g。共5剂，水煎服，每天1剂，早晚分服。

2020年6月10日复诊：精神状态转佳，胃脘不适有所缓解。体重63.8kg，BMI 26.6kg/m²。考虑方证对应，继续予治疗方案同前。

2020年6月19日三诊：体重61.3kg，BMI 25.5kg/m²。继续治疗。

2020年7月28日四诊：体重53.8kg，BMI 22.4kg/m²。患者对疗效较为满意。

按语：患者曾有暴饮暴食个人史，脾气耗损，脾虚不运，痰湿积聚，而发为肥胖。痰湿阻滞四肢经络，则见肢体困倦；脾气亏虚，中焦运转不利，则见脘闷不舒，大便时硬时溏。舌淡胖、边有齿印、苔白滑、脉濡缓为脾虚不运之舌脉。治疗上以健脾益气，渗利水湿为主要治则。针灸与药物各有所长，相较而言，针灸更擅于通经调气，药物更擅于补益气血，故以针灸治疗通调脏腑经络之气，汤药治疗提供物质支持基础，将针药二者各自的优势结合起来，而起到更佳的疗效。

◎ **病例2**

陶某，男，24岁。首诊日期：2020年8月26日。

主诉：形体肥胖5年余。

现病史：患者5年前上大学时常与朋友外出聚餐，多食肥甘厚腻，且经常宅在宿舍里打游戏，缺乏运动，久而久之，形体逐渐肥胖。近期因感情受挫，意识到自己形体过于肥胖，欲寻求减肥方法，遂来我科就诊。

现症见：形体肥胖，多食善饥，偶有脘腹胀满，时有头昏头痛。舌红，苔黄厚腻，脉滑数。身高169cm，体重77.5kg，BMI 27.1kg/m²。

既往史：体健。

中医诊断：肥胖症（胃热滞脾证）。

西医诊断：肥胖症。

治法：清胃泻火，佐以消导。

取穴及手法：曲池、天枢、大横、水道、阴陵泉、丰隆、合谷、内庭。手法平补平泻。

电针：天枢、大横、水道。

穴位注射：用维生素B$_{12}$0.25mg，天枢、丰隆，每个穴位注射0.5～1.0mL，隔天1次。

耳穴：王不留行籽贴压，选脾、胃、内分泌、三焦、神门，隔天1次。

中药：大黄10g（后下）、连翘10g、黄连3g、枳实15g、厚朴15g、陈皮15g、半夏15g、黄芩10g、薏苡仁15g、茯苓20g、柴胡10g、白芍10g。共5剂，水煎服，每天1剂，早晚分服。

2020年9月5日复诊：胃口较前有所下降，胃脘不适有所缓解，仍偶有头昏头痛。体重75.5kg，BMI 26.4kg/m^2。前方基础上加百会、风池，汤剂加川芎10g。

2020年9月24日三诊：体重71.0kg，BMI 24.9kg/m^2。继续治疗。

2020年10月16日四诊：体重68.5kg，BMI 24.0kg/m^2。

按语：患者喜食肥甘厚腻，且缺乏运动，长此以往，致胃热脾湿，精微不化，膏脂积聚，发为肥胖。胃火炽盛，腐熟谷物加快，则见多食易饥；脾虚不运，中焦运化失常，则见脘腹胀满；脾虚湿滞，痰湿上扰清窍，则见头昏头痛。舌红，苔黄厚腻，脉滑数为胃热滞脾之舌脉。治疗上以清胃泻火、佐以消导为主要治则。天枢、大横调理中焦之气，曲池、合谷、内庭清胃中之热，水道、阴陵泉、丰隆加强祛湿化痰湿之力，而小承气汤则通腑泄热，使得中焦湿热邪有出路，针药相须为用，共奏减肥之功。

十八、消渴病

（一）概述

消渴，是一种以多饮、多食、多尿、形体消瘦，或尿有甜味为主要临床特征的病证。根据患者的症状、病变轻重程度的不同，消渴又可分为上、中、下三消：渴而多饮为上消，消谷善饥为中消，渴而便数有膏为下消。消渴的病因较为复杂，主要有禀赋不足、饮食不节、情志内伤、劳欲过度等因素。本病的病变脏腑主要在肺、胃、肾，基本病机为阴津亏损，燥热偏胜，又以阴虚为本，燥热为标，二者互为因果。消渴与西医学的糖尿病相类似，而尿崩症具有多尿、烦渴等临床特征，亦可参考消渴病论治。

（二）诊断要点

消渴病的典型表现为多饮、多食、多尿、形体消瘦（三多一少），或尿有甜味，但有部分患者"三多一少"表现并不明显。若患者于中年之后起病，平时嗜食肥甘厚味，伴有眩晕、胸痹、真心痛、中风、雀目等病症，需排查消渴病的可能性。又因本病与禀赋不足密切相关，有消渴病家族史者当加以注意。可同时结合西医糖尿病的诊断依据作出诊断，如口服葡萄糖耐量试验（OGTT）等。

（三）辨证要点

1. 上消

肺热津伤证：口渴多饮，烦热多汗，口干舌燥，尿频量多。舌边尖红，苔薄黄，脉洪数。

2. 中消

胃热炽盛证：多食易饥，口渴，尿多，形体消瘦，大便干燥。舌红，苔黄，脉滑实有力。

气阴亏虚证：口渴引饮，能食或饮食减少，精神萎靡，倦怠乏力，形体消瘦，便溏。舌淡红，苔白而干，脉细弱。

3. 下消

肾阴亏虚证：尿频量多，混浊如膏脂，或有尿甜，腰膝酸软，头晕耳鸣，自感乏力，口唇、皮肤干燥瘙痒。舌红苔少，脉细数。

阴阳两虚证：小便频多，混浊如膏，甚者饮一溲一，面色少华，耳轮干枯，腰膝酸软，畏寒肢冷，阳痿或月经不调。舌淡，苔白而干，脉沉细无力。

（四）治疗

1. 针刺

针药相须辨证治疗方案：需根据中医证型不同，在针刺主方基础上加减使用穴位，辨证给予中药汤剂。须针灸医生根据临床经验辨证使用。

治法：清热润燥，养阴生津，辨证加减。

取穴：上消取手太阴、手少阴经穴为主，中消取足阳明、足太阴经穴为主，下消取足少阴、足厥阴经穴为主，兼选背俞穴及相关奇穴。主穴取胰俞、肺俞、脾俞、肾俞、太溪、三阴交、足三里，取穴宜少而精。

辨证加减：上消者加太渊、少府；中消，胃热炽盛者加合谷、内庭，气阴亏虚者加地机、上巨虚；下消，肾阴亏虚者加太溪、复溜，阴阳两虚者加命门、关元。

2. 其他疗法

耳针：选胰、胆、内分泌、肾、三焦、耳迷根、神门、心、肝、肺、屏尖、脾、胃等，每次选3～4穴，每天或隔天1次。

穴位注射：选肺俞、脾俞、胃俞、肾俞、三焦俞、曲池、足三里、太溪、三阴交，每次2～4穴，用黄芪注射液或维生素B_{12}注射液，每次每个穴位注射0.3～1.0mL，隔天1次。

3. 药物治疗

1）中药

（1）上消。

肺热津伤证：消渴方加减。

（2）中消。

胃热炽盛证：玉女煎加减。

气阴亏虚证：七味白术散加减。

（3）下消。

肾阴亏虚证：六味地黄丸加减。

阴阳两虚证：金匮肾气丸加减。

2）西药

盐酸二甲双胍片0.5g，口服，每天2次或3次；达格列净片10mg，口服，每天1次。

4. 日常调护

控制糖类、油脂摄入，多食蔬菜和粗粮，戒烟戒酒，保持心情平和，规律起居作息。

（五）临证医案

◎ **病例**

贺某，男，50岁。首诊日期：2019年7月3日。

主诉：多食易饥半年余。

现病史：患者半年前开始出现多食易饥，伴口渴多饮，无多尿、消瘦等异常，初未予重视，其后不久单位体检时发现空腹血糖15mmol/L，至当地医院进一步完善OGTT提示"2型糖尿病"，予"二甲双胍""西格列汀"等药物口服，患者自测空腹血糖波动于13～19mmol/L，餐后2h血糖波动于15～26mmol/L，当地医院建议患者皮下注射胰岛素治疗，患者拒绝。现患者为求中医药治疗至我科就诊。

现症见： 多食易饥，口渴多饮，小便偏黄，大便干结，2～3天1次，舌质红，苔黄而干，脉滑数。

既往史： 高血压病史1年余，血压最高150/95mmHg，平时服用"络活喜"治疗，诉血压控制于130/80mmHg左右。

家族史： 父母高血压、糖尿病病史，父亲急性心梗病史。

中医诊断： 消渴（胃热炽盛证）。

西医诊断： 2型糖尿病。

治法： 清胃泻火，养阴增液。

取穴及手法： 胰俞、胃俞、三阴交、合谷。手法平补平泻。

穴位注射： 用维生素B$_{12}$0.25mg，取胰俞、胃俞，每个穴位注射0.5～1.0mL，隔天1次。

耳穴： 王不留行籽贴压，选胰、内分泌、三焦、脾、胃，隔天1次。

中药： 石膏30g（先煎）、知母15g、牛膝10g、熟地黄15g、麦冬15g、玄参10g、栀子10g、黄连3g。共5剂，水煎服，每天1剂，早晚分服。

西药： 盐酸二甲双胍片0.5g，口服，每天2次或3次；达格列净片10mg，口服，每天1次。

2019年7月12日复诊：患者诉食欲较前有所下降，自测空腹血糖波动于11.8～15.3mmol/L，餐后2小时血糖波动于14.6～23.7mmol/L。大便仍较为干结。加予芒硝10g软坚通便。

2020年7月25日三诊：患者诉食欲已无之前亢进，自测空腹血糖波动于8.3～11.5mmol/L，餐后2小时血糖波动于9.2～12.8mmol/L。大便较软，1～2天1解，口渴症状亦较前有所改善。嘱继续巩固治疗。

按语： 患者父母均有糖尿病病史，考虑患者禀赋不足，加之胃火炽盛，而发为中消。胃火炽盛，腐熟谷物加快，则见多食易饥、血糖升高；火耗伤阴津，则见口渴多饮、小便偏黄、大便干结，舌质红、苔黄而干、脉滑数为胃热炽盛之舌脉。治疗上以清胃泻火，养阴增液为主要治则。胰俞、胃俞可调和脾胃中气，三阴交可益阴生津，合谷可清泻胃火，玉女煎既可清胃泻火，又可滋肺胃之阴，针药相须为用，进一步增强治疗之效。

十九、汗证

（一）概述

汗证是指由于阴阳失调，腠理不固而致汗液外泄失常的病症。汗证于临床多见汗出过甚、自汗不止、盗汗、当汗出而不出、汗出部位特殊等情况。《黄帝内经》中早已对汗的生理有了一定的认识，《灵枢·五癃津液别论》云："天暑衣厚则腠理开，故汗出。"出汗与气温高低、衣着厚薄有密切关系，剧烈活动、进食辛辣、情绪紧张等亦可造成生理性汗出。中医认为，汗为心之液，是人体内津液代谢的产物，在调节体内阴阳平衡及维持正常的生理功能方面起着重要的作用。《黄帝内经》亦提出汗的形成机制。《素问·阴阳别论》曰："阳加于阴谓之汗。"《灵枢·决气》曰："腠理发泄，汗出溱溱，是谓津。"故阳气蒸化属阴的津液，透过皮肤腠理泄于肌表之外形成汗液。正常出汗可以泌浊外出，排出废物，祛邪散热，调节体液，使人体营卫和谐，从而保持阴阳的相对平衡。如果人体当汗出而不出，或不当汗出而汗出过多，则属于病理现象。

（二）诊断要点

（1）不因外界环境影响，在头面、颈胸，或四肢、全身出汗者，昼日汗出溱溱，动则益甚为自汗；睡眠中汗出津津，醒后汗止为盗汗。

（2）除外其他疾病引起的自汗、盗汗。作为其他疾病过程中出现的自汗、盗汗，因疾病的不同，各具有该疾病的症状及体征，且出汗大多不属于典型症状。

（3）查血沉、抗"O"、T3、T4、基础代谢、血糖、胸部X线摄片、痰涂片等检查，以排除风湿热、甲亢、糖尿病、肺痨等疾病。

（三）辨证要点

1. 肺卫气虚证

汗出恶风，稍劳汗出尤甚，易于感冒，体倦乏力，面色少华。脉细弱，苔薄白。

2. 营卫不和证

汗出恶风，周身酸楚，时寒时热，或表现半身、某局部出汗。苔薄白，脉缓。

3. 心血不足证

自汗或盗汗，心悸少寐，神疲气短，面色不华。舌质淡，脉细。

4. 阴虚火旺证

夜寐盗汗或有自汗，五心烦热，或兼午后潮热，两颧色红，口渴。舌红少苔，脉细数。

5. 邪热郁蒸证

蒸蒸汗出，汗液易使衣服黄染，面赤烘热，烦躁，口苦，小便色黄。舌苔薄黄，脉象弦数。

（四）治疗

1. 针刺

针药相须辨证治疗方案：需根据中医证型不同，在针刺主方基础上加减使用穴位，辨证给予中药汤剂。

治则：调和阴阳，补虚泻实。

取穴：合谷、复溜为主穴，发汗补合谷，泻复溜；止汗泻合谷，补复溜。

辨证加减：肺卫不固证加肺俞、列缺、照海、足三里；营卫不和证加风池、列缺、京骨；心血不足证加膈俞、内关、血海；阴虚火旺证加太冲、阴陵泉、涌泉；邪热郁蒸证加大椎、曲池、行间。

2. 其他疗法

红外线灯照射：虚者照其背部针刺部位。

穴位注射：丹参针注射其肺俞、膈俞、足三里穴位，每个穴位注射0.5～1mL。

艾灸：适用于虚证。如肺卫不固、心血不足可灸其督脉。

穴位敷贴：适用于阴虚火旺者，贴敷其涌泉穴。

膀胱经走罐。

刺络放血：适用于邪热郁蒸证，大椎或者耳尖放血。

3. 药物治疗

1）中药

肺卫气虚证：玉屏风散加减。

营卫不和证：桂枝汤加减。

心血不足证：归脾汤加减。

阴虚火旺证：当归六黄汤加减。

邪热郁蒸证：龙胆泻肝汤或四妙散加减。

2）中成药

玉屏风颗粒、知柏地黄丸、黄芪口服液、茵陈五苓丸。

3）西药

维生素B_1、谷维素、地西泮片等。

4. 日常调护

1）预防

（1）进行适当的户外活动和体育锻炼，增强体质。

（2）注意病后调理，避免直接吹风。

（3）积极治疗各种急慢性疾病。

2）调护

（1）注意个人卫生，勤换衣被，保持皮肤清洁和干燥，拭汗用柔软干毛巾或纱布擦干，勿用湿冷毛巾，以免受凉。

（2）汗出过多致津伤气耗者，应补充水分及容易消化而营养丰富的食物。勿食辛辣、煎炒、炙煿、肥甘厚味。

（3）室内温度、湿度要调节适宜。

（五）临床医案

◎ **病例**

胡某，男，83岁。首诊日期：2020年9月15日。

主诉： 自汗多3年余。

现病史： 缘患者于3年前无明显诱因出现汗量增多，动则汗出，每逢天气变冷时加剧，汗出时畏风畏寒，身无发热，自觉疲乏少气，易感冒，偶有胸闷，纳差，大便2天1行，小便尚可，夜寐尚安。

现症见： 患者神清，精神倦怠，动则汗出，以后背为甚，畏风，疲倦少气，纳差，寐可，大便难解，每2～3天1次，质溏。舌淡苔白腻，脉细弱。

既往史： 无。

过敏史： 无。

中医诊断： 汗证（肺卫气虚证）。

西医诊断： 多汗症。

治法： 益气固表。

取穴及手法： 合谷、复溜、肺俞、列缺、照海、足三里。手法用补法。

艾灸： 灸腰部（以命门、腰阳关、肾俞为主）。

穴位注射： 用丹参注射液1mL，穴取手三里、足三里，每个穴位注射

0.1～0.2mL，隔天1次。

红外线灯：照射背部。

中药：防风15g、黄芪30g、白术30g、党参15g、茯苓10g、山药15g、砂仁5g、炙甘草5g、桂枝15g、白芍15g、五味子10g。共3剂，水煎服，每天1剂，早晚分服。

2020年9月20日复诊：3次治疗后，自觉汗量较前减少，在运动后仍汗出较多，胃口较前好转。

2020年9月25日三诊：患者诉汗出情况明显好转，畏寒情况较前缓解，继续治疗以巩固疗效。

按语：患者年老，体质较差，卫气虚弱，不能固表，腠理开泄，营阴不守，津液外泄，故见汗多，督脉为阳脉之海，膀胱经循脊上行，为卫阳屏障，故汗出多在背；气虚无以推动，故见体倦，纳差，大便难解。汗出日久，必损阴液，而纳差导致营血津液进一步亏虚。故在选穴时，除止汗之主穴合谷、复溜之外，须选膀胱经之肺俞固表止汗，八脉交会穴之列缺、复溜益阴生津；足三里培土生金，使津液生化有源。艾箱灸扶阳固表。结合中药汤剂，借助药力益气，加强治疗效用。

参考文献：

[1] 蒋燕. 自汗、盗汗辨析 [J]. 上海中医药杂志，2004（09）：5-6.

[2] 赵玲瑜. 汗证辨治体会 [J]. 中医药导报，2020，26（06）：123-125.

[3] 王侃. 针刺治疗汗证的体会 [J]. 中医杂志，1985（03）：48-49.

[4] 顾玲艳. 汗证从温病论治 [J]. 中国民间疗法，2020，28（08）：13-14.

二十、放疗后不良反应

（一）概述

放疗是治疗恶性肿瘤的重要手段之一，通过放射线杀死肿瘤细胞，但射线也不可避免地会对正常组织器官造成一定的损伤。放疗不良反应的程度与照射剂量、照射体积大小、个人对放射线的敏感程度相关。放疗反应根据发生的时间分为急性反应和后期反应，根据发生的部位分为局部反应和全身反应。急性反应一般发生在放疗开始的1～90天，而放疗结束超过3个月的不良反应，为后期反应。放疗的全身反应主要是一系列的功能紊乱与失调，表现为疲乏无力、虚弱、低热、食欲下降、恶心呕吐、睡眠障碍等；局部反应根据接受放疗的部位不同而异，如局部皮肤黏膜损伤，放射性肺炎、放射性食管炎、放射性心肌炎等。急性放射反应一般经对症处理或停止放疗后多可逐步恢复；放疗的后期反应一旦发生，则较难恢复，主要以预防为主。

（二）诊断要点

（1）明确放疗史。

（2）美国放射肿瘤学研究组（RTOG）和欧洲放射肿瘤学会（EORT）所发布的关于急性放射反应评分标准（1992年）和晚期放射反应评分标准（1987年），用来评价放射治疗毒性等级。列举部分如下。

表3-1　RTOG急性放射反应评价标准

器官/组织	等级				
	0	1	2	3	4
皮肤	基本上无变化	轻微的红斑，轻度皮肤干性反应	散在的红斑，因皮肤皱褶而导致的皮肤湿性反应或中等度水肿	融合的、湿性皮肤反应，直径1.5厘米	皮肤溃疡、坏死或出血
黏膜	基本上无变化	出现黏膜红斑	散在的伪膜反应（直径<1.5厘米）	融合的伪膜反应（直径>1.5厘米）	黏膜坏死或深度溃疡，包括出血
眼睛	基本上无变化	轻微的结膜炎或巩膜充血/流泪增加	中度结膜炎（不管有无角膜炎），眼干，需要润眼药物，畏光，虹膜炎	严重的角膜炎，有角膜溃疡/视觉力或视野减小，或急性青光眼	视觉丧失（单侧的或双侧的）
耳	基本上无变化	轻度外耳道炎，有红斑、瘙痒、轻度干性反应但不需要治疗，无听力改变	中度外耳道炎，需要局部的药物治疗，或严重的中耳炎，测试时听觉迟钝	重度外耳道炎，有溢液或湿性反应，出现听觉迟钝症状，与药物无关的耳鸣	听力丧失

表3-2 RTOG/EORT晚期放射操作分级标准

器官/组织	等级				
	0	1	2	3	4
皮肤	无变化	轻度萎缩，色素沉着，部分头发脱落	片状萎缩，中度毛细血管扩张，全部头发脱落	明显萎缩，交叉性毛细血管扩张	溃疡
皮下组织	无变化	轻度硬化（纤维化）和皮下脂肪组织丧失	中度纤维化但无症状/轻微照射野收缩<10%边长	严重硬化和皮下组织丧失，照射野收缩>10%边长	溃疡
黏膜	无变化	轻度萎缩和干燥	中度萎缩和毛细血管扩张/少黏液	明显萎缩和完全干燥/严重毛细血管扩张	溃疡
唾液腺	无变化	轻微口干/对刺激反应好	中度口干/对刺激反应差	明显口干/对刺激无反差	纤维化
脊髓	无变化	轻度 I' Hermitte' Synd rome	严重 I' Hermitte' Synd rome	在治疗水平或以下出现客观的神经症状	单、双或四肢麻痹

（三）辨证要点

中医将射线视为"火邪热毒"，主要损伤人体气阴，目前放射病尚无统一辨证标准，李教授根据病证表现，从八纲辨证及脏腑辨证出发，将放疗后不良反应主要分为以下几类。

1. 气阴两虚型

口干咽燥，咽喉肿痛，肌肤干燥，肢倦乏力，大便干结。舌质红或绛，苔少或光剥如镜，脉沉细。

2. 气血不足型

面色苍白，头晕目眩，倦怠乏力，心悸自汗，夜寐欠安。舌淡红，苔薄白，脉沉弱。

3. 脾胃失和型

恶心呕吐，脘腹胀闷，纳差无味，大便或溏或干，懒言少语。舌淡红，苔薄白或薄腻，脉沉细。

4. 肝肾亏损型

胁肋隐痛，腰膝酸软，纳少腹胀，五心烦热，乏力尿赤。舌红，苔薄白或薄黄，脉细弦。

（四）治疗

1. 针刺

治则：扶正祛邪。

主穴：百会、内关、曲池、足三里。

配穴：气阴两虚加气海、三阴交、太溪；气血不足加关元、中脘、血海、膈俞；脾胃失和加天枢，中脘、公孙；肝肾亏虚加肝俞、肾俞、涌泉。

2. 其他疗法

艾灸：气血亏虚、脾胃失和者灸腹部；肾虚、阴虚者灸涌泉。

穴位注射：用丹参注射液注射双侧手三里、足三里，每个穴位注射0.1～0.2mL。

红外线灯照射：腹部和背腰部交替。

3. 药物治疗

1）中药

气阴两虚：沙参麦冬汤加减。

气血不足：八珍汤加减。

脾胃失和：香砂六君子汤加减。

肝肾亏虚：六味地黄丸加减。

2）中成药

参苓白术散、参芪扶正颗粒等。

3）西药

皮肤黏膜反应：三乙醇胺。

骨髓抑制：复合辅酶注射液。

消化道恶心反应：盐酸托烷司琼注射液。

（五）临证医案

◎ **病例**

何某，女，43岁。初诊日期：2020年9月10日。

主诉：双上肢无力3月余。

现病史：缘患者于3个月前行第4次乳腺癌放疗术出现双上肢无力，难以抬举，疲乏少气，言语不利，脘腹痞闷，遂来我科就诊。

现症见：患者神清，精神倦怠，形体消瘦，双上肢无力，自觉易疲劳少气，偶有恶心呕吐感，纳差，寐可，大便难解，每2～3天1次，质溏。舌红苔少，脉细弱。

查体：双上肢肌力2⁻，肌张力降低，病理反射未引出。

既往史：双侧乳腺癌改良根治术后。

过敏史：无。

中医诊断：痿证（气血亏虚）。

西医诊断：放射性神经损伤。

治法：益气补血。

取穴及手法：百会、内关、上臂臑，曲池、手三里、足三里、三阴交、丰隆、太溪。手法用补法。

艾灸：肾俞、腰阳关、命门；中脘、神阙、关元、天枢。两组穴位交替艾灸。

穴位注射：用维生素B_{12}+胶性钙注射液按1∶1比例配制成1mL溶液；取手三里、足三里，每个穴位注射0.1～0.2mL，隔天1次。

红外线灯：照射背部。

中药：党参6g、白术10g、茯苓9g、炙甘草6g、熟地20g、当归20g、川芎10g、沙参10g、麦冬10g、姜半夏10g、大枣10g。共3剂，水煎服，每天1剂，早晚分服。

2020年9月15日复诊：3次治疗后，自觉精神状态较前好转，双上肢肌力较前增强。

按语：患者既往双侧乳腺癌病史，病理因素不外乎痰虚瘀毒，射线治疗在现代中医中，其性质被视为火热，极易损害人体气血阴津，故在治疗时，要注意补益气血养阴，选穴结合局部和远端，取百会开窍升阳；曲池、手足三里等阳明经穴位，既有局部治疗作用，又可刺激多气多血之阳明经补气健脾强肌，正合"治痿独取阳明"之意；选取丰隆通络化痰。针药相须流派强调针刺以调气，方药以补益，故选取八珍汤加减益气补血养阴。现代研究表明，穴位注射三里穴对化疗后恶心及白细胞减少等副作用有治疗作用，故用维生素B_{12}+胶性钙注射液，发挥穴位作用的同时，营养神经，加速双臂肌力恢复。

参考文献：

［1］李庆玲. 恶性肿瘤放、化疗后的辨证分型施治［J］. 实用中医内科杂志，2002（02）：79.

[2] 张笑芳，解礼杰. 穴位注射防治放化疗致白细胞减少症及恶心呕吐临床新进展 [J]. 针灸临床杂志，1998（06）：58-60.

二十一、瘿病

（一）概述

瘿病是以颈前喉结两旁结块肿大为主要临床特征的一类疾病，多由于情志内伤，饮食及水土失宜等因素引起的，以致气滞、痰凝、血瘀壅结颈前为基本病机，瘿病一名，首见于《诸病源候论·瘿候》。在中医著作里，又有称为瘿、瘿气、瘿瘤、瘿囊、影袋等名称者。西医学中具有甲状腺肿大表现的一类疾病，如单纯性甲状腺肿大、甲状腺功能亢进、甲状腺肿瘤，以及慢性淋巴细胞性甲状腺炎等疾病。

（二）诊断要点

（1）瘿病以颈前喉结两旁结块肿大为临床特征，可随吞咽动作而上下移动。初作可如樱桃或指头大小，一般生长缓慢。大小程度不一，大者可如囊如袋。触之多柔软、光滑；病程日久则质地较硬，或可扪及结节。

（2）多发于女性，常有饮食不节，情志不舒的病史，发病有一定的地区性。

（3）早期多无明显的伴随症状，发生阴虚火旺的病机转化时，可见低热、多汗、心悸、多食易饥、面赤、脉数等表现。

（4）实验室诊断：根据病情可选择相关检查。血清总三碘甲状腺原氨酸（TT3）和总甲状腺素（TT4），血清游离三碘甲状腺原氨酸（FT3）和游离甲状腺素（FT4），血清促甲状腺激素释放激素（TRH）兴奋试验，TSH，甲状腺摄131碘率，甲状腺B超和甲状腺核素扫描检查，抗甲状腺球蛋白抗体、抗微粒抗体、抗核抗体等检查有助于甲状腺疾病的诊断及鉴别诊断。

（三）辨证要点

1. 气郁痰阻

颈前正中肿大，质软不痛；颈部觉胀，胸闷，喜太息，或兼胸胁窜痛，病情的波动常与情志因素有关。苔薄白，脉弦。

2. 痰结血瘀

颈前出现肿块，按之较硬或有结节，肿块经久未消，胸闷，纳差。苔薄白或白腻，脉弦或涩。

3. 肝火炽盛

颈前轻度或中度肿大，一般柔软、光滑，烦热，容易出汗，性情急躁易怒，眼球凸出，手指颤抖，面部烘热，口苦。舌质红，苔薄黄，脉弦数。

4. 肝阴亏虚

瘿肿或大或小，质软，病起缓慢，心悸不宁，心烦少寐，易出汗，手指颤动，眼干，目眩，倦怠乏力。舌质红，舌体颤动，脉弦细数。

（四）治疗

1. 针刺

治法：理气化痰，消瘿散结。

主穴：阿是穴、天突、膻中、气海、足三里、丰隆。阿是穴围刺，其余穴常规刺。

辨证加减：气郁痰阻加太冲、内关；痰结血瘀加血海、中脘；肝火炽盛配期门、行间；阴虚火旺配太溪、照海。

2. 其他疗法

红外线灯照射：照射双侧足三里及气海。

穴位注射：用丹参注射液注射膈俞、足三里穴位，每个穴位注射0.5～1mL。

穴位敷贴：适用于阴虚火旺及肝火炽盛者，贴敷涌泉穴。

膀胱经走罐。

刺络放血：大椎放血。

3. 药物治疗

1）中药

气郁痰阻：四海舒郁丸加减。

痰结血瘀：海藻玉壶汤加减。

肝火炽盛：栀子清肝汤合藻药散加减。

肝阴亏虚：天王补心丹加减。

2）中成药

百令胶囊、夏枯草胶囊。

3）西药

根据病情需要，可参照《中国甲状腺疾病诊疗指南》（中华医学会，2008

年）、《临床内分泌学》（上海科技出版社，2011年）和《内科学》（人民卫生出版社，2013年）规范应用控制和稳定甲状腺功能药物及肾上腺糖皮质激素。

4．护理调摄

（1）保持精神愉快，防止情志内伤。

（2）针对水土因素，注意饮食调摄，是预防瘿病的两个重要方面。在容易发生瘿病的地区，可经常食用海带，及采用碘化食盐（食盐中加入1/10 000的碘化钠或碘化钾）预防。

（五）临床医案

◎ **病例**

林某，女，41岁。首诊日期：2020年3月16日。

主诉：发现颈前肿物3月余。

现病史：缘患者于3月前无明显诱因出现颈前肿物，于当地医院行甲状腺彩超提示甲状腺右叶结节（TI-RADS 3类），诊断为单纯性甲状腺肿。

现症见：患者神清，精神可，左胁部胀闷，心烦易怒，纳一般，眠差，大便干结难解，小便调。舌红，苔白腻，脉弦滑。

查体：右侧甲状腺呈二度肿大，肿物表面光滑，随吞咽上下移动。

既往史：无。

过敏史：头孢类过敏。

中医诊断：瘿病（气郁痰阻）。

西医诊断：单纯甲状腺肿。

治法：理气化痰，开郁散结。

取穴及手法：阿是穴、天突、膻中、内关、气海、足三里、丰隆、太冲。阿是穴围刺，注意避开气管及动脉。其余穴位平补平泻，得气后留针20min。

穴位注射：用丹参注射液1mL，取膈俞、足三里，每个穴位注射0.5～1mL、隔天1次。

红外线灯：照射背部。

刺络放血：大椎放血。

中药：柴胡15g、白芍15g、枳实15g、郁金15g、法半夏15g、川芎15g、香附20g、青皮15g、生牡蛎30g、炙甘草15g、丹参20g、薏苡仁30g。共3剂，水煎服，每天1剂，早晚分服。

2020年3月23日复诊：患者诉胁痛缓解，心烦感较前好转。

2020年4月1日三诊：患者诉颈前结节较前缩小，建议其行甲状腺彩超复查。

按语：患者中年女性，平素心烦易怒，肝气不舒，气滞日久，气不行血则化瘀，瘀阻肝脉则胁痛，居岭南湿热之地，湿邪较重，痰瘀互结，形成有形之邪，发为瘿病。故在治疗时，要抓住肝郁、痰浊、瘀血三个基本病理因素。选取阿是穴围刺以散结消肿，天突化痰散结，膻中、气海理气化痰，内关安神宁心，足三里、丰隆健脾化痰，太冲疏泻肝气。

针药相须流派注重针刺与药物作用结合以发挥出更佳的效用，故用丹参注射液注射血会、膈俞，使丹参化瘀消痈功效与膈俞活血化瘀功用相结合，发挥较为持久的作用。针刺以调节经络，而内服中药调节脏腑气血，二者相须为用。

参考文献：

［1］段凤丽，段富津. 段富津教授治疗瘿病效案探析［J］. 中国中医药现代远程教育，2011，9（09）：10-11.

［2］蔡小莉. 围刺配合中药治疗单纯性甲状腺肿大疗效观察［J］. 上海针灸杂志，2011，30（02）：123-124.

二十二、虚劳

（一）概述

虚劳又称虚损，是以脏腑亏虚、气血阴阳虚衰、久虚不复成劳为主要病机，以五脏虚证为主要临床表现的多种慢性虚弱证候的总称。主要病因有禀赋虚弱、烦劳过度、饮食不节、久病体虚、误治伤精。主要病机为气、血、阴、阳的亏虚，病损主要在五脏。

本病在西医学中属于多个系统的多种慢性消耗性和功能衰退性疾病，如体质性低血压、心律失常、功能性消化不良、贫血、白血病等。

（二）诊断要点

（1）多见形神衰败，身体羸瘦，大肉尽脱，食少厌食，心悸气短，自汗盗汗，面容憔悴，或五心烦热，或畏寒肢冷，脉虚无力等症。若病程较长，久虚不复，症状可呈进行性加重。

（2）具有引起虚劳的致病因素及较长的病史。

（3）排除类似病证。应着重排除其他病证中的虚证。

（三）辨证要点

1. 气虚

面色㿠白或萎黄，气短懒言，语气低微，头昏神疲，肢体无力。舌淡苔白，脉细软弱。

2. 血虚

面色淡黄或淡白无华，唇、舌、指甲色淡，头晕目花，肌肤枯燥。舌淡苔少，脉细。

3. 阴虚

面颧红赤，唇红，低烧潮热，手足心热，虚烦不安，盗汗、口干。舌质光红少津，脉细数无力。

4. 阳虚

面色苍白或晦暗，怕冷，手足不温，出冷汗，精神疲倦，气息微弱，或有浮肿，下肢为甚。舌质胖嫩，边有齿印，苔白而润，脉细微、沉迟或虚大。

（四）治疗

1. 针刺

原则：补肾益心，健脾补肺，调理气机。

主穴：脾俞、肝俞、肾俞、心俞、神门、太溪、三阴交、足三里。

辨证加减：气虚加膏肓、气海、关元；血虚加膈俞、血海；阴虚加阴陵泉、太溪；阳虚加腰阳关、命门。

2. 其他疗法

耳针：选取肾、脾、心、肺、肝、神门、皮质下、交感等穴，每次选3～5穴，以王不留行籽按压，4天为1个疗程，双耳交替。

穴位注射：取肾俞、心俞、脾俞、足三里等穴位，用胎盘注射液或当归注射液，每穴0.5～1mL，隔天1次。

拔罐：选足太阳膀胱经背部第1、2侧线，行走罐法或闪罐法，以背部潮红为度，每2～3天1次。

艾灸：督脉灸。

3. 药物治疗

1）中药

气虚：四君子汤加减。

血虚：四物汤加减。

阴虚：六味地黄丸加减。

阳虚：十补丸加减。

2）中成药

六味地黄丸、河车大造丸、参芪片。

4．日常调护

（1）规律生活，劳逸结合，适当进行身体锻炼，提高抗病能力；注意保暖，避风寒，减少伤风感冒。

（2）合理饮食，饮食清淡，忌食辛辣刺激性食物，戒烟酒。

（3）舒情志，少烦忧，保持情绪稳定、心情舒畅，有利于虚劳的康复。

（五）临证医案

◎ **病例**

黄某，男，60岁。首诊日期：2016年5月16日。

主诉：四肢乏力、畏寒3月余。

现病史：缘患者于3个月前因"肠伤寒"接受链霉素治疗，肠道症状改善后，出现四肢乏力，嗜睡，极易疲劳症状，遂于惠州市第六人民医院就诊，查血常规：白细胞2.9×10^9/L，中性粒细胞64%，淋巴细胞34%。诊断为"白细胞减少症"。患者为求中医治疗，前来我院就诊。

现症见：患者神清，精神差，四肢乏力，嗜睡，极易疲劳，动则汗出，畏风寒，遇风则易打喷嚏，流清涕，纳差，寐可，口干、大便干结难解，小便调。舌淡，苔白，脉沉缓。

辅助检查：2016年5月15日于广东省人民医院检查，白细胞3.0×10^9/L，中性粒细胞65%，淋巴细胞34%。

既往史：肠伤寒、糖尿病。

中医诊断：虚劳（气虚）。

西医诊断：白细胞减少症。

治法：健脾益气补阳。

取穴及手法：脾俞、肝俞、肾俞、太溪、三阴交、足三里。补法，得气后留针20min。

艾灸：腰部（腰阳关周围）与腹部脐周交替。

穴位注射：用维生素B_{12}+胶性钙1mL；手三里、足三里，每个穴位注射0.1～0.2mL、隔天1次。

红外线灯：照射背部。

中药：四君子汤合玉屏风散加减。太子参15g、白术20g、茯苓15g、炙甘草6g、黄芪30g、防风10g、党参15g、熟地黄15g。共3剂，水煎服，每天1剂，早晚分服。

2020年5月23日复诊：患者诉疲劳情况较前好转。

2020年6月1日复诊：患者觉较前精神，手脚乏力情况明显改善，胃口较前好转。

按语：患者老年男性，素体虚弱，肠伤寒后，元气受损，脾胃虚弱，气血化生不足，人体功能减弱，故乏力疲倦嗜睡，肺气虚则卫外之力减弱，故易感，畏风寒，有学者认为，抗生素与苦寒药物性质相似，苦味性燥，易损伤脾阳，耗气伤津，故患者感口干，大便干结。《理虚元鉴·虚症有六因》："治虚有三本，肺、脾、肾是也。肺为五脏之天，脾为百骸之母，肾为性命之根，治肺、治肾、治脾，治虚之道毕矣。"脾为后天气血生化之源，肾为一身之气之根，肺主一身之气，故在选穴时，以补益脾、肺、肾三脏为主。主选膀胱经之五脏俞穴，既能健脾，强肾，补肺，又能振奋阳气，加强肌表卫外功能；选取足三里、三阴交健脾益气，太溪生津。加以艾灸温阳益气固表。针药相须派认为对于虚弱型疾患，需要借助汤剂药力，直接补益脏腑，故予以四君子汤合玉屏风散加减。

参考文献：

［1］杨晓寰. 抗生素致湿阻的中医病机探讨［J］. 河北中医，2010，32（04）：585-586.

［2］张蒂，杨国芳，孙佳琳，等. 针刺治疗脾切除术后虚劳病案一则［J］. 亚太传统医药，2018，14（10）：151-152.

二十三、疲劳

（一）概述

疲劳是主观上一种疲乏无力的不适感觉。疲劳不是特异症状，可在过度的体力或脑力活动后出现，一般而言的疲劳主要是指慢性疲劳综合征。慢性疲劳综合征（chronic fatigue syndrome，CFS）是以乏力、长期疲劳为主要症状，持续时间6个月以上，常伴有失眠、健忘、注意力不集中、抑郁、头痛、咽喉疼痛、肌肉关节等症状的一组综合征。这种疲劳主要分为身体疲劳和精神疲劳，但患者通过各种身体检查后并无器质性的疾病或者实际的诊断。患者在心理层面会比较容易出现脾气暴躁、容易发怒、心情抑郁、注意力不集中、缺乏信心、思维混乱、工作效果下降等临床表现。从身体的层面来讲，患者会出现偏胖或者偏瘦的症状，并且会有四肢乏力、全身疲惫、失眠或者嗜睡，全身关节疼痛等症状。在中医学中，早在隋代的《诸病源候论》中，中医就用五劳、六极、七伤来概括虚劳，对这些症候的描述与慢性疲劳综合征相似。其病因病机主要是烦劳过度、情志不畅、禀赋不足或大病后失于调理等，导致体质虚弱，积劳内伤，形神过耗，渐至元气亏损，脏腑功能衰退，气血生化不足。临床表现为极度疲劳、乏力、衰弱、微热、咽痛、淋巴结肿痛、肌痛、精神抑郁、健忘、失眠等。关于疲劳的论述可以分为两类，一类是轻度的日常"劳倦"，另一类则是重度的"劳损"伤及脏器。劳损日久，终致虚劳。疲劳为虚劳之渐，虚劳为疲劳之极。该病随着社会发展，其发病率呈上升趋势，早起合理的中医综合治疗能有效减少此疾病带来的严重后果。

（二）诊断要点

目前，对CFS的诊断，医学界主要采用美国疾病控制中心1994年修订完善的标准，其内容主要包括以下两个方面。第一，临床上不能解释的持续或反复发作的慢性疲劳，时间至少≥6个月；这种疲劳不是由于正在从事的劳动所引起，且经过休息后不能得到缓解，导致患者的工作能力、受教育能力、社会活动能力及个人生活能力等方面较患病前有明显的下降。第二，同时具有下列症状中的≥4条，且持续存在或反复发作≥6个月，但不应早于疲劳症状的出现。①短期记忆力减退或注意力不能集中；②咽喉疼痛；③颈部或腋下淋巴结肿大、触痛；④肌肉酸痛；⑤关节疼痛；⑥新出现的头痛；⑦睡眠障碍（如失眠多梦、早醒、瞌睡等）；⑧体力或脑力劳动后疲劳持续超过24h。符合第一项标准和第二项标准中的4条，可诊断为CFS；只符合第一项标准，而不满足第二项的，则诊断为特发性慢性疲劳。

（三）辨证要点

疲劳一病，主要病机以虚及郁为主。

1. 气血亏虚型

面色淡白或者萎黄、气短懒言、神疲乏力、食欲不振、纳差、形体消瘦等。舌淡，苔白，脉细弱。

2. 肝气郁滞或肝郁脾虚型

胸胁胀痛、善太息、食少、神疲、纳呆、腹胀、腹痛、腹泻、便溏不爽等。舌暗苔白，脉弦。

3. 痰湿蕴阻型

脘腹胀满、不思饮食、肢体沉重、怠情嗜卧或者咳嗽、胸膈痞闷等。舌红苔腻，脉滑。

4. 肝肾阴虚型

腰膝酸软、头晕目眩、失眠多梦、咽燥口干、五心烦热、颧红盗汗等。舌红苔少，脉细数。

5. 脾肾阳虚型

形寒肢冷、面色发白、腰酸或腹部冷痛、蜷缩嗜卧、倦怠乏力、小便不利、颜面及下肢水肿等。舌淡苔白，脉沉缓。

（四）治疗

1. 针刺

针药相须辨证治疗方案：需根据中医证型不同，在针刺主方基础上加减使用穴位，辨证给予中药汤剂。

治法：补虚解郁，辨证加减。

取穴：以督任脉，膀胱经、阳明经穴位为主。

主穴：百会、太阳、外关、肾俞、脾俞、气海、关元、足三里、三阴交、照海。手法以补为主。

辨证加减：气血虚弱加膻中、膈俞、血海；肝气郁滞或者肝郁脾虚加太冲、太溪、期门；痰湿蕴阻型加水分、丰隆、阴陵泉；肝肾阴虚加涌泉、太溪、行间；脾肾阳虚型加命门、腰阳关。

2. 其他疗法

艾灸：肾俞、腰阳关、命门；中脘、神阙、关元、天枢。两组穴位交替艾灸。疲劳至虚损者，行督脉灸。

红外线灯照射：脾俞、肾俞。

穴位注射：用丹参注射液注射脾俞、肾俞、足三里，每个穴位注射0.1～0.2mL。

拔罐：膀胱经走罐。

3. 药物治疗

1）中药

气血虚弱：八珍汤加减。

肝气郁滞或肝郁脾虚：逍遥散加减。

痰湿蕴阻：二陈汤或二陈平胃散加减。

肝肾阴虚：六味地黄丸或左归丸加减。

脾肾阳虚：理中丸合肾气丸加减。

2）中成药

补中益气丸、归脾丸、人参养荣丸。

3）西药

复合维生素。

4. 日常调护

（1）饮食调护：饮食宜清淡，忌肥甘厚味，生冷烟酒，生活要规律，适当食用甲鱼、蜂蜜、花粉、阿胶、蚂蚁等食疗之品，能够很好地消除疲劳。①人参泡茶饮。人参对运动疲劳作用的实验研究表明，人参对提高小鼠的抗疲劳、耐缺氧、抗应激及升高血红蛋白等方面有明显作用。②黄芪烩乌鸡。黄芪50克，当归10克，乌骨子母鸡1只，同入砂锅加水适量，先大火煮沸，打去浮沫，再用文火煨炖至鸡烂熟。可加适当调料，隔天1只鸡，连吃6只以上。

（2）运动调护：如散步、慢跑、太极拳、跳绳以及各种球类运动，但是运动适宜为佳，每天至少运动30min。

（五）临证医案

◎ **病例**

李某，女，45岁。首诊日期：2020年3月16日。

主诉：疲乏少气8月余。

现病史：缘患者于8个月前无明显诱因出现疲乏少气，嗜睡，脘腹痞闷，进食后容易胀满，患者自服参桂鹿茸丸后，症状未见明显好转，遂来我科就诊。

现症见：患者神清，精神倦怠，形体肥胖，嗜睡，自觉易疲劳少气，纳差，寐可，大便难解，2～3日1行，质溏。舌淡苔白腻，脉细弱。

既往史：无。

过敏史：无。

中医诊断：疲劳（痰湿蕴阻）。

西医诊断：慢性疲劳综合征。

治法：健脾化痰。

取穴及手法：百会、气海、关元、足三里、三阴交、丰隆、阴陵泉。用补法。

艾灸：肾俞、腰阳关、命门；中脘、神阙、关元、天枢。两组穴位交替艾灸。

穴位注射：用丹参注射液1mL，取手三里、足三里，每个穴位注射0.1～0.2mL，隔天1次。

红外线灯：照射背部。

中成药：参苓白术颗粒、二陈丸。

其他：嘱其每天进行有氧运动1h。

2020年3月20日复诊：3次治疗后，觉疲倦情况较前减轻，胃口较前好转。

2020年4月10日三诊：患者诉自觉精神明显较前变好。

按语：患者中年女性，平素思虑较重，思则伤脾，脾不健运，气血生化乏源，清气不升，形神不得濡养，加之长居岭南之地，湿邪较盛，湿化成痰，进一步损伤脾胃功能，内外合邪，发为此病。故治疗以健脾祛湿，益气升清为原则，取穴上以脾胃经及任督二脉为主，加以艾灸，借其药力及火力加强补阳补气的效果。

参考文献：

［1］姜韬，吴淼，孔立红，等．内关与足三里预针刺对运动性疲劳的影响［J］．中国针灸，2019，39（10）：1063-1066.

［2］丁定明，李思康．针刺华佗夹脊穴治疗慢性疲劳综合征疗效观察［J］．上海针灸杂志，2012，31（10）：716-718.

第五节 皮肤外科病症医案

一、痄腮

（一）概述

痄腮，又称"蛤蟆瘟"，相当于现代医学中的流行性腮腺炎，是由腮腺炎病毒引起的急性呼吸道传染病，以腮腺非化脓性肿胀、疼痛、发热为主要特征，引起脑膜脑炎、睾丸炎、胰腺炎等多种并发症，其发病机制目前尚不十分确切。痄腮多发于春秋两季，是一种中度到高度接触性传染病，对人类有自限性。病毒通过直接接触、飞沫或污染物等途径传播。潜伏期为15～24天（平均19天）。患者多为儿童和青少年，也见于成人，病后有持久免疫力，男性发病率高于女性，近年来，成人发病率呈上升趋势。

（二）诊断要点

（1）突发起病，当地有腮腺炎流行，发病前有流行性腮腺炎接触史。

（2）临床表现初病时可有发热，1～2天后，以耳垂为中心腮部漫肿，边缘不清，皮色不红，压之疼痛或有弹性，通常先发于一侧，继发于另一侧。口腔内颊黏膜腮腺管口可见红肿。

（3）实验室检查血常规白细胞总数正常或降低，淋巴细胞相对增多，尿、血淀粉酶增多等。

（三）辨证要点

痄腮的辨证要点主要是辨别轻证重证。轻证不发热或发热不甚，腮肿不坚硬，属温毒在表；重证发热高，腮肿坚硬，胀痛拒按，属热毒在里。若出现高热不退，神志昏迷，反复抽风，或睾丸胀痛，少腹疼痛等并发症者，为变证。

1. 邪犯少阳

轻微发热恶寒，一侧或两侧耳下腮部漫肿疼痛，咀嚼不便，或伴头痛，咽痛，纳少。舌红，苔薄白或淡黄，脉浮数。

2. 热毒壅盛

高热不退，腮部肿胀疼痛，坚硬拒按，张口、咀嚼困难，烦躁不安，口渴引饮，或伴头痛、呕吐，咽部红肿，食欲不振，尿少黄赤。舌红苔黄，脉滑数。

3. 邪陷心肝

高热不退，神昏，嗜睡，项强，反复抽风，腮部肿胀疼痛，坚硬拒按，头痛，呕吐。舌红，苔黄，脉洪数。

4. 毒窜睾腹

病至后期，腮部肿胀渐消，一侧或两侧睾丸肿胀疼痛，或伴少腹疼痛，痛甚者拒按。舌红，苔黄，脉数。

（四）治疗

1. 针刺

针药相须辨证治疗方案：需根据中医证型不同，在针刺主方基础上加减使用穴位，辨证给予中药汤剂。须针灸医生根据临床经验辨证使用。

治法：解毒消肿，按病症结合，针药并用。

取穴：以面颊局部和以手足少阳、手足阳明经腧穴为主。翳风、颊车、外关、合谷、关冲、阳陵泉，针刺手法以泻法、强刺激为主。

辨证加减：邪犯少阳证加胆俞、足窍阴、日月；热毒壅盛证加商阳、厉兑、委中；邪陷心肝证加心俞、肝俞、中冲、大敦；毒窜睾腹证加太冲、肝俞、期门；高热者加大椎、商阳、曲池；神昏抽搐者加人中、十宣或十二井。

2. 其他疗法

灯火灸：取患侧角孙穴，灯心草蘸香油点燃，迅速触点灸并立即提起。一般灸治1次即可，若肿未消次日再灸1次。

耳针：取面颊、肾上腺、耳尖、耳背静脉等，面颊、肾上腺用毫针针刺，行泻法，耳尖及耳背静脉用三棱针点刺出血，适用于邪犯少阳证和热毒壅盛证。

激光针：取少商、合谷、曲池、风池、阿是穴（肿大的腮腺局部）用氦-氖激光穴位照射。每次4～8穴，每穴照射5～10min，每天1次，连用3～5天。

贴敷：①青黛散、紫金锭、如意金黄散，任选一种，以醋或水调匀后外敷患处，每天2次；②鲜蒲公英，鲜马齿苋或鲜仙人掌（去刺），任选一种，捣烂外敷患处，每天2次。适用于腮部肿痛。

3. 药物治疗

1）中药

邪犯少阳证用银翘散加减。

热毒壅盛证用普济消毒饮加减。

邪陷心肝证用凉营清气汤加减。

毒窜睾腹证用龙胆泻肝汤加减。

2）西药

对症治疗为主，抗生素无效，可试用利巴韦林，有报告用干扰素者似有疗效。肾上腺皮质激素治疗尚无肯定效果，对重症或并发脑膜脑炎、心肌炎等时可考虑短期使用。成年男性患者在本病早期应用己烯雌酚，以防止睾丸炎发生。

3）中成药

小柴胡冲剂每次1包，每天2～3次，用于邪犯少阳证。清开灵冲剂每次1包，每天2～3次，用于热毒壅盛证及邪陷心肝证。

（五）临证医案

◎ 病例1

孙某，男，18岁。首诊日期：2017年7月1日。

主诉：双腮肿痛2天。

现病史：缘患者2天前上午发现双耳下肿起，发烧，饮食不好，咀嚼困难，二便正常，自行至外院治疗后未见好转，遂来就诊。发病前有外出就餐史，否认近期相关病例接触史，否认其他疾病病史。查体可及双腮腺肿大，局部发红，发热，压痛明显，舌苔黄薄，脉细数，体温38.5℃。

既往史：体健。

中医诊断：痄腮（邪犯少阳证）。

西医诊断：腮腺炎。

治法：清热解毒，消肿止痛。

取穴及手法：角孙、翳风、颊车、外关、合谷、关冲、阳陵泉、足窍阴。捻转泻法。

穴位注射：用维生素B_{12}0.25mg、胶性钙1mL，取翳风、角孙，每个穴位注射0.1～0.2mL，隔天1次。

中药：连翘30g、金银花30g、桔梗18g、薄荷18g（后下）、竹叶12g、生甘草15g、芥穗12g、淡豆豉15g、牛蒡子18g。共3剂，水煎服，每天1剂，早晚分服。

7月4日复诊：3次综合治疗后患者症状明显缓解，面部疼痛减轻，咀嚼时痛，体温37℃，其余症状基本缓解。

7月7日复诊：患者诉经5次治疗后基本恢复如常，疼痛消失，局部红肿消退，无压痛，体温36.2℃。

按语：患者为青少年，自耳部肿痛开始发病，发病前有外出就餐史，考虑主要是由外感风温病毒，病邪从口鼻而入，挟痰火壅阻少阳经络，郁而不散，结于腮颊所致。患者初起发病即来就诊，疾病尚属于初期，邪仍在表而未入里，风温之邪郁于少阳经脉，郁而化热，故两侧颊部肿痛、发热，治宜从表而散，故以清热解毒为治则，针药结合，方显速效。本病患者经约1周的治疗，内外同治，迅速恢复正常。

◎ 病例2

马某某，男，6岁。首诊日期：2017年9月26日。

主诉：双耳下肿痛6天。

现病史：6天前夜间突然发热，体温38.6℃，双侧耳下肿痛，边缘不清，触之微热，压痛明显，有腮腺炎接触史。急查血常规基本正常。当地诊所治疗未见明显效果，故来诊。

现症见：发热不退，腮部肿痛明显，拒按，张口困难，烦躁不安，伴头痛、呕吐黄水，食欲不振，尿少黄赤，舌红苔黄微腻，脉细滑数。余无特殊不适，体温38℃。

既往史：无。

中医诊断：痄腮（热毒壅盛证）。

西医诊断：流行性腮腺炎。

治法：清瘟解毒。

取穴及手法：耳尖、商阳、合谷、关冲、大椎。点刺出血。

其他疗法：角孙穴灯火灸。

中药：水牛角10g（先煎）、金银花12g、连翘10g、牡丹皮6克、赤芍6g、生石膏18g、竹叶6g、全蝎3g、蜈蚣2条、青竹茹6g、玄参6g、薄荷3g（后下）。共3剂，水煎服，每天1剂，早晚分服。

9月28日复诊，热已退，腮部仍肿痛不适，可张口，头痛明显缓解，呕吐好转，胃纳改善，余症大致同前，继续原方治疗。

9月30日三诊，未再发热，腮部肿痛明显改善，张口稍困难，无头痛、呕吐等，纳可，口干，尿量仍偏少，淡黄色，舌淡红，苔薄黄，脉细滑，余同前。原方案改为：翳风、颊车、外关、合谷、胆俞、阳陵泉，速刺法，平补平泻；中药改为：生地黄30g、玄参9g、麦冬9g、生甘草3g、知母6g、天花粉6g、桑叶9g、淡竹叶5g，3剂。

10月3日四诊，患儿已痊愈，未再发。

按语：患者为6岁男童，发病前有本病接触史，外感风温之邪，发为本病。儿童为纯阴纯阳之体，外邪侵犯，易致阴阳失调，气血鼓动而病情较重。本病患儿于当地诊所治疗数天而未见缓解，致使瘟邪入里，温毒内扰，灼伤肝胃，热扰神明，故后续出现烦躁不安、头痛、呕吐、食欲不振等症状，因而在其治疗上，当以清瘟解毒为大法，针灸以泻法为先，针药相须，加强清瘟解毒之功，以防病性再变。故经治疗后，患儿2日即明显缓解。3诊时，患儿外邪已祛，但历经10日的风温之邪消耗，加之发热1周余，热伤阴液，故尿少，口干，故尚需清润以为调扶，针灸方案调整为平补平泻之方以协调经脉，中药方剂调整为清润之品以和脏腑，因而疾病得以痊愈。

参考文献：

［1］许能贵，符文彬. 临床针灸学［M］北京：科学出版社，2019.

［2］马融. 中医儿科学［M］北京：中国中医药出版社，2018.

［3］王卫平、孙锟、常立文. 儿科学［M］北京：人民卫生出版社，2018.

［4］中国中医研究际西苑医院儿科. 赵心波儿科临床经验选编［M］北京：人民卫生出版社，2005.

二、肠痈

（一）概述

肠痈是指发生在肠道的痈肿，大多数具有典型的转移性右下腹疼痛，呈持续性钝痛或阵发性加剧为特征，相当于西医的急、慢性阑尾炎。本病多因饮食失节，暴怒忧思，跌扑奔走，使肠胃部运化功能失职，湿热邪毒内壅于肠而发。发病率占住院患者的10%～15%，多见于青年人及中年人，男性患者发病率约为女性2倍。发病率居外科急腹症的首位。

（二）诊断要点

1. 急性阑尾炎诊断要点

（1）大多数具有典型的转移性右下腹疼痛，或初始即为右下腹疼痛。

（2）胃肠道症状明显；部分患者可以有排便次数增多或腹泻；晚期穿孔形成弥漫性腹膜炎时出现肠麻痹。

（3）全身症状：体温升高达38℃左右，全身中毒症状等。

（4）右下腹固定压痛，合并阑尾穿孔时出现腹膜炎体征。

（5）结肠充气试验、腰大肌试验、闭孔肌试验、直肠指诊试验等对急性阑尾炎的诊断有辅助意义。

（6）白细胞计数升高。

2. 慢性阑尾炎诊断要点

（1）反复发作的右下腹绞痛或隐痛，程度不一，平素伴多种非特异性消化道症状。

（2）较明确的急性阑尾炎的发作史，间歇发作，发作时有典型的急性阑尾炎症状。

（3）右下腹经常存在的以阑尾为中心的压痛。

（4）病程长者可触及右下腹条索状质地较硬的包块伴压痛。

（5）B超及X线钡剂灌肠可协助诊断。

（6）病理诊断为最终标准。

（三）辨证要点

肠痈证急，变化迅速，辨证要准。初期要辨清寒、热、气、血，热者有发热、口干、大便干结、脉滑数；寒者，腹痛较轻、大便微溏，苔薄白腻，脉迟紧；气滞重者，绕脐窜痛；血瘀重者，痛处不移，腹痛拒按。中期肠痈酿脓，症状加重，关键要辨清热重还是湿重。后期要注意变证；或为阳明腑实，热甚伤阴；或为阴损及阳，体温反低。此外观察舌苔和脉象对诊断本病的轻重有一定意义。如舌苔由薄腻转为厚腻，脉象由微数转为洪数，则病情发展有酿脓的趋势；反之，病情则有所控制，而为向愈的征象。若舌苔由厚腻转为薄腻，即使腹痛、体温暂无明显变化，也表示病情为可以控制的佳兆。

1. 肠腑气蕴

转移性右下腹疼痛，呈持续性钝痛或阵发性加剧，痛势不剧，轻度发热、恶心、胃纳不佳、大便干结、小便微黄。舌苔白厚腻或微灰，脉迟紧或濡数。

2. 热盛肉腐

转移性右下腹疼痛，呈持续性钝痛或阵发性加剧，痛势剧烈，腹皮拘急、拒按，局部或可触及肿块，兼壮热汗出，恶心呕吐，纳呆，便秘或腹泻，小便短赤。舌苔厚腻而黄，脉洪数。

3. 热盛伤阴

腹痛自右下腹扩展到全腹，腹皮挛急，全腹压痛，反跳痛，腹胀，恶心呕吐，大便次数增多，似痢不爽，小便频数似淋。甚至可见腹部膨胀，转侧闻水声，兼见时时汗出，皮肤甲错，二目下陷，口干而臭。舌质红，苔黄糙，脉细数。

（四）治疗

本病重在通腑泻热止痛，按辨证施治，针药相须辨证治疗方案。

需根据中医证型不同在针刺主方基础上加减使用穴位，辨证给予中药汤剂。须针灸医生根据临床经验辨证使用。若病情控制不住或症状严重，应考虑及时外科相关治疗。

1．针刺

治法：通腑泻热止痛，按病症结合，针药并用。

取穴：以手足阳明经穴为主。如天枢、上巨虚、阑尾穴、曲池、阿是穴，用毫针针刺。手法用泻法，可加电针，大肠俞可刺络。

辨证加减：肠腑气蕴证加合谷、太冲；热盛肉腐证加大肠俞、合谷；急性阑尾炎加人迎；慢性阑尾炎加水分、腹结、肺俞。

2．其他疗法

耳针：取阑尾穴、大肠、心、肝、交感、神门等耳穴，用掀针埋针法，适用于巩固治疗。

天灸：用芒硝30克、生大黄15克、桃仁15克、独头大蒜2枚、冰片5克捣烂成膏外敷于痛点、天枢，适用于临床各证型。

穴位注射：取阑尾穴、腹部压痛点等，用10％葡萄糖注射液0.2～0.5mL，注射深度0.5～0.8寸，每天1次。

3．药物治疗

1）中药

肠腑气蕴证用大黄牡丹皮汤加减。

热盛肉腐证用大黄牡丹皮汤合红藤煎加减或七贤汤加减。

热盛伤阴证用大黄牡丹皮汤合增液汤加减。

2）西药

治疗方法主要分为手术治疗和非手术治疗两种。非手术治疗包括：①一般治疗，主要为卧床休息、禁食，给予水、电解质和热量的静脉输入等。②抗生素应用，在非手术治疗中抗生素的应用颇为重要，关于其选择与用量，应根据具体情况而定。③止痛药应用，止痛有时非常必要。④对症处理，如镇静、止吐、必要时放置胃减压管等。手术治疗主要是在保守治疗无效后考虑进行，一般为切除局部组织。

3）中成药

阑尾灵冲剂，热开水冲服；阑尾消炎灵胶囊、锦红新片、阑尾消炎片、西黄丸等，温开水送服。可用于疾病初起、轻症时。

（五）临证医案

◎ 病例1

张某，女，46岁。首诊日期：2010年3月5日。

主诉： 右下腹突发剧痛3h。

现病史： 进食过夜食物后右少腹部突然剧痛，阵阵发作，逐渐加重，延续数小时，自服西药止痛，不能缓解，送当地医院急诊，血常规检查白细胞计数12 400，中性粒细胞百分比80%，淋巴细胞百分比18%，腹部CT提示考虑阑尾炎性病变。体温38.7℃。当地医院建议手术治疗，但患者畏忌开刀，故来诊。

现症见： 右少腹部急痛，手不可近，右足屈而不伸，脐旁压痛拒按，大便干结，小便微黄，纳呆，脉滑数，苔薄腻微黄，体温：37.9℃。

既往史： 体健。

中医诊断： 肠痈（肠腑气蕴证）。

西医诊断： 急性阑尾炎。

治法： 通腑泻热止痛。

取穴及手法： 天枢、上巨虚、阑尾穴、曲池、太白。针刺行泻法。

穴位注射： 10%葡萄糖注射液，取腹部压痛点，每个穴位注射0.5mL，每天1次。

中药： 生大黄10g、牡丹皮15g、桃仁15g、厚朴15g、红藤15g、蒲公英15g、赤芍12g、败酱草10g。共2剂，水煎服，每天1剂，早晚分服。

3月6日复诊：针后大便即解，药后腹痛减轻，要求进食，予少量稀粥，后汗出体温恢复正常，今日仍有阵发性腹痛，拒按，大便暂无，小便微黄，纳一般，舌红，苔薄微黄，脉滑紧。中药效不更方，针灸予取大肠、交感阑尾穴耳针埋针以巩固治疗。

3月8日三诊：经3天治疗后，症状明显改善，可正常大便，小便正常，腹痛缓解不再发，纳改善，舌淡红，苔薄微黄，脉滑。针灸手法改善为平补平泻，余治疗同前，并予复查血常规。

3月10日四诊：自觉身体情况良好，无特殊不适感，稍感疲劳，血常规正常。针灸予灸大横、足三里、大肠俞，针刺同前，中药予原方去大黄、红藤、公英，加玄参15g、生地黄12g、麦冬12g、神曲9g、山楂9g、藿香9g、陈皮9g，共3剂。

3月13日五诊：身体已恢复正常，查体无阳性体征。

按语：患者因饮食不洁，使肠胃部运化功能失职，湿热邪毒内壅于肠而发本病。初发即来诊，病邪未深，辨证为轻症，结合相关检查，可予保守治疗。本病发病急，变化迅速，故应用内外同治的针药相须理论，以加强、加快疗效，取大肠经的下合穴上巨虚及治疗肠痈之经验穴阑尾穴，加强通腑泻热止痛；曲池为手阳明大肠经之合穴，可清泻大肠腑邪热；天枢为大肠之募穴，配太白可通腑止痛，加之中药汤剂急攻其邪，故患者1次治疗后即热退便解，症状改善。后因本病邪壅发热耗气伤津，故见疲劳，因而加用灸法以补经气，中药予去大泻之品，合增液汤等调和中焦，故经1周治疗即痊愈。

◎ 病例2

张某某，女，21岁。首诊日期：2018年5月8日。

主诉：右下腹疼痛1天。

现病史：曾于3天前吃生冷瓜果后腹泻，日十余次，脓样便，伴有腹痛，自服罗红霉素治愈。昨天早晨开始出现发热，体温38.8℃，右下腹疼痛，腹肌紧张，麦氏点压疼，无明显反跳痛，腰大肌试验阳性。至急诊就诊，急查血常规提示白细胞升高，中性粒细胞百分数81％，考虑为急性阑尾炎，患者要求保守治疗，转诊。

现症见：发热汗出，体温38.8℃，右下腹痛，腹肌紧张，拒按，无明显腹泻，小便调，纳呆，恶心感，脉滑数，舌质红，苔薄黄腻，余同上。

既往史：无。

中医诊断：肠痈（热盛肉腐证）。

西医诊断：急性阑尾炎。

治法：清热解毒，活血利湿。

取穴及手法：取天枢、上巨虚、阑尾穴、曲池、合谷、公孙。手法用泻法。

其他疗法：取隐白、大椎，刺络放血。

中药：金银花30g、连翘15g、蒲公英30g、紫花地丁30g、败酱草30g、丹皮9g、大黄9g、冬瓜仁30g、赤芍9g、丹参9g、川楝子12g、广木香9g、黄芩9g、薏苡仁30g、甘草6g。共2剂，水煎服，每天1剂，早晚分服。

5月9日二诊：昨晚腹部疼痛减轻，体温下降，血常规亦转正常，白细胞计数6300，中性粒细胞百分比74％，继续原方案治疗。

5月10日三诊：体温正常，腹痛轻微，麦氏点压疼轻微，无反跳痛，不欲多进食，苔白黄厚腻，脉弦滑。针灸予停刺络放血，手法改为平补平泻法，中药原方去大黄、冬瓜仁，加藿香、蒸陈皮各9g。3剂后，痊愈。

按语：本病例中患者早期出现腹泻便溏、身热不甚，苔黄腻，故病机考虑辨为湿热蕴结肠腑，郁而化热，热盛伤腑而发，故而除了针灸方面加强泻热通腑之力，还需公孙、隐白等利湿之功，后期恢复期去清泻之法，加用醒脾调中之则，配合内服中药，内外合治，针药相须，故疗效较佳。

参考文献：

[1] 许能贵，符文彬. 临床针灸学［M］. 北京，科学出版社，2019.

[2] 李经纬. 中医大词典［M］. 第2版. 北京：人民卫生出版社，2005.

[3] 高忻洙，胡玲. 中国针灸学词典［M］. 南京：江苏科学技术出版社，2010.

三、腱鞘囊肿

（一）概述

腱鞘囊肿又称"筋瘤""筋结"，是生长于关节或腱鞘附近的囊性肿物，内含无色透明或微呈白色、淡黄色的浓稠黏液；常见于腕背、足背。一般认为本病与局部损伤有关。多因过度劳累、外伤筋脉，以致痰凝筋脉，或因经久站立、扭伤等致筋脉不和、气血运行失畅，阻滞于筋脉络道而成。现代医学认为与手或足的肌腱关节的慢性劳损有关。可发生于任何年龄，多见于青年和中年，女性多于男性。

（二）诊断要点

（1）有外伤史或慢性劳损史。

（2）好发于腕背及腕掌面的桡侧，掌指关节的掌侧面，足背动脉附近等处，局部肿块，缓慢发生或偶然发现，局部酸胀不适，握物或按压时可有痛感。

（3）体征：肿块呈半球形，光滑，与皮肤无粘连，但附着于深处的组织，活动性较小，有囊性感。

（三）辨证要点

1. 气滞证

好发于关节肌腱附近，半球形隆起，局部疼痛或胀感。症多初起，肿块柔软可推动。舌红，苔薄，脉弦。

2. 瘀结证

好发于关节肌腱附近，半球形隆起，局部疼痛或胀感。反复发作史，肿块小而硬，患肢可有不同程度的功能障碍。舌红质暗，苔腻，脉滑弦。

（四）治疗

1. 针刺

本病重在散结消肿，按辨证施治。针药相须辨证治疗方案：需根据中医证型不同在针刺主方基础上加减使用穴位。本病用外治法疗效良好，无须给予中药汤剂。若病情控制不住或症状严重，应及时考虑进行外科相关治疗。

治法：散结消肿，按病症结合，必要时针药并用。

取穴：以局部取穴为主。囊肿局部阿是穴，毫针针刺，于囊正中和四周各刺入一针，针尖均刺向囊正中，以刺破囊壁为度，可加灸法。

辨证加减：气滞证加太冲、合谷；瘀结证加膈俞、血海；上、下肢酸痛无力者可按酸痛部位循经选取相应腧穴。

2. 其他疗法

火针：取囊肿上选2～3个点，待火针烧红后，迅速点刺，挤出囊液，并用消毒纱布加压敷盖。

三棱针：取囊肿中央点三棱针快速刺入，刺破囊壁，挤出囊液，加压包扎。

穴位注射：取阿是穴。三棱针治疗后从原针眼进针，注入泼尼松12.5～25mg、0.5%普鲁卡因0.2mL，注射完药液后，再向多方向刺破囊壁，出针后稍加按揉，加压包扎，每周1次。

手法治疗：囊肿部位，摆好舒适体位，以指推法或敲击法推挤消散囊肿，加压包扎局部。

3. 药物治疗

中药：本病用外治法疗效佳，无须内服中药。

西医：非手术治疗方法较多，包括用硬化猛击囊肿，造成皮下破裂；或注射局部麻醉药后用粗针做多处穿刺囊肿，然后加压揉按；或将胶冻抽出后注入糖皮质激素药物。这些方法治疗后复发机会较多。手术治疗时，需要将囊肿蒂连同其茎部的病变组织，以及周围部分正常的腱鞘及韧带彻底切除。如此操作，可减少复发机会。

（五）临证医案

◎ **病例1**

徐某，女，40岁。首诊日期：2018年4月14日。

主诉：右手腕皮下肿物3月余。

现病史：3个月前发现右手腕部皮下隆起，直径大小约1cm，无明显不适感，未予重视，2天前洗碗后出现疼痛不适感。查体示右腕近尺侧皮下肿物，质硬，活动度小，轻压痛，无头晕头痛、口干口苦等其余不适感，纳可眠安，舌淡红，苔薄，脉滑细。完善B超示腱鞘囊肿。

既往史：体健。

中医诊断：筋结（气滞证）。

西医诊断：腱鞘囊肿。

治法：散结消肿。

取穴及手法：囊肿局部压痛点。火针点刺。

4月15日复诊：囊肿已消，予换药继续加压固定，嘱2周后拆除包扎。

4月28日复诊：局部已恢复正常，无皮下肿物，无疼痛等不适，期间未再复发。

按语：本病多因局部损伤而起，早期治疗相对简单。但复发率高是本病治疗难点。复发原因是囊肿日久变小变硬，囊液不易完全挤出，重新聚集；另外是治疗后加压无力，囊壁碎片重新形成囊腔。所以，防囊肿复发治疗应该是治疗时应完全挤出囊液；另外，治疗后加压包扎力度要够。本例患者经治疗后注意休息及预防复发，故迅速好转。

◎ **病例2**

陈某某，男，64岁。首诊日期：2015年3月5日。

主诉：左膝关节内侧肿物10年，疼痛2天。

现病史：患者10年前发现左膝关节内侧肿物，大小约2cm×2cm，查CT提示"腱鞘囊肿"，行针灸治疗后肿物逐渐缩小后至消失，2年前退休后运动过度扭伤后再次出现左膝关节内侧肿物，大小约2cm×3cm，质硬，活动度较小，无压痛，患者未予重视，未经系统治疗，昨日肿物处开始出现酸痛，蹲下或上下楼梯加重，晨起后肿物大小可减小，无头晕头痛，无口干口苦，纳可，眠较差，舌暗红，舌底络脉瘀曲，脉弦细。

中医诊断：筋瘤（瘀结证）。

西医诊断：腱鞘囊肿。

治法：散结消肿。

取穴及手法：内关、阴陵泉、阳陵泉、阿是穴。针刺内关、阴陵泉、阳陵泉行平补平泻法。火针阿是穴。火针局部后予加压包扎。

隔天治疗1次，经2次治疗后，患者症状明显好转，无明显疼痛，肿物明显消散。再经3次治疗后，痊愈。

按语：本病例发病部位在膝关节内侧，考虑是深部静脉血栓形成和炎性病变所引起的一种疾病。患者有明显的扭伤史，气滞血瘀阻塞经络而发为本病。病在局部，病机为气滞血瘀，当责之肝脾，因此选用局部火针刺激病变组织，局部选阴陵泉针刺加强刺激，又取筋会阳陵泉减少关节不利之疼痛。本病例经针刺、火针等综合治疗后，取得了良好的效果。

参考文献：

［1］许能贵，符文彬. 临床针灸学［M］. 北京：科学出版社，2019.

［2］高忻洙，胡玲. 中国针灸学词典［M］. 南京：江苏科学技术出版社，2010.

［3］樊粤光. 中医骨伤科学［M］. 北京：高等教育出版社，2008.

四、乳痈

（一）概述

乳痈是以乳房部结块、肿胀、疼痛，溃后脓出稠厚为特征的外科疾病。乳痈的发生是在乳汁郁积的基础上，细菌通过乳头进入乳房引起的急性化脓性感染，相当于西医学的急性乳腺炎。常发生于产后未满月的哺乳期妇女，尤以初产妇多见，也可见于产后2～4个月至1年以上。发于妊娠期的称为"内吹乳痈"；发于哺乳期的称为"外吹乳痈"。多由肝气郁滞，胃热壅塞，乳汁淤积，或乳头破损，感染邪毒，致气血凝滞而成。未分娩时、非哺乳期或妊娠后期也可偶见本病。

（二）诊断要点

（1）多发生于初产妇产后2～4周哺乳期。

（2）乳房疼痛，局部红肿、发热；可伴寒战、高热、脉搏加快等中毒症状。

（3）患侧腋窝可伴淋巴结肿大、压痛；乳房局部脓肿可有波动感。

（4）血白细胞升高；乳房B超提示脓肿形成；乳腺脓肿细针穿刺可抽出乳汁与脓液的混合液。

（三）辨证要点

1. 肝郁气滞

乳头肿胀疼痛，皮色不变或微红，伴恶寒发热、头身酸痛、口渴便秘等全身症状。舌红，苔黄，脉数。

2. 胃热壅滞

产后恣食肥甘厚味而致阳明积热，胃热壅盛，导致气血凝滞，乳络阻塞而发生痈肿。乳房肿块变软有应指感，皮色掀红，灼热烫手，伴全身壮热。舌红，苔黄腻，脉洪数。

3. 正虚邪恋

乳头破损或凹陷，影响哺乳，致乳汁排出不畅，或乳汁多而婴儿不能吸空，造成余乳积存，致使乳络闭阻，乳汁瘀滞，日久败乳蓄积，乳汁瘀滞，化热而成。乳房肿块溃脓，脓水清稀，疼痛不著，伴全身乏力，面色少华，低热不退，纳少。舌淡，苔薄，脉弱无力。

（四）治疗

1. 针刺

本病重在通腑泻热止痛，按辨证施治。针药相须辨证治疗方案：需根据中医证型不同在针刺主方基础上加减使用穴位，辨证给予中药汤剂，须针灸医生根据临床经验辨证使用。若病情控制不住或症状严重，应及时考虑进行外科相关治疗。

治法：清热解毒，散结消肿，按病症结合，针药并用。

取穴：以足阳明胃经、足厥阴肝经穴为主。如膻中、乳根、期门、肩井、阿是穴，用毫针针刺。膻中向患侧乳房横刺；乳根向上刺入乳房底部，不可直刺、深刺，以免伤及内脏；期门沿肋间隙向外斜刺或刺向乳房，不能直刺、深刺，以免伤及内脏；肩井不可向下深刺，以免伤及肺尖，针尖应向前或后下方刺入；阿是穴用三棱针刺络。

辨证加减：气滞热壅证加合谷、太冲、曲池；热毒炽盛证加内庭、大椎；正虚邪恋证加胃俞、足三里、三阴交；乳房胀痛甚者加少泽、足临泣；恶寒、发热加合谷、外关、曲池；烦躁、口苦者加行间、内关。

2. 其他疗法

挑针：在肩胛骨下部或脊柱两旁找压之不褪色的瘀血点，用三棱针挑破，使之出血少许；若背部瘀血点不明显，可在患侧膏肓穴上2横指处挑治，用于顽固性乳痈难溃难敛者。

三棱针：初期取大椎、第4胸椎夹脊、乳根（患侧）等刺络，可配合拔火罐，适用于初期及成脓期。

耳针：取乳腺、内分泌、肾上腺、胸椎。毫针浅刺，用掀针埋针法，用于巩固治疗。

火针：局部、背俞、风门、胃俞、天宗等进行火针点刺，适用于成脓期。

早期注意休息，暂停患侧乳房哺乳，清洁乳头、乳晕，促进乳汁排泄（用吸乳器或吸吮），凡需切开引流者应终止哺乳。

3. 药物治疗

1）中药

肝郁气滞证用瓜蒌牛蒡汤加减。

胃热壅滞证用透脓散加减。

正虚邪恋证用托里消毒散加减。

2）西药

（1）局部用25%硫酸镁湿热敷、理疗。

（2）早期可采用青霉素80万～100万U加1%～2%普鲁卡因10mL溶于等渗盐水10～20mL中，在肿块周围封闭注射。

（3）全身应用抗生素。为防治严重感染及败血症，根据细菌培养及药敏选用抗生素，必要时静脉滴注抗生素。

（4）必要时应及时切开引流。

3）中成药

银翘解毒丸、西黄丸、牛黄解毒丸等，温开水送服。可用于疾病初起未成脓时。

（五）临证医案

◎ 病例1

崔某，女，26岁。首诊日期：2012年8月5日。

主诉：乳房肿痛2周。

现病史：患者新产后2周，因吹空调受冷后出现乳房胀痛不适，无法哺乳，纳呆，头痛，口干，二便调，右乳胁下红肿，胀痛难忍，平素体质虚弱，脾气急躁，既往月经量偏少。体温38℃。舌红，苔薄黄，脉细数。患者考虑要哺乳，要求保守治疗，故来诊。

既往史：体健。

中医诊断：乳痈（肝郁气滞证）。

西医诊断：急性乳腺炎。

治法：清热解毒，散结消肿。

取穴及手法：膻中、乳根、期门、肩井、合谷、太冲。针刺行泻法。

三棱针：取少泽、大椎。刺络放血。

中药：瓜蒌仁15g、牛蒡子15g、花粉15g、黄芩15g、栀子15g、连翘15g、皂角刺15g、金银花15g、陈皮15g、青皮15g、柴胡15g、甘草5g、当归10g、赤芍15g、大黄10g、白芍15g。共5剂，水煎服，每天1剂，早晚分服。

8月8日复诊：局部疼痛缓解，红肿较前消退，体温正常，胃纳改善，头痛好转，余症同前。效不更方，继续原方治疗。

8月11日三诊：诸症明显改善，右乳胁下仍有少许胀痛，无明显红肿，无头痛，仍口干，体温正常，舌红，苔薄，脉细滑。针灸方面，原方予加三阴交、太溪以调和脾肾，减刺络放血，中药方面，原文予去大黄、当归，加漏芦10g以加强通乳之力。

8月15日复诊：身体已痊愈，血常规及查体无阳性体征。

按语：患者新产后，加之素体虚弱，偶感风寒。考虑本病患者病后脾虚，且郁怒伤肝，木不条达，而发本病。本病如失治，则易加重病情，需要强效的治疗手段。故采用针药相须的理论，内外同治，脏腑经脉同调，针灸方面，膻中、乳根、阿是穴均位于乳房局部，膻中为气之会穴，乳根属于胃经，刺之可宽中理气，消除患部气血之阻遏；期门邻近乳房，又为肝之募穴，善疏肝理气、化滞消肿；肩井清泻肝胆之火，为治疗乳房肿痛的经验效穴。中药方面，选用瓜蒌牛蒡汤加减，佐以柔肝健脾之品，使邪毒自消，身体自瘥。

◎ **病例2**

余某某，女，30岁。首诊日期：2013年6月7日。

主诉：左乳连胸胁肿痛半月余。

现病史：新产后2个月，泌乳不畅，继而乳房肿痛半月，痛连左胸胁，周身如针刺，饮食不进，低热无汗，体温37.8℃，舌淡红，苔薄白，脉浮紧。平素月经正常，体健。

既往史：无。

中医诊断：乳痈（风寒束表证）。

西医诊断：急性乳腺炎。

治法：疏风散寒解表。

取穴及手法：膻中、乳根、期门、肩井、合谷、太冲、曲池。手法用平补平泻法。

其他疗法：取大椎，刺络放血。

中药：麻黄10g、葛根15g、荆芥10g、防风10g、苦杏10g、甘草5g、石膏20g（包煎）、瓜蒌仁15g、陈皮15g、青皮15g、柴胡15g、黄芩10g。共3剂，水煎服，每天1剂，早晚分温服。

6月9日复诊：治疗后身有大汗，周身之痛尽解，乳上之肿胀亦缓解，纳改善，继续原方案治疗。

6月13日三诊：身体痊愈，已无不适，正常哺乳。

按语：《生气通天论》曰"开阖不得，寒气从之，荣气不从，逆于肉理，乃生痈肿。"患者病于产后，外因风寒束表，内因火热遏闭，风寒束表则阳气不伸而周身尽痛，寒遏热闭则邪蕴肝胃之络而胸胁乳房肿胀。针灸方面，在疏肝理气基础上，加上解表散寒的治疗，中药以解表之品为主，辅之以清热泻火的石膏以内清里热。患者病虽半月，乳痈尚未成脓，故外邪去则诸证悉除。

参考文献：

［1］许能贵，符文彬. 临床针灸学［M］. 北京：科学出版社，2019.

［2］李景荣. 名医医案选读［M］. 北京：光明日报出版社，1989.

［3］高忻洙，胡玲. 中国针灸学词典［M］. 南京：江苏科学技术出版社，2010.

五、乳癖

（一）概述

乳癖又名"乳痰""乳核"，是以乳房疼痛、肿块为主要特点的内分泌障碍性疾病。本病相当于西医学的乳腺增生病。本病多由忧郁思虑，肝失条达，心脾郁结，气血失调，痰湿阻滞乳络而成；或因冲任失调，肝肾阴虚，经脉失养而成。本病好发于30～50岁妇女，约占全部乳腺疾病的75％，是临床上最常见的乳房疾病。本病有一定的癌变危险。

（二）诊断要点

（1）与月经周期相关的乳房疼痛，经期加重，经来痛减，病程长者疼痛规律消失。

（2）一侧或两侧乳房肿块，呈颗粒状、结节状或片状，质地韧，有弹性，可活动，少数患者有无色或黄色乳头溢液。

（3）可伴局部触痛，腋窝无肿大淋巴结。

（4）B超可协助诊断；钼靶X线提示增生的乳腺组织呈棉絮状或毛玻璃状密度增强影，如有囊性增生可见增强影中有圆形透亮阴影。

（5）红外线透照检查可显示乳腺内部结构，增生明显处透光度可减弱，血管图像正常。

（6）细胞活检可明确诊断。

（三）辨证要点

乳癖多见于青中年妇女，常伴有月经失调、流产史。常同时或相继在两侧乳房内发生多个大小不一的肿块，其形态不规则，或圆或扁，质韧，分散于整个乳房，或局限在乳房的一处。常感乳房胀痛，在月经前3～4天更甚，经后痛减或消失。

1. 肝郁痰凝

多见于青壮年妇女。乳房胀痛或刺痛，乳房肿块随喜怒消长；伴胸闷胁胀，善郁易怒，失眠多梦。舌质淡红，苔薄白，脉弦和细涩。

2. 冲任失调

多见于中年妇女。乳房肿块或胀痛，经前加重，经后缓减；伴腰酸乏力，神疲倦怠，头晕，月经先后失调，量少色淡，甚或经闭。舌淡，苔白，脉沉细。

（四）治疗

1. 针刺

本病重在软坚散结，但治疗时间较长，应按辨病与辨证结合，针药并用，标本兼治。

需根据中医证型不同在针刺主方基础上加减使用穴位，辨证给予中药汤剂。须针灸医生根据临床经验辨证使用。若病情控制不住或症状严重，应考虑及时进行乳腺科相关治疗。

治法：软坚散结、调理冲任，按病症结合，针药并用。

取穴：以任脉、足阳明经、足厥阴经穴为主。膻中、乳根、屋翳、期门、丰隆、公孙、建里、关元。

辨证加减：肝郁痰凝证加太冲、合谷、肩井；冲任失调证加三阴交、肝俞、肾俞；疼痛明显者加膈俞、胆俞、天宗；肿块坚硬者加膈俞、章门；肿块柔软者加脾俞、膏肓俞。

刺灸法：毫针针刺，膻中向患侧乳房横刺；乳根向上刺入乳房底部，屋翳、期门沿肋间隙向外斜刺或刺向乳房，三穴均不能直刺、深刺，以免伤及内脏；丰隆、太冲、合谷、肩井、肝俞等毫针针刺，行泻法；三阴交、公孙毫针针刺，行平补平泻法；建里、关元、膈俞、胆俞、天宗、章门、脾俞、膏肓俞等用灸法。

2. 其他疗法

皮内针：取屋翳穴、肝俞穴等埋皮内针，用于巩固治疗。

耳针：取内分泌、交感、皮质下、乳腺、垂体、卵巢、肝等穴，用王不留行籽压丸法或掀针埋针法，用于巩固治疗。

热敏灸：在局部、胸腹任脉、胃经及背部足太阳膀胱经热敏灸，用于临床各证。

3. 药物治疗

1）中药

肝郁痰凝证用逍遥蒌贝散加减。

冲任失调证用加味二仙汤加减。

2）西药

5%碘化钾，疼痛严重者可试用甲基睾丸素或他莫昔芬等激素治疗，需在医生指导下应用。

3）中成药

乳癖消片或胶囊、加味逍遥丸、乌鸡白凤丸、桂枝茯苓丸等，温开水送服。

（五）临证医案

◎ **病例1**

张某某，女，36岁。首诊日期：2016年5月19日。

主诉：乳房结节1年余。

现病史：患者述其左乳房有1个枣大小结块已1年余，于当地医院就诊后，经服中西药无效。肿块皮色如常，质地坚硬，表面光滑，边界清楚，推之能够，有轻微胀痛，生气后疼痛加重。已婚已育，月经正常。舌质紫暗，苔薄，脉弦细。

既往史：体健。

中医诊断：乳癖（肝郁痰凝证）。

西医诊断：乳腺结节性增生。

治法：疏肝解郁，软坚散结。

取穴及手法：膻中、乳根、屋翳、期门、丰隆、公孙、合谷、太冲。针刺行平补平泻法。

灸法：取建里、关元、肝俞、肾俞。麦粒灸，各3壮。

中药：柴胡10g、当归10g、白芍10g、茯苓10g、浙贝母10g、法半夏10g、胆南星10g、生牡蛎30g（先煎）、白术12g、瓜蒌15g、山慈姑15g、丹皮10g。共3剂，水煎服，每天1剂，早晚分服。

5月22日复诊：胀痛消，肿块消软。效不更方，继续原方治疗。

5月30日三诊：诸症明显改善，肿块基本消除。嘱不适随诊。

1年后随访，诉未再发，体健。

按语：本病乳痛和肿块与月经周期及情志变化密切相关，故治疗时间一般较长，故治疗应在辨病和辨证基础上，加强调经和疏肝，针药结合，可以缩短本病的治疗时间，减轻患者负担。患者示有明确的诱发因素，且生气后可诱发疼痛，考虑与情志因素相关，因而在治疗上重在调肝，同进顾护冲任，故能较快取得良好的疗效。

◎ **病例2**

胡某，女，31岁。首诊日期：2016年8月17日。

主诉：发现双乳房外上方乳腺增生4年余。

现病史：患者为医护人员，4年前体检时无意中发现双乳房外上象限各有2cm×2cm包块。与周围组织无粘连，无压痛，与月经周期无明显关系。完善检查后诊断为"乳腺增生病"，未做治疗，肿块逐渐增大。近2~3月来，经前10天左右即感乳房胀痛，月经过后胀痛略减，下次月经来潮复前。月经14岁初潮，经期3~5天，周期28~30天，经行正常。复查B超示双侧乳房外上象限与内上象限可及6cm×6cm×3cm包块，边界尚清，质中等，与周围组织不粘连，表面皮不红，乳头无溢液，压痛，舌红，苔薄，脉弦。

既往史：风湿性关节炎病史7年余。

中医诊断：乳癖（肝郁痰凝证）。

西医诊断：乳腺增生病。

治法：软坚散结、调理冲任。

取穴及手法：取膻中、乳根、期门、肩井、合谷、太冲、天宗、章门。平补平泻法。

灸法：取建里、关元、膈俞、肾俞。麦粒灸，各3壮。

中药：柴胡15g、当归10g、白芍20g、茯苓10g、浙贝母10g、法半夏10g、胆南星10g、生牡蛎30g（先煎）、白术12g、瓜蒌15g、山慈菇15g、制香附10g。共3剂，水煎服，每天1剂，早晚分温服。

8月20日二诊：疼痛减轻，肿块同前，继续原方案治疗。

以上方案连续治疗2个月后，患者双乳疼痛消失，包块明显缩小，质软，复查B超示双侧乳房可见数个包块，其中最大者约3cm×3cm×3cm。

按语：冲任失调与内分泌紊乱具有一致性，冲为血海，任为阴脉之汇，下司月水而主胞胎，上散于胸中，主乳房之生长发育。患者长期工作劳累，作息不定，肝气不疏，冲任失调，肿块加速增大，故当调肝与和冲任同治，针药相合，疏肝理气、化滞散结，因而起良效。

参考文献：

［1］许能贵，符文彬. 临床针灸学［M］. 北京：科学出版社，2019.

［2］胡国华，罗颂平. 全国中医妇科流派名方精粹［M］. 北京：中国中医药出版社，2016.

［3］高忻洙，胡玲. 中国针灸学词典［M］. 南京：江苏科学技术出版社，2010.

六、痔疮

（一）概述

痔是最常见的肛肠疾病，是直肠下段黏膜和肛管皮肤下的静脉丛瘀血、扩张和屈曲所形成的柔软静脉团。根据痔核的位置可分内痔、外痔、混合痔三种。生于齿线以上者为内痔；生于齿线以下者为外痔；内、外痔兼有者为混合痔。认为脏腑本虚、气血亏损是痔的发病基础，而情志内伤、劳倦过度、长期便秘、饮食不节、妇女妊娠等为诱因，使脏腑阴阳失调，气血运行不畅，经络受阻，燥热内生，热与血相搏，气血纵横，经脉交错，结滞不散而成。痔是最常见影响人类健康的疾病之一，其真正发病率不详。

（二）诊断要点

（1）便血，一般于排便过程中发生，内痔及混合痔最为常见。

（2）脱出（Ⅱ、Ⅲ、Ⅳ度内痔可脱出肛门外）。

（3）伴有感染、糜烂和血栓形成或绞窄、嵌顿时出现疼痛或不适感。

（4）肛周瘙痒、溢液，可伴发排便障碍，内痔常见。

（5）外痔或内痔痔核脱出时可见，肛门镜可见内痔痔核。

内痔的分度如下。

Ⅰ度：便时带血、滴血或喷射状出血，便后出血可自行停止，无痔脱出。

Ⅱ度：常有便血，排便时有痔脱出，便后可自行还纳。

Ⅲ度：偶有便血，排便或久站、咳嗽、劳累、负重时痔脱出，需用手还纳。

Ⅳ度：偶有便血，痔脱出，不能还纳。

肛门镜检查可以进一步直观地了解痔核的性质、部位、数目、色泽、溃疡和出血点等。

（三）辨证要点

1. 风伤肠络

大便带血，滴血或喷射而出，血色鲜红；或伴口干，大便秘结。舌红，苔黄，脉数。

2. 湿热下注

便血色鲜，量较多，痔核脱出嵌顿，肿胀疼痛，或糜烂坏死；口干不欲饮，口苦，小便黄。苔黄腻，脉滑数。

3. 脾虚气陷

肛门坠胀，痔核脱出，需用手托还，大便带血，色鲜红或淡红，病程日久；面色少华，神疲乏力，纳少便溏。舌淡，苔白，脉弱。

（四）治疗

1. 针刺

本病应以辨证论治为准则，湿热下注者行气活血、清热利湿，只针不灸，针刺用泻法；脾虚气陷者健脾益气、升阳举陷，针灸并用，用补法。

需根据中医证型不同，在针刺主方基础上加减使用穴位，辨证给予中药汤剂。须针灸医生根据临床经验辨证使用。若病情控制不住或症状严重，应考虑及时进行肛肠科相关治疗。

治法：清热利湿、活血止血，按病症结合，针药并用。

取穴：以督脉、手阳明大肠经、足太阳膀胱经穴为主。大肠俞、承山、长强、曲池、二白。

辨证加减：风伤肠络证加风门、大椎；湿热下注证加上巨虚、大都；脾虚气陷证加气海、足三里；肛门肿疼明显者加秩边、飞扬；便秘者加照海、上巨虚；便后出血者加孔最、膈俞。

刺灸法：毫针针刺，大肠俞、承山、长强、曲池、二白、上巨虚、大都、合谷、太冲、秩边、飞扬、上巨虚、孔最等行泻法，照海用补法；风门、大椎、膈俞等用刺络法；气海、足三里用灸法。

2. 其他疗法

三棱针：取龈交穴或大肠俞、肺俞、承山等点刺出血，用于痔疮急性出血或缓解疼痛。

挑针：选用肺俞、大肠俞、秩边、承山、脊中等挑治，用于顽固性痔脱垂或反复便血者。

埋线：取关元俞、大肠俞、承山、天枢等埋入羊肠线，用于巩固治疗。

3. 药物治疗

1）中药

风伤肠络证用凉血地黄汤加减。

湿热下注证用止痛如神汤加减。

脾虚气陷证用补中益气汤加减。

2）西药

以手术治疗为主。

3）中成药

化痔丸，每次3g，每天2～3次；痔血胶囊，口服，一次2粒，每天2次；痔疮膏，适量外用，每天1次。

（五）临证医案

◎ 病例1

吕氏，女，66岁。首诊日期：2012年5月10日。

主诉： 痔疾10余年，便血1周。

现病史： 患痔疮已10多年，有时便血，近段因劳累等原因，病症加重，便血量多，色鲜红，伴神乏气虚、心烦急躁，便秘。舌淡胖，苔白，脉沉细。

既往史： 体健。

中医诊断： 痔疾（脾虚气陷证）。

西医诊断： 痔。

治法： 健脾益气、升阳举陷。

取穴及手法： 取大肠俞、承山、长强、曲池、二白。针刺行泻法。

灸法： 取气海、足三里、上巨虚。麦粒灸，各3壮。

中药： 炙黄芪15g、党参30g、白术10g、炙甘草15g、当归10g、陈皮6g、升麻6g、柴胡12g、生姜9片、大枣6枚、槐角12g、仙鹤草15g、地榆炭12g。共3剂，水煎服，每天1剂，早晚分服。

5月12日复诊：排便正常、便血止。效不更方，继续原方治疗。

5月15日三诊：诸症消失，少许神疲感。予再行治疗及中药2剂，以巩固疗效。

按语： 本病例患者已患痔疾十余年，本次发病是因疲劳过度，气虚不摄之故，因而治疗上当以益气止血为则，针药相须，加强疗效。其中，足太阳经"别入肛门"，取足太阳之大肠俞及承山穴有清泄肛肠湿热、消肿止痛、凉血止血；

长强属督脉为近部取穴，可疏导肛门瘀滞之气血；曲池为大肠经合穴，有清泄大肠郁热之功；《玉龙歌》有"痔痛之疾亦可憎，表里急重最难禁，或痛或痒或下血，二白穴在掌后寻"，二白为经外奇穴，是古今治疗痔的经验效穴。

◎ **病例2**

明某某，女，48岁。首诊日期：2010年11月17日。

主诉： 内痔4年余，便血3天。

现病史： 患者平素喜食肥甘，患有内痔4年余，有时便血，近几天症状加重，排便时痔疮出血，出血呈喷射状，便血色鲜红，量较多，口干不欲饮，口苦，小便黄；舌淡红，苔黄微腻，脉滑数。

既往史： 无。

中医诊断： 痔疾（湿热下注证）。

西医诊断： 内痔。

治法： 清热利湿止血。

取穴及手法： 大肠俞、承山、长强、曲池、二白、大都、孔最。针刺行泻法。

中药： 秦艽15g、桃仁15g、皂角15g、炒苍术12g、防风12g、酒黄柏9g、当归尾9g、泽泻9g、槟榔6g、制大黄3g、生石膏30g、炙麻黄10g、杏仁10g、仙鹤草15g、地榆炭12g、槐角12g。共3剂，水煎服，每天1剂，早晚分温服。

11月20日复诊：便血止，痔核明显缩小，守方继续治疗。

11月22日三诊：无便血，各症消失。

按语： 痔疮是一种常见的肛肠疾病，包括内痔、外痔、混合痔，因其病理特点，其易反复发作，并较难根治。本例痔疾患者乃因血瘀阻滞，湿热下注，毒邪壅结，久而形成痔核所致，治当活血行瘀、消肿止痛、清热解毒、凉血止血。患者便血量较大，久则血亏，故当急止其血，故针药并用，加强止血之力，兼以清热利湿，其效如神。

参考文献：

[1] 许能贵，符文彬. 临床针灸学［M］. 北京：科学出版社，2019.

[2] 俞震. 古今医案按［M］. 北京：人民卫生出版社，2007.

[3] 高忻洙，胡玲. 中国针灸学词典［M］. 南京：江苏科学技术出版社，2010.

七、蛇串疮

（一）概述

蛇串疮又称为"蛇丹""蜘蛛疮""缠腰火丹"，时以簇集状丘疱疹、局部刺痛为特征的急性皮肤病，属于西医学的带状疱疹。该病是由水痘-带状疱疹病毒引起的一种，疱疹多沿某一周围神经分布，排列成带状，出现于身体的某一侧，好发于肋间神经、颈神经、三叉神经及腰神经分布区域。本病可见于任何年龄，但多见于成人，90%见于50岁以上的人，好发于春秋季节。本病多为情志内伤，肝郁气滞，久而化火，肝经火毒，外溢肌肤而发；或饮食不节，脾失健运，湿邪内生，蕴而化热，湿热内蕴，外溢肌肤而生；或感染毒邪，湿热火毒蕴结于肌肤而成。年老体虚者，常因血虚肝旺，湿热毒盛，气血凝滞，以致疼痛剧烈，病程迁延。

（二）诊断要点

（1）成簇小水疱，条索状单侧分布；多簇小水疱沿某一周围神经节段单侧分布是本病最典型的皮损。

（2）影响肢体运动功能，多发神经炎症状。

（3）皮疹出现前，常先有皮肤刺痛或灼热感，可伴有周身轻度不适、发热。

（4）部分患者在皮疹完全消退后仍遗留神经痛。

（5）CSF淋巴细胞数增高，PCR检出特异性VZV-DNA。

（三）辨证要点

1. 肝经郁热

皮损鲜红，疱壁紧张，灼热刺痛；伴口苦咽干，烦躁易怒，大便干或小便黄。舌质红，苔薄黄或黄厚，脉弦滑数。

2. 脾虚湿蕴

皮损颜色较淡，疱壁松弛，疼痛略轻。伴食少腹胀，口不渴，大便时溏。舌质淡，苔白或白腻，脉沉缓或滑。

3. 气滞血瘀

皮疹消退后局部疼痛不止。舌质黯，苔白，脉弦细。

（四）治疗

1. 针刺

本病根据病情按病症分期治疗，急性期以清热解毒消肿为主，针药并用；后遗症期以通络止痛为法，积极巩固治疗。

需根据中医证型不同，在针刺主方基础上加减使用穴位，辨证给予中药汤剂。须针灸医生根据临床经验辨证使用。若病情控制不住或症状严重，应考虑及时进行皮肤科相关治疗。

治法：清热解毒、通络止痛，按病症结合，针药并用。

取穴：以手足少阳经及华佗夹脊、局部取穴为主。支沟、阳陵泉、夹脊穴等。

辨证加减：肝经郁热证加行间、肝俞；脾虚湿蕴证加脾俞、太白；瘀血阻络证加膈俞、胆俞；颜面部加合谷、太冲；胸胁部加期门、大包；腰腹部加章门、带脉；疼痛甚者加心俞、肺俞；后遗神经痛加膈俞、胆俞、肺俞、肝俞。

刺灸法：局部头尾可用灯心火灸或悬灸或刺络加拔罐；肝俞、膈俞、胆俞、心俞、肺俞、期门、大包用刺络法；支沟、阳陵泉、夹脊穴、行间、太白、合谷、太冲等穴用毫针泻法；脾俞、章门、带脉用灸法。

2. 其他疗法

皮肤针：选疱疹周围皮肤及背部足太阳经中度叩刺，可配合拔火罐，适用于临床各证。

耳针：取心、胆、肝、肺及皮疹所在部位的相应耳穴，用掀针埋针法，适用于巩固治疗。

激光：用氦–氖激光仪分区散焦照射皮损局部，距离40～60cm，每分区照射10min，适用于急性期。

挑针：选心俞、膈俞、胆俞、肺俞、华佗夹脊等挑治，适用于后遗症期。

3. 药物治疗

1）中药

肝经郁热证用龙胆泻肝汤加减。

脾虚湿蕴证用除湿胃苓汤加减。

气滞血瘀证用桃红四物汤加减。

2）西药

营养神经：口服或肌内注射B族维生素。

抗病毒：泛昔洛韦片0.25g，每8h口服1次；万乃洛韦，300mg，口服，每天2

次；聚肌胞，2mg，肌内注射，隔天1次。

止痛：口服镇痛药片。布洛芬（芬必得）300mg，口服，每天2次；吗啡控释片，30 mg，必要时口服。脊柱旁神经节封闭治疗等。

联合：口服康复新液10mL，每天3次；同时外用康复新液涂擦，严重破溃者以康复新液湿敷。

3）中成药

龙胆泻肝丸9g，每天2次；防风通圣丸6g，每天2次。

（五）临证医案

◎ **病例1**

方某某，男，76岁。首诊日期：2015年5月12日。

主诉：右侧胸背部疼痛1周余，局部疱疹2天。

现病史：患者1周前出现右侧胸背部掣痛，夜间为甚，近日疼痛部位出现成簇疱疹，痛如火燎。曾在当地予口服及外用药物治疗，效果不明显。病程中无发热，大便2天1解。右侧胸背部成簇水疱疹，皮肤热肿，舌淡红，苔薄黄，脉弦。

既往史：高血压病、冠心病病史。

中医诊断：蛇串疮（肝经郁热证）。

西医诊断：带状疱疹。

治法：清热解毒，凉血散血。

取穴及手法：支沟、阳陵泉、胸段夹脊穴、行间、期门。针刺行泻法。

三棱针：局部、大包、肝俞，刺络放血。

中药：龙胆草6g、黄芩9g、山栀子9g、泽泻12g、木通9g、车前子9g、当归9g、生地黄20g、柴胡10g、生甘草6g、紫草12g、板蓝根10g、川楝子10g、延胡索12g。共3剂，水煎服，每天1剂，早晚分服。

5月15日复诊：患者疼痛稍好转，仍见疱疹局部发红，部分结痂，舌淡红，脉弦。效不更方，继续原方治疗。

5月19日三诊：胸背部疱疹开始结痂，疼痛有所减轻，原方予去车前子，加丹皮9g，针灸效不更方。

5月23日四诊：疱疹已全部结痂，疼痛明显缓解，续守原方案继续治疗。

5月25日五诊：症状基本消失，予停中药及刺络放血，继续针灸治疗。

按语：本病例老年男性，急性起病1周，患者年老体弱，血虚肝旺，气血凝滞，而致疼痛剧烈，故以清热解毒，凉血散血为法，针刺行泻法并刺络放血，以清肝经之热及邪毒所致之瘀，加之中药内服，内外针药合治，从而取得良效。

◎ **病例2**

单某某，男，38岁。首诊日期：2011年5月12日。

主诉：左肋部烧灼样疼痛7天，局部疱疹4天。

现病史：1周前出差后出现左肋部烧灼样疼痛，继则出现多处红斑，呈带状分布，红斑上有成簇绿豆大丘疱疹，疱液晶莹透亮，状如珍珠，疼痛难忍，辗转反侧，难以入睡，伴心烦纳差，口渴不欲饮。舌淡红，苔白腻，脉弦数。

既往史：体健。

中医诊断：蛇串疮（肝经郁热证）。

西医诊断：带状疱疹。

治法：清热解毒，祛湿化瘀。

取穴及手法：取支沟、阳陵泉、胸段夹脊穴、行间、期门。针刺行泻法，局部头尾用灯心草灸。

中药：龙胆草12g、黄芩9g、山栀子9g、生甘草6g、木通9g、淡竹叶9g、当归9g、生地黄20g、紫草12g、板蓝根10g、川楝子10g、延胡索12g。共3剂，水煎服，每天1剂，早晚分服。

5月13日复诊：疼痛减轻，可稍入睡，效不更方。

5月16日三诊：疱疹干瘪，疼痛明显减轻，已可入眠。停灯心草灸局部。

5月19日四诊：皮损平复，疼痛已除，停止治疗。

按语：本例患者为年轻男性，发病前有外出史，考虑外感邪毒所致，结合病症，为肝经郁热证，加之疼痛明显，疱疹较多，故治疗上针药并重，清热解毒，并祛湿化瘀，同时以灯火灸局部加强活血通络、泻火解毒之力。诸法并用，其效自佳。

参考文献：

［1］许能贵，符文彬. 临床针灸学［M］. 北京：科学出版社，2019.

［2］俞震. 古今医案按［M］. 北京：人民卫生出版社，2007.

［3］高忻洙，胡玲. 中国针灸学词典［M］. 南京：江苏科学技术出版社，2010.

［4］上海中医药大学. 中医外科学［M］. 上海：上海科学技术出版社，2012.

八、湿疮

（一）概述

湿疮是一种超敏性炎症性皮肤病。因皮损总有湿烂、渗液、结痂而得名。本病的特点是皮疹多形态，对称分布，有渗出倾向，自觉瘙痒，反复发作，易进展成慢性。根据病程可分为急性、亚急性、慢性三型。急性期皮损红肿，常有渗出；慢性期皮损以肥厚、苔藓样变为主。

中医古代文献依据其皮损特点、发病部位而有不同的名称。若泛发全身，浸淫遍体者，称"浸淫疮"；以身起红栗，瘙痒出血为主者，称"血风疮"或"栗疮"；发于耳部者，称"旋耳疮"；发于乳头者，称"乳头风"；发于手部者，称为"㾦疮"；发于脐部者，称"脐疮"；发于阴囊者，称"肾囊风"或"绣球风"。现统称为湿疮。本病相当于西医的湿疹。

（二）诊断要点

根据皮疹多形态，有渗出倾向，对称分布，瘙痒剧烈，反复发作，慢性期皮损肥厚、苔藓化等特征诊断。

（三）辨证要点

1. 湿热浸淫证

发病急，皮肤潮红灼热，丘疱疹密集，瘙痒剧烈，抓破脂水淋漓，浸淫成片；伴心烦口渴，身热不扬，大便干，小便短赤。舌质红，苔黄腻，脉滑数。

2. 脾虚湿蕴证

发病较缓，皮损为淡红色斑片、水肿、丘疹或丘疱疹、结痂、鳞屑，自觉瘙痒，搔抓后糜烂渗出；伴纳少，疲惫，腹胀便溏。舌质淡胖，苔白或腻，脉濡缓。

3. 血虚风燥证

病程迁延，反复发作，皮损粗糙肥厚，脱屑，表面有抓痕、血痂，颜色暗红或色素沉着，阵发性瘙痒，夜间加重；伴有口干不欲饮，纳差，腹胀。舌质淡，苔白，脉弦细。

（四）治疗

1. 针灸

针刺：取大椎、曲池、阴陵泉、阿是穴等穴位，血虚风燥者加血海；脾虚湿蕴者加足三里；急性湿疹加合谷。留针30min，每天1次，10次为1个疗程。

自血疗法：适用于慢性湿疹。抽取自身静脉血3～5mL，然后注射到曲池、血海等穴位，每2天1次，10次为1个疗程。

穴位注射：适用于慢性湿疹。用丹参注射液或当归注射液，取大椎、曲池、足三里等穴位，每穴注射0.1～0.3mL，每2天1次，10次为1个疗程。

2. 药物

湿热浸淫证：龙胆泻肝汤加减。渗液多者，加马齿苋、滑石、茵陈；红肿明显者，加丹皮、赤芍；瘙痒重者，加白鲜皮、地肤子、苦参；出现脓疱加金银花、连翘、黄连。

脾虚湿蕴证：除湿胃苓汤加减。皮损色红者，加丹皮、黄芩；纳呆脘满者，加陈皮、鸡内金；发于上肢者，加桑枝；发于下肢者，加牛膝、萆薢。

血虚风燥证：当归饮子加减。皮损肥厚者，加秦艽、丹参、鸡血藤；夜间痒甚，失眠多梦者，加夜交藤、珍珠母。

3. 其他方法

急性湿疮：以红斑、丘疹为主，水疱较少，无渗出时，用三黄洗剂外搽；或选用苦参、黄柏、地肤子、荆芥等药物煎煮后放凉外洗，每天2～3次。水疱糜烂、渗出明显时，选用黄柏、生地榆、马齿苋、苦参等煎水，冷湿敷；或用10%黄柏溶液湿敷；每次20～30min，每天2～3次。湿敷后，用青黛散加甘草油或植物油调和，外涂患处。结痂较厚时，选用黄连膏、青黛膏涂搽。

亚急性湿疮：选用三黄洗剂、青黛散加甘草油或植物油调和，黄连氧化锌油外搽。

慢性湿疮：选用青黛膏、湿毒膏、润肌膏外搽；配合蛇床子、威灵仙、紫草、当归等中药熏洗。

（五）临证医案

◎ **病例1**

许某，女，36岁。首诊日期：2020年3月18日。

主诉： 反复四肢皮肤红色皮疹1年余。

现病史： 患者反复出现四肢皮肤红色皮疹，皮疹密集，瘙痒剧烈，抓破后脂水淋漓，纳可，眠欠佳，小便黄，大便干结；舌尖红，苔黄微腻，脉滑。

中医诊断： 湿疮（湿热蕴结）。

西医诊断： 湿疹。

治法： 清热利湿。

取穴及手法： 取曲池、神门、陶道、肺俞、阴陵泉、上巨虚，手法以泻法为主，留针30min，每天1次。

刺血疗法： 取鱼际穴点刺出血，每2天1次。

自血疗法： 取肺俞、曲池、血海、足三里、三阴交等穴位（每次2穴，交替轮用），用5mL注射器抽取患者自身静脉血2mL，再注入所选穴位，每3天1次。

中药： 用三黄洗剂外搽，每天2～3次。

治疗5次后，红色皮疹消退，瘙痒减少，大便通畅。复诊治疗5次以巩固疗效。

按语： 患者之疾患由湿热蕴结于皮肤所致，中医认为"肺主皮毛""荣主身热"，故取肺经荥穴鱼际放血以泻热。陶道疏表清热，配肺俞可疗皮肤之疮疡。由于肺与大肠相表里，大便干结则肺热不得泄，故泻曲池以泻阳明之火，泻手阳明大肠经下合穴上巨虚而清大肠；泻阴陵泉则化湿，针刺神门宁心安神，镇静止痒，则诸症得除。

◎ **病例2**

徐某，男，26岁。首诊日期：2020年7月21日。

主诉： 反复躯干皮肤红色皮疹3年余。

现病史： 患者反复出现躯干皮肤红色皮疹，淡红色斑片，自觉瘙痒，搔抓后皮肤溃烂，有液体渗出，平素容易疲劳，纳欠佳，眠可，小便调，大便质偏稀烂；舌淡红，舌边齿痕，苔白微腻，脉细滑。

中医诊断： 湿疮（脾虚湿蕴）。

西医诊断： 湿疹。

治法： 健脾祛湿。

针刺： 取曲池、尺泽、血海、阴陵泉、足三里、三阴交等穴位，手法平补平泻，配合皮疹、红斑围刺。留针30min，每天1次。

艾灸： 天枢、足三里、阴陵泉、丰隆等穴位，每次20min，每天1次。

拔罐治疗： 背部膀胱经，每3天1次。

中药： 用青黛散外搽，每天2～3次。

疗效： 治疗10次后，皮疹及瘙痒减少，大便成形。复诊治疗3次巩固疗效。

按语： 本病是因后天禀赋不足，脾失健运，湿邪滞于肌肤而成。中医经络医学认为，太阴经为三阴之表，主在里之开，宣发经气，行津液于全身；肺主皮毛，主宣发肃降；脾主运化，运化营养物于全身，包括皮肤。因此，很多皮肤病源于太阴经气化的异常。尺泽、阴陵泉为太阴经的合穴，可以调节太阴经气机的升降出入，可加强肺宣发，脾运化的功能；津液正常运行，濡润皮肤，祛湿气，并且增强正常的气体津液有规律地流动和在皮肤的交换，调节吸收代谢物，同时提供营养物质。曲池、血海为一组对穴，可清热祛湿活血化瘀。艾灸可健运脾胃，有助祛湿化痰。拔罐采用的是中医"宛陈则除之"的方法，是治疗痰湿致病的有效方法，具有清热祛湿活血之功。

参考文献：

瞿幸. 中医皮肤性病学［M］. 北京：中国中医药出版社，2009，12：131-136.

九、瘾疹

（一）概述

瘾疹是一种皮肤出现红色或苍白色风团，时隐时现的瘙痒性、过敏性皮肤病。中医文献中又称"赤白游风"，俗称"风疹块""风疙瘩"。本病的特点是皮肤上出现瘙痒性风团，发无定处，骤起骤退，消退后不留任何痕迹。任何年龄、季节均可发病，有15%～20%的人一生中发生过本病，超敏性体质者发病多见。

本病相当于西医荨麻疹，临床上可分为急性荨麻疹和慢性荨麻疹，急性者骤发速愈，一般病程在6周以内；慢性者可反复发作，一般病程超过6周。

（二）诊断要点

皮肤上出现瘙痒性风团，发无定处，骤起骤退，消退后不留任何痕迹。

（三）辨证要点

1. 风寒束表证

风团色白，遇冷或风吹则加重，得暖则减；伴恶寒怕冷，冬季多发，口不渴。舌淡红，苔薄白，脉浮紧。

2. 风热犯表证

风团色红，灼热剧痒，遇热加重，得冷则减；可伴有发热，咽喉肿痛。舌质红，苔薄白或薄黄，脉浮数。

3. 胃肠湿热证

风团片大，色红，瘙痒剧烈，发疹的同时伴脘腹疼痛，恶心呕吐，神疲纳呆，大便秘结或泄泻。舌质红，苔黄腻，脉弦滑数。

4. 气血两虚证

风团色淡红或呈皮肤色，反复发作，瘙痒不甚，迁延不愈，常因劳累而发或劳累后加重；多伴有头晕乏力，失眠多梦，心悸气短，面容少华。舌质淡，苔薄，脉细弱。

（四）治疗

1. 针灸

针刺：风团发于上半身者，取穴曲池、内关；发于下半身者，取穴血海、足三里、三阴交；发于全身者，配风市、风池、大椎、风门、肺俞等；脾胃不和者，加中脘、天枢、足三里；气血不足者，加膈俞、肝俞、脾俞。留针30min，每天1次，10次为1个疗程。

刺络放血：有清泻血热的作用，适用于急性发作期。可用三棱针点刺大椎、曲池、血海等穴位，使适量出血。

耳穴压豆：取肺区、脾区、神门、皮质下、肾上腺、交感等，每次取穴3～4个，用王不留行籽贴于穴位上，每天按压3～4次，每2～3天更换1次。

2. 药物

风寒束表证：桂枝麻黄各半汤加减。表虚恶风者，加玉屏风散、荆芥；头痛、身痛者，加川芎、秦艽、桑枝。

风热犯表证：消风散加减。风团鲜红灼热者，加牡丹皮、赤芍；咽喉肿痛者，加玄参、金银花；瘙痒剧烈、夜寐不安者，加白蒺藜、生龙骨、生牡蛎。

胃肠湿热证：防风通圣散加减。大便不成形者，去大黄、芒硝，加茯苓、白术；恶心呕吐者，加半夏、竹茹。

气血两虚证：当归饮子加减。心烦失眠者，加酸枣仁、夜交藤、珍珠母；瘙痒较甚者，加首乌、苦参。

3. 其他方法

（1）荆芥、艾叶各30～60g，煎水外洗。

（2）炉甘石洗剂外搽。

（五）临证医案

◎ **病例1**

刘某，男，30岁。首诊日期：2020年7月27日。

主诉：全身泛发性红色风团1月余。

现病史：患者全身红色风团，灼热剧痒，面积逐渐扩大，抓痕明显，每次发作约1h后消退，纳眠可，小便黄，大便尚调。舌质红，苔黄，脉浮数。

中医诊断：瘾疹（风热犯表）。

西医诊断：荨麻疹。

治法：疏风清热。

取穴及手法： 取风池、大椎、风门、肺俞、曲池、外关、血海、足三里等穴位，手法以泻法为主，留针30min，每天1次，10次为1个疗程。

刺血拔罐： 用三棱针点刺大椎、曲池，拔罐使出血2～5mL，每2～3天1次。

中药： 用炉甘石洗剂外搽，每天2～3次。

疗效： 治疗10次后，风团出现频率减少，瘙痒减轻。复诊治疗5次巩固疗效。

按语： 本病属风热型瘾疹，取风池、大椎、曲池、外关等穴祛风泻热；血海属足太阴经穴，有养血、凉血、活血之功，根据"治风先治血，血行风自灭"，取血海以活血息风。大椎有清热泻火之效，曲池属手阳明经穴，通经络，行气血，疏风清热，大椎、曲池刺血拔罐以祛除血中余热。诸穴合用，则风去热泻血调痒止。

◎ **病例2**

梁某，女，22岁，首诊日期：2020年12月15日。

主诉： 吹风后颈背部淡红色风团3天。

现病史： 患者3天前颈背部不慎吹风受凉，之后颈背部皮肤出现淡红色风团，瘙痒不适，无脓疱及其他异常分泌物。纳眠可，二便调。舌淡红，苔薄白，脉浮紧。

中医诊断： 瘾疹（风寒束表）。

西医诊断： 荨麻疹。

治法： 疏风散寒。

取穴及手法： 取风池、合谷、天枢、膻中、血海、足三里、太冲等穴位，手法以泻法为主，留针30min，每天1次。

艾灸： 取穴风门，艾灸20min，每天1次。

中药： 麻黄、杏仁、干姜皮各5g，白鲜皮、丹参各15g，牡丹皮、陈皮各10g，白僵蚕10g，上述药材加水煎煮至300mL，每天1剂，早晚2次分服。

疗效： 治疗3次后，风团消退，瘙痒缓解。

按语： 本病因禀赋不足，血气虚弱失固，复遇风寒湿邪相搏，客于肌肤腠理，致使气血结聚，营血瘀滞而发病。风寒型荨麻疹的特点为遇冷病情则加重，遇热则有所缓解。而其病机关键在本虚标实，"病本"为气血虚弱、卫外不固，"病标"在外感风寒，故中医主张治疗风寒型荨麻疹应以疏风散寒、益气固表为主。针刺取风池可疏风通络，发挥消疹止痒之功效，取穴合谷、天枢、膻中、足三里可调节脏腑经络气血，益气固表。艾灸风门可温经散寒，祛风止痒。中药汤剂中麻黄、杏仁宣肺益气、解表散寒；白鲜皮固表驱邪、散寒除湿；干姜皮、陈皮宣肺温经、疏风散寒；丹参、牡丹皮、白僵蚕养血润肤、和血止痒。诸药合用，共奏扶正祛邪、疏风散寒之效。

参考文献：

瞿幸. 中医皮肤性病学［M］. 北京：中国中医药出版社，2009，12：151-155.

十、扁平疣

（一）概述

扁平疣中医称为"扁瘊"，是一种多生于手背、面部，其状扁平的疣，属于千日疮的范畴。本病的特点是好发于面部、手背，为淡褐色扁平丘疹，多发于青年人。

（二）诊断要点

颜面、手背，淡褐色扁平丘疹，可有同形反应。

（1）好发于颜面、手背等暴露部位。

（2）皮损为粟粒大小的扁平丘疹，表面光滑，淡褐、淡红或正常皮色，皮损多发，散在分布，或簇集成群。可有同形反应，即在搔抓的抓痕处出现串珠样分布的皮损。

（3）一般无自觉症状，偶有轻微瘙痒。

（4）慢性病程，可持续多年不愈，有时可自行消退。

（三）辨证要点

1. 风热毒结证

病程短，皮疹数目较多，疹色淡红或同皮肤颜色，自觉微痒，有同形反应；伴口干，心烦。舌质红，苔黄，脉弦或数。

2. 毒瘀互结证

病程长，皮疹较硬，颜色暗褐，不痛不痒。舌质暗红或有瘀斑，脉沉弦。

（四）治疗

1. 针灸

针刺：皮肤消毒后，用毫针从疣体顶部或周围进针，刺至疣根部，手法用泻法，强刺激，隔天治疗1次，10次为1个疗程。

火针：皮肤消毒后，用烧红的火针点刺疣体。

2. 药物

风热毒结证：马齿苋合剂加木贼草、生香附、夏枯草、牡蛎等。

毒瘀互结证：桃红四物汤加生黄芪、三棱、莪术、浙贝母、板蓝根、紫草等。

3. 其他方法

中药熏洗：可选用板蓝根、马齿苋、木贼草、生香附、紫草、败酱草、红花、蜂房、芒硝等中药，煎水熏洗患处，每天2次。

冷冻治疗：适用于数量少的扁瘊。

（五）临证医案

◎ **病例1**

陈某，女，62岁。首诊日期：2019年8月20日。

主诉： 右手食指赘生物3月余。

现病史： 3个月前患者右手食指出现一粟粒样大小黄褐色赘生物，质地较硬，并逐渐变大，无疼痛及瘙痒，其他无特殊不适。纳眠可，二便调，舌暗红，苔薄黄，脉弦涩。

中医诊断： 扁瘊（毒瘀互结证）。

西医诊断： 扁平疣。

治法： 软坚散结，活血化瘀。

针刺： 疣体顶部或周围进针，刺至疣根部，手法用泻法，强刺激，隔天治疗1次。

刺络放血： 皮肤消毒后，用三棱针点刺疣体使适量出血，每天1次。

中药： 板蓝根、马齿苋、木贼草、生香附、紫草、败酱草、红花、蜂房、芒硝等中药，煎水熏洗患处，每天2次。

疗效： 治疗2次后，疣体萎缩变小，治疗4次后疣体自行萎缩脱落。

按语： 本病多因机体正气虚弱、气血失和，邪气搏结于皮肤而发为赘疣，或因肝气郁结，日久化毒以致气滞血瘀而成。围针刺是一种现代临床针刺手法，由古代十二刺之"扬刺"发展而来。治疗时先在病变中心直刺一针，再于其边缘多针直刺或斜刺，针尖全部指向病灶，以防止邪毒外散。围针刺适用于病变范围较集中的病证，如局限性肿块、结节及部分皮肤病变等。扁平疣针刺时针尖需达疣体基底部。针刺至一定深度时能加快局部血液循环和淋巴循环，改善微循环代谢，促进炎性渗出物的吸收，修复受损组织。出针时需摇大针孔且不加按压，以出血为宜，或适当挤压针孔使之出血，可疏通经络中壅滞的气血，使脉道通、气血行，行活血化瘀、软坚散结之功。针刺出血可有效改善局部微循环血流动力学，使组织液回流增多，改善局部组织的生存环境。

◎ **病例2**

林某，女，30岁。首诊日期：2019年6月27日。

主诉：面部密集淡红色皮疹1月余。

现病史：患者1个月前开始出现面部淡红色皮疹，数目较多，密集分布，自觉微痒，有同形反应。纳眠欠佳，小便黄，大便干。舌质红，苔黄腻，脉弦滑。

中医诊断：扁瘊（风热毒结证）。

西医诊断：扁平疣。

治法：疏风清热解毒。

针刺：皮肤消毒后，用烧红的火针点刺疣体。每2天1次。

中药内服：木贼15g、板蓝根20g、薏苡仁15g、香附15g、大青叶20g、山豆根15g、萆薢10g等。上述药材加水煎煮至300mL，每天1剂，早晚2次分服。

中药外洗：马齿苋30g煎水外洗，每天2~3次。

治疗5次后，疣体变小消退。复诊治疗5次以巩固疗效。

按语：中医认为扁平疣多由素体气虚，风热湿毒挟瘀，乘机袭人，搏结肌肤，肝郁血瘀，腠理失和所致。临床中火针因其独具的优势，在《黄帝内经》有载，火针可借火力，由针体将灼热传导入体，行疏通经络和促气血运行等疗效，此外还可助机体排除邪气。火针治疗扁平疣一则通过针刺破坏疣体组织，促使疣体闭缩直至消失，起到软坚散结的作用；二则火针的温热之效能使疣体局部组织血管扩张，加速血液循环，改善局部代谢，促进炎性渗出物的吸收；三则通过多针协同作用增大针刺范围和刺激量，能有效激发经气，强化疏通经络的效力，以活血散结、软坚消疣。

参考文献：

瞿幸. 中医皮肤性病学［M］. 北京：中国中医药出版社，2009，12：69-71.

十一、神经性皮炎

（一）概述

神经性皮炎中医称为"牛皮癣"，是一种慢性瘙痒性皮肤病，因皮损硬厚似牛皮而得名。中医文献中又称为"摄领疮""顽癣"。本病的特点是皮损为苔藓样斑片，好发于颈项、肘部等摩擦部位，剧烈瘙痒。

（二）诊断要点

根据好发部位、苔藓样斑片、瘙痒剧烈可诊断。

（1）好发于颈项、上眼睑、双肘伸侧、腰骶部等，常对称分布。部分患者皮损广泛。

（2）皮损初起为粟粒大小圆形或多角形的扁平丘疹，淡红色或皮色，密集融合成片，搔抓后皮损肥厚，形成苔藓样斑片，伴有血痂。

（3）阵发性剧痒，入夜更甚，情绪波动时瘙痒加重。

（4）慢性病程，易反复发作。

（三）辨证要点

1. 肝郁化火证

病程较短，皮损色红，瘙痒难忍；伴心烦不宁，急躁易怒，失眠多梦，口苦咽干。舌边尖红，脉弦数。

2. 风湿蕴肤证

皮损多见于摩擦部位，呈皮色或淡褐色苔藓样斑片，瘙痒阵作。舌质淡红，苔白，脉滑。

3. 血虚风燥证

病程较长，皮损淡褐或灰白色，肥厚粗糙似牛皮，瘙痒夜间加重；伴心悸头晕、失眠健忘。舌质淡，苔白，脉细缓。

（四）治疗

1. 针灸

针刺：取大椎、曲池、合谷、血海、足三里、三阴交等穴，留针30min，每天1次，10次为1个疗程。

梅花针：苔藓化明显者，用梅花针在患处来回移动叩刺，每天1次，10次为1个疗程。

2. 药物

肝郁化火证：龙胆泻肝汤合泻心汤加减。情绪波动瘙痒加剧者，加钩藤、合欢皮；失眠者，加夜交藤、珍珠母。

风湿蕴肤证：全虫方加减。皮损肥厚者，加川芎、丹参。

血虚风燥证：当归饮子加减。皮损肥厚者，加鸡血藤、桃仁、红花；瘙痒严重者加全蝎、乌蛇；瘙痒夜甚、夜寐不安者，加生龙骨、生牡蛎。

3. 其他方法

（1）皮损色红，用三黄洗剂外搽，每天3～4次。

（2）苔藓样斑块，用羊蹄根散醋调搽患处，每天1～2次。亦可用加热烘疗法，局部涂药后，热烘10～20次，烘后可将药擦去，每天1次，4周为1个疗程。

（3）皮肤浸润肥厚剧痒者，可用鲜核桃枝或叶，取汁外搽患处，每天1～2次。

（五）临证医案

◎ **病例1**

郭某，女，23岁。首诊日期：2020年4月21日。

主诉： 颈项部红色皮疹伴瘙痒6月余。

现病史： 患者6个月前开始出现颈项部皮肤瘙痒，之后逐渐出现红色皮疹，抓痕明显，皮肤增厚，表面粗糙，皮纹加深呈苔藓样片块，边界清楚。平素急躁易怒，口苦咽干；纳眠欠佳，二便尚调。舌边尖红，苔黄微腻，脉弦滑。

中医诊断： 牛皮癣（肝郁化火证）。

西医诊断： 神经性皮炎。

治法： 清肝泻火，疏肝理气。

针刺： 取风池、曲池、合谷、血海、膈俞、足三里、三阴交，配合阿是穴（皮损区及皮损周围）围刺。手法以泻法为主，留针30min，每天1次。

梅花针： 常规消毒后，从皮损区边缘螺旋状向中心均匀叩刺，力度由轻至重，至皮肤有血液均匀渗出为止。

中药： 用三黄洗剂外搽，每天3～4次。

疗效： 治疗10次后，红色皮疹范围缩小，瘙痒减轻。复诊治疗5次以巩固疗效。

按语： 取阿是穴可直刺病所，既可散局部的内热郁火，又能疏通患部的经络气血，使患部肌肤得以濡养。合谷、曲池祛风止痒；取血海、膈俞乃“治风先治血，血行风自灭”之意。用梅花针叩刺，能够起到调节整体改善症状的作用，消瘀散结，通畅气机，气血调和而病自愈。

◎ **病例2**

毛某，女，45岁。首诊日期：2019年9月24日。

主诉： 左前臂外侧皮肤粗糙、反复瘙痒3月余。

现病史： 患者3个月前出现左前臂外侧有硬币大小皮肤增厚粗糙改变，伴有阵发性瘙痒，抓之脱屑，症状反复发作，并且皮损逐渐增大，呈大片状，皮肤增厚呈苔藓样变，皮色暗红，表面有抓痕，干燥无渗出，瘙痒加剧。纳眠欠佳，小便调，大便质偏稀烂。舌淡红，苔白腻，脉滑。

中医诊断：牛皮癣（风湿蕴肤证）。

西医诊断：神经性皮炎。

治法：祛风除湿。

针刺：用细火针点刺皮损局部，至皮损潮红或轻微出血为度，每2天1次。

中药：用鲜核桃枝或叶，取汁外搽患处，每天1～2次。

第1次治疗后，皮肤瘙痒缓解；第2次治疗时，皮损变薄，皮肤瘙痒明显缓解，皮肤颜色呈淡红色。第3次治疗时，皮损明显变薄，肤色近乎正常，偶有瘙痒。复诊治疗3次巩固疗效。

按语：本病例中患者皮损范围较大，火针具有良好温通作用，借助高温的针具刺入皮肤，不仅可以活血化瘀，而且可以解毒利湿，使局部湿毒之邪得以宣散。点刺方法采用密集散刺法，每次针刺达40～50针，以增强疗效。针刺密集，对苔藓化皮损具有较强的灼烧作用，达到"祛瘀生新"的功效。另外，针刺过程中，皮损部位若有出血，一般不止血，而是让血自止，以促进调和营血，疏通经脉。

参考文献：
瞿幸. 中医皮肤性病学［M］. 北京：中国中医药出版社，2009，12：156–158.

十二、粉刺

（一）概述

粉刺是一种毛囊、皮脂腺的慢性炎症性皮肤病。因丘疹顶端如刺状，可挤出白色碎米样粉汁而得名。中医文献中又名"肺风粉刺""面疮""酒刺"等，俗称"青春疙瘩""青春痘"。本病的特征是粉刺、丘疹、脓疱等皮疹多发于颜面、前胸、后背等处，常伴有皮脂溢出。青春期男女多发，本病相当于西医的寻常痤疮。

（二）诊断要点

青春期好发，颜面、胸背部发生毛囊性粉刺、炎性丘疹、脓疱等。

（1）好发于颜面部，尤其是前额、双颊、颏部，其次为颈肩、胸背部。多对称分布。

（2）皮损为毛囊性丘疹，有白头粉刺、黑头粉刺，可挤出白色或淡黄色脂栓；或为炎症性红色丘疹、小脓疱，严重者出现紫红色结节、囊肿、脓肿，甚至破溃，形成窦道和瘢痕。愈后留有色素沉着，萎缩性瘢痕，常伴皮脂溢出。

（3）无自觉症状或轻度瘙痒，炎症性皮损伴疼痛。

（4）病程长短不一，青春期后可逐渐痊愈。

（三）辨证要点

1. 肺胃蕴热证

颜面多发红色丘疹、粉刺，或有小脓疱，轻度痒痛；伴口渴喜饮，大便秘结，小便短赤。舌红，苔薄黄，脉数。

2. 肠胃湿热证

颜面、胸背部皮肤油腻，皮疹红肿疼痛，间有脓疱及红色结节；伴有口苦口臭，大便秘结。舌红，苔黄腻，脉滑数。

3. 肝郁血瘀证

皮损多发于颜面两侧及下颌部，为暗红色丘疹、小脓疱、黑头粉刺、暗红色结节等；伴心烦易怒，口苦咽干，胁肋胀痛，女子月经色暗夹瘀块，痛经，并见经前乳房胀痛、皮疹加重。舌质暗红，边尖有瘀斑，脉弦涩或弦细。

4. 痰瘀互结证

病程较长，皮疹颜色暗红，有粉刺、丘疹、脓疱、结节、囊肿、脓肿、瘢痕，经久难愈；伴胸闷、腹胀。舌质暗红，苔黄腻，脉弦滑。

（四）治疗

1. 针灸

针刺：取穴大椎、合谷、四白、太阳、下关、颊车。肺胃蕴热证加曲池、肺俞；肠胃湿热证加大肠俞、足三里、丰隆；肝郁血瘀证加膈俞、三阴交。手法平补平泻，留针30min，每天1次，10次为1个疗程。

刺络拔罐：取穴大椎、风门、肺俞，三棱针点刺放血，局部加拔罐5min，每周1次，适用于痰瘀互结证。

耳穴压豆：取肺区、内分泌、交感、面颊、额。伴皮脂溢出者加脾区；伴有便秘加大肠区；伴有月经不调者加子宫区、肝区。每次取穴3～4个，用王不留行籽贴于穴位上，每天按压3～4次，每2～3天更换1次。

2. 药物

肺胃蕴热证：枇杷清肺饮加减，脓疱多者合五味消毒饮。口渴喜饮者，加生石膏、天花粉；大便秘结者加虎杖。

肠胃湿热证：茵陈蒿汤合黄连解毒汤加减。伴腹胀，舌苔厚腻者，加鸡内金、枳实、陈皮；脓疱、结节较重者，加白花蛇舌草、野菊花、连翘。

肝郁血瘀证：逍遥散合桃红四物汤加减。经前加重者，加香附、益母草；乳房胀痛明显者，加橘核、川楝子、郁金。

痰瘀互结证：二陈汤合血府逐瘀汤加减。伴囊肿或脓肿者，加浙贝母、穿山甲、皂角刺、野菊花；伴结节、囊肿难消者，加三棱、莪术、红藤、夏枯草。

3. 其他方法

（1）皮脂溢出，皮疹较多，有红丘疹、粉刺、脓疱者，可用颠倒散以茶水调，涂患处。每晚涂1次，20～30min后洗去。

（2）囊肿、脓肿、结节，用金黄膏外敷，每天2次。

（3）中药面膜疗法可用黄芩、黄连、紫花地丁、野菊花、苦参、丹参、侧柏叶等清热解毒、消肿散结的中药研细末，加适量绿豆粉或淀粉，用时调成糊状，敷于面部，20～30min后取下。

（五）临证医案

◎ **病例1**

赵某，女，22岁。首诊日期：2020年8月12日。

主诉：颜面及背部散在红色痤疮3年余。

现病史：患者前额及面颊部散在粟粒样痤疮，周边有红晕，部分可见脓疱，部分已结痂，可见少量痤疮瘢痕。纳眠尚可，小便黄，大便干结；舌红，苔薄黄，脉滑。

中医诊断：粉刺（肺胃蕴热证）。

西医诊断：痤疮。

治法：清解肺胃热毒。

取穴及手法：取合谷、曲池、足三里、血海、三阴交，面部粉刺局部围刺。手法以平补平泻法为主，留针30min，每天1次。

刺血拔罐：用三棱针点刺大椎、肺俞、膈俞，局部拔罐使出血2～5mL，每2～3天1次。

中药：用颠倒散以茶水调，涂患处。每晚涂1次，20～30min后洗去。

治疗10次后，痤疮数量减少，脓疱消退结痂，复诊治疗5次巩固疗效。

按语：针刺取穴以阳明胃经为主，足阳明胃经多气多血，手阳明大肠与肺经相表里，故取合谷、曲池疏风清热；足三里为足阳明胃经之合穴，可健脾利湿，调和气血；大椎、肺俞宣阳解表，疏风清热；三阴交、血海调理气血。此外，刺血疗法能使肺胃热毒经血液循环排出体外，从而达到解毒、排毒的作用，配以拔罐可增加活血通络之功，达到清热化痰，通瘀散结的疗效。

◎ **病例2**

靳某，女，20岁。首诊日期：2020年7月10日。

主诉：面部粉刺、丘疹5年余。

现病史：现患者两侧面颊部粉刺、丘疹明显，部分有脓点，结节、囊肿较多，无痒感，油脂较多，月经前明显加重。平素月经周期尚规律，量中，色暗红，伴有血块、痛经，月经前乳房胀痛，容易焦虑烦躁，纳一般，入睡难，二便尚调。舌暗红，苔白微腻，脉弦细。

中医诊断：粉刺（肝郁血瘀证）。

西医诊断：痤疮。

治法：疏肝解郁，活血化瘀。

针刺：取百会、曲池、内关、列缺、神门、合谷、血海、丰隆、太冲。两侧面颊部粉刺、丘疹明显处围刺，手法以平补平泻法为主，留针30min，每天1次。

刮痧：背部膀胱经循经刮痧。

中药：柴胡、白芍、当归、牡丹皮、栀子、连翘、白花蛇舌草、白术、远志、郁金、酸枣仁各10g，山药、煅牡蛎各20g，益母草30g，炙甘草5g。上述药材加水煎煮至300mL，每天1剂，早晚2次分服。

治疗4次后，痤疮明显改善，无新发粉刺、丘疹，睡眠可，情绪改善，复诊治疗3次巩固疗效。

按语：肝俞为肝之背腧穴，太冲为肝经之原穴，针刺肝俞、太冲有疏肝行气之效；膈俞为血之会，针刺该穴可达活血祛瘀之效；以泻法在两侧面颊部粉刺、丘疹明显处围刺，可激发局部经气，疏通经络，行气活血，使气血运行，加速流通，使痤疮周围淤积的气血得以消散，增加病灶周围的营养，促进组织再生，使疮口自热愈合。膀胱经俞穴，是脏腑真气汇聚和输转部位，也是治疗脏腑疾患的主要腧穴，背部膀胱经循经刮痧，可疏通膀胱经上各个背腧穴，改善血液循环，促进新陈代谢，达到解毒、排毒的作用。

参考文献：

瞿幸. 中医皮肤性病学［M］. 北京：中国中医药出版社，2009，12：225-228.

十三、斑秃

（一）概述

斑秃中医称为"油风"，是一种头发突然斑片状脱落的慢性皮肤病。因头发成片脱落，头皮光亮而得名。中医文献中又名"鬼舐头"，俗称"鬼剃头"。本病的特征是头发突然片状脱落，无自觉症状。可发生于任何年龄和性别，但多见于青年人。发病与紧张、恐惧、劳累、失眠等有关。

（二）诊断要点

头发突然成片脱落，脱发区头皮光亮，无自觉症状。

（1）起病突然，多在无意中发现。

（2）头发突然成片脱落，可见圆形或不规则形脱发斑，数目不等，大小不一，边界清楚，脱发区皮肤光滑而亮。边缘的头发松动，易拔出，可见发根近端萎缩，呈上粗下细的感叹号样。严重者头发全部脱落，更甚者全身毛发（头发、眉毛、胡须、腋毛、阴毛、毳毛）皆脱落。

（3）一般无自觉症状，偶有头皮轻度麻、痒感。

（4）斑秃有自愈倾向，易复发。

（三）辨证要点

1. 血热风燥证

突然成片脱发，常偶然发现，或头皮发热，微痒；伴心烦易怒，焦躁不安。舌质红，苔薄，脉弦。

2. 气滞血瘀证

病程较长，常有精神因素或外伤史，脱发处头皮刺痛；伴胸胁胀满，失眠多梦。舌质暗、有瘀点瘀斑，脉弦细或涩。

3. 气血两虚证

多在病后或产后发病，头发呈斑片状脱落，渐进性加重，毛发枯槁，触摸易脱；伴面色不华，心悸失眠，气短懒言，倦怠乏力。舌质淡，脉细弱。

4. 肝肾不足证

病程日久，平素头发焦黄或花白，发病时头发大片脱落，甚至全部头发脱落，或全身毛发脱落；伴头昏眼花，耳鸣，腰膝酸软。舌质淡，少苔，脉沉细。

（四）治疗

1. 针灸

体针：主穴取足三里、三阴交；配穴取头维、足临泣、侠溪、昆仑、太冲。血热证取风池、曲池；血瘀证取膈俞、血海；血虚证取肝俞、肾俞、太溪。手法实证泻之，虚证补之，留针30min，每天1次，10次为1个疗程。

围刺：脱发区皮肤常规消毒后，用毫针呈15°角斜刺入脱发区四周，留针30min，每天1次，10次为1个疗程。

梅花针：用梅花针中等刺激叩刺斑秃区。两鬓脱发加头维，巅顶脱发加百会、前顶、后顶；痒重加风池、风府。每天或隔天1次，每次10min，10次为1个疗程。

2. 药物

血热风燥证：神应养真丹加生地、丹皮、桑叶。失眠者，加石决明、磁石；瘙痒剧烈者，加白鲜皮、白僵蚕。

气滞血瘀证：通窍活血汤加减。头痛明显者，加丹参、白芷；胸胁胀痛者，加枳壳、香附；失眠多梦者，加珍珠母、磁石、夜交藤。

气血两虚证：八珍汤加减。心悸失眠者加五味子、百合、柏子仁；毛发干枯者，加何首乌、黄精、桑椹子；倦怠乏力明显者，加黄芪。

肝肾不足证：七宝美髯丹加减。偏阳虚者，加补骨脂、巴戟天；偏阴虚者，加女贞子、旱莲草；失眠多梦者，加益智仁、酸枣仁。

3. 其他方法

（1）生姜切片，擦患处，擦至有灼热感为好，或挤生姜汁外涂，每天3次。

（2）选用10%补骨脂酊、10%辣椒酊外擦，每天2次。

（3）海艾汤，先熏，待温后用纱布蘸洗，每天2次。

（五）临证医案

◎ 病例1

刘某，女，36岁。首诊日期：2018年7月25日。

主诉：头发片状脱落6月余。

现病史：患者6个月前染发后开始出现头皮痒痛，继之头发呈片状脱落，数量逐渐增加，自觉口干、腰酸、纳差，夜寐不安，多梦易醒，月经后期，舌质淡，少苔，脉沉细。

中医诊断：斑秃（肝肾不足）。

西医诊断：脱发。

治法：补益肝肾。

取穴及手法：取百会、头维、肝俞、肾俞、足三里、三阴交、足临泣、太溪、昆仑、太冲，手法以补法为主，留针30min，每天1次。

艾灸：用艾条从脱发区边缘螺旋状向中心悬灸，每次20min，每天1次。

中药：何首乌、桑寄生、菟丝子、枸杞子、白芍、鸡血藤、夜交藤、合欢花、丹参各15g，熟地黄、当归、川芎、羌活、石菖蒲各10g，上述药材加水煎煮至300mL，每天1剂，早晚2次分服。

疗效：治疗10次后，头发脱落减少，脱发区可见少量淡褐色毛发新生，睡眠好转。复诊治疗10次巩固疗效，食欲改善，月经规律，新生较多黑发。

按语：本病由于肝肾不足，营血不能荣养肌肤，发失所养而成，故治疗以补益肝肾为法。头为诸阳之会，督脉为阳脉之海，百会为手足之阳经与督脉交会穴；头维主表，位于胃经，能治外风，调整气血运行，使瘀血去，新血生；肝郁化火，血热生风化燥，毛发失于阴血濡养而脱落，故选取太冲疏肝泻火。肝藏血，肾藏精，其华在发，精血同源，即肝肾同源，故选取肝俞、肾俞起到补益肝肾、充盈精血、培元固本作用。足三里为足阳明胃经之合穴，可健运脾胃后天之本，达到益气生血养发之效。艾灸脱发区，可疏通局部气血，血行则患处肌肤得到荣养，促进头发新生。

◎ **病例2**

陈某，男，20岁。首诊日期：2017年12月5日。

主诉：头发逐渐片状脱落1年余。

现病史：患者因学习压力大，近1年开始逐渐出现头发片状脱落，容易出现胸胁胀满，纳差，失眠多梦。舌暗红，舌中有瘀点、瘀斑，苔白微腻，脉弦细。

中医诊断：斑秃（气滞血瘀证）。

西医诊断：脱发。

治法：行气活血。

取穴及手法：取百会、四神聪、风池、气海、阳陵泉、血海、太冲，以及脱发区围刺，手法以泻法为主，留针30min，每天1次。

梅花针：用梅花针以中等刺激从脱发区边缘螺旋状向中心叩刺斑秃区。

中药：生姜切片，擦患处，擦至有灼热感为好，或挤生姜汁外涂，每天3次。

疗效：治疗10次后，脱发区即长出极细而软的黄黑色毳毛，分布杂乱无章，参差不齐，复诊治疗10次以巩固疗效，头发逐渐变硬变粗，颜色也逐渐加深变黑，食欲及睡眠改善。

按语：中医认为，邪之所凑其气必虚，受邪之处便是留邪之处。斑秃主发于十二皮部之头部，故采用局部取穴百会、四神聪、风池。取百会穴有升阳举陷、升提气血、充养脑髓的作用。风为阳邪，其性轻扬开泄，易袭阳位，上焦多风温风热，风池穴起到疏风散邪通络作用。四神聪具有宁神醒脑之效。发为血之余，血瘀致营血不能上荣头面，导致脱发。气为血之帅，血为气之母，气能生血、行血、摄血，血能生气、载气，气血充足则生化源泉不竭。气海为元气之所生，血海为气血聚集之处，故选取气海、血海起到补益气血、行气活血的作用。脱发区围刺及梅花针叩刺患部，可以疏导患部气血，加上生姜片涂抹患部可达活血祛风，行气通络之效，使患部气血调和，促进头发新生。

参考文献：

瞿幸. 中医皮肤性病学［M］. 北京：中国中医药出版社，2009，12：231-235.

十四、黄褐斑

（一）概述

黄褐斑中医称为"黧黑斑"，是一种面部出现褐色斑的色素异常性皮肤病。中医文献中又称为"面䵟""面尘"等。本病的特点是面部对称性色素斑，无自觉症状，日晒后加重。常发生于孕妇或经血不调的妇女，部分患者可伴有肝病、结核病及其他慢性病，化妆品使用不当亦可诱发本病。

（二）诊断要点

颜面，对称性褐色斑，无自觉症状。

（1）男女均可发生，以女性多见。

（2）对称发生于颜面，尤以颧部、两颊多见，可累及额、鼻、唇等处。

（3）皮损为黄褐色至深褐色、淡黑色斑片，大小不等，形状各异，孤立散在或融合成片，边缘较明显，一般多呈蝴蝶状。

（4）无自觉症状。

（5）慢性病程。如发生于孕妇，分娩后可逐渐消失，也有不消退者。

（三）辨证要点

1. 肝气郁滞证

面生褐色斑，弥漫分布；伴有情绪抑郁，爱生闷气，或急躁易怒，胸胁胀满，口苦咽干，女子月经不调，经前乳房胀痛。舌质红，苔薄，脉弦细。

2. 肝肾不足证

面部斑色褐黑，面色晦暗，常有慢性疾病；伴头晕耳鸣，腰膝酸软，失眠健忘，烦热盗汗。舌质红，少苔，脉细。

3. 脾虚痰湿证

面部斑色灰褐，状如尘土附着；伴疲乏困倦，纳呆胸闷，月经色淡，白带量多。舌淡胖，边有齿痕，脉濡或细。

4. 气血瘀滞证

斑色灰褐或黑褐，伴有慢性肝病，或月经色暗夹血块，或痛经。舌暗红，有瘀斑，脉涩。

（四）治疗

1. 针灸

针刺：肝气郁滞证取三阴交、足三里、太冲、阴陵泉、行间、肝俞、脾俞，手法平补平泻或用泻法，留针30min，每天1次，10次为1个疗程；肝肾不足证取太溪、三阴交、肾俞、阴陵泉，手法用补法，留针30min，每天1次，10次为1个疗程；脾虚痰湿证取中脘、足三里、三阴交、脾俞、上脘、下脘，手法用补法，留针30min，每天1次，10次为1个疗程；气血瘀滞证取膈俞、血海、阳陵泉、足三里、足临泣，手法用泻法，留针30min，每天1次，10次为1个疗程。

刺络放血：消毒耳廓及耳背皮肤后，用三棱针点刺耳尖或耳背瘀络，挤出适量血滴。

神阙穴隔药饼灸：祛斑药粉选用黄芪、当归、川芎、赤芍、羌活、白附子等药，混匀研细末备用。常规消毒神阙穴，用温开水调药粉成糊状，做成药饼填于脐中，上置艾炷点燃，燃烧至患者感觉局部发烫时除去，此为1壮，每次灸3壮，每周治疗1～2次，10次为1个疗程。

2. 药物

肝气郁滞证：逍遥散或柴胡疏肝散加减。偏于脾虚者用逍遥散化裁；偏于肝郁者用柴胡疏肝散加减。伴口苦咽干、大便秘结者，加牡丹皮、栀子；月经不调者，加益母草、香附；斑色深褐而面色晦暗者，加桃仁、红花。

肝肾不足证：六味地黄丸加减。阴虚火旺明显者，加知母、黄柏；失眠多梦者，加生龙骨、生牡蛎、珍珠母；褐斑日久色深者，加丹参、白僵蚕。

脾虚痰湿证：参苓白术散加减。伴月经量少色淡者，加当归、益母草。

气血瘀滞证：桃红四物汤加减。可加白僵蚕、白菊花。胸胁胀痛者，加柴胡、郁金；痛经者，加香附、乌药、益母草。

3. 其他方法

（1）玉容散粉末搽脸，早、晚各1次。

（2）茯苓粉，每次1匙，洗面或外搽，早、晚各1次。

（3）白附子、白芷、滑石各250g，共研细末，每天早、晚蘸末搽面。

（4）白芷、白附子、白僵蚕、珍珠粉适量，用霜膏基质配制成霜膏，涂擦患处，每天2次至痊愈。

（五）临证医案

◎ 病例1

赵某，女，55岁。首诊日期：2018年4月18日。

主诉： 面部出现对称性黄褐色色斑2年余。

现病史： 患者2年前开始出现面部对称性黄褐色色斑，面色晦暗，全身多汗，腰膝酸软，纳差，失眠健忘，夜尿多，大便质偏稀烂。舌质红，少苔，脉沉细。

中医诊断： 黧黑斑（肝肾不足）。

西医诊断： 黄褐斑。

治法： 补益肝肾。

取穴及手法： 取肝俞、肾俞、合谷、足三里、三阴交、太溪、太冲，手法以补法为主，留针30min，每天1次。

中药： 茯苓粉，每次1匙，洗面或外搽，早、晚各1次。

疗效： 治疗10次后，面部色斑变淡，汗出减少。复诊治疗10次以巩固疗效，面部色斑范围减少，腰酸减轻，睡眠改善。

按语：《灵枢经》中记载："足厥阴之脉病，面尘脱色；足少阳之脉病，面微尘……足少阴之脉病，面黑。"女子以肝为先天，肝体阴而用阳，肝气不足，则影响肝脏藏血调血与疏理气机的双重功能，故选取太冲（肝经的输穴、原穴）和肝俞（肝之背俞穴）等穴位疏肝理气。肝郁劳伤脾土使中土转输失职，气血不能濡煦，则生褐斑，故选取三阴交（三阴经之会）调节脾胃和脏腑功能。肾虚精亏，水亏不能制火，虚火上炎，颜面失于荣润，故选肾俞（肾之背俞穴）和太溪

（肾经的输穴、原穴）等穴位调之。"头为诸阳之会"，手足阳经皆上行于头面，阳明为多气多血之经，气血旺盛、流畅，则面部皮肤红润、光泽；若气血运行受阻，或血虚、气滞等，则面色晦暗或有黑斑，故选取足三里（足阳明胃经合穴）和合谷（手阳明大肠经原穴）等阳明经穴上走头面，行气活血，使气血充盛条畅得以上荣于面。

◎ 病例2

王某，女，35岁。首诊日期：2019年3月20日。

主诉：面部褐色色素沉着3年余。

现病史：患者3年前面部、两颧及唇上方开始出现散在褐色色素沉着，月经周期不规律，量多，色暗红，伴有血块，经前乳房胀痛，口苦，平素性格急躁，纳差，夜寐不安，二便尚调。舌暗红，苔薄白，脉弦。

中医诊断：黧黑斑（肝气郁滞）。

西医诊断：黄褐斑。

治法：疏肝行气。

取穴及手法：取肝俞、膈俞、阳陵泉、足三里、阴陵泉、三阴交、行间、太冲，以及色素沉着处围刺，手法以泻法为主，留针30min，每天1次。

刺络放血：取膈俞、肝俞。

中药：牡丹皮、山栀子、党参、柴胡、生地黄、茯苓、白芍、合欢皮各10g，丹参15g，上述药材加水煎煮至300mL，每天1剂，早晚2次分服。

疗效：治疗10次后，月经周期规律，无口苦，睡眠改善，面部色素沉着颜色变淡。复诊治疗10次以巩固疗效，面部色素沉着减少。

按语：本病由于情志不遂，暴怒伤肝，而使气机逆乱，气血悖逆，不能上荣于面而生褐斑。局部围刺能促进血液循环，使局部气血通畅，以养颜祛斑；足三里是阳明经会穴，阳明经为多气多血之经，针刺该穴可行气活血；三阴交是足太阴、足厥阴、足少阴三阴经交会穴，一穴司三脏，具有健脾养血，疏肝益肾，通经活络的作用，可使气机调畅；太冲为足厥阴肝经原穴，又为输穴，具有疏肝理气养血之功效。又所谓"无瘀不成斑"，凡是斑都离不开瘀阻血络，在其背部肝之背腧穴肝俞，血会膈俞刺络放血，可疏肝解郁，活血化瘀，去消积散瘀而除斑。

参考文献：

瞿幸. 中医皮肤性病学［M］. 北京：中国中医药出版社，2009，12：241–245.

第六节　妇儿病症医案

一、月经不调

（一）概述

月经周期、经期或经量的异常是常见的月经病，包括月经先期、月经后期、月经先后无定期、经期延长、月经过多、月经过少等，可统称为月经不调。其中，月经先期是指周期缩短，月经提前7天以上，甚至半月余一行者；月经后期是指周期延长，月经延后7天以上，甚至3～5个月一行者；月经先后无定期是指月经周期提前或延后7天以上，先后不定者；月经过多是指每次经行血量较平常明显增多者；月经过少则是月经周期规律，月经量明显减少；经期延长是指经行时间达7天以上，甚至淋漓不净达半月之久者。这6个病既可单独出现，也可相兼并见，如月经先期合并月经过多，经期延长合并月经过多等。若月经周期、经期或经量严重紊乱，可进一步发展为崩漏或闭经。

上述情况若偶尔发生，而不是连续出现2～3个周期以上者，可暂不作病论。此外，少女月经初潮后1～2年内，月经周期不准，或前或后者；妇女在绝经前月经周期紊乱或经量减少，但无其他不适者，一般亦不必诊治。

（二）诊断要点

月经先期：月经提前7天以上。

月经后期：月经延后7天以上。

月经先后无定期：月经周期或提前，或错后7天以上，先后不定。

月经过多：每次经行血量较平常明显增多者。

月经过少：月经周期规律，月经量明显减少；或经行时间达7天以上。

经期延长：经行时间达7天以上，甚至淋漓不净达半月之久。

（三）辨证要点

1. 气虚

经期多提前，月经色淡质稀，神疲肢倦，小腹空坠，纳少便溏。舌淡、苔白，脉细弱。

2. 血虚

经期多错后，月经量少、色淡、质稀，小腹隐痛，头晕眼花，心悸少寐，面色苍白或萎黄。舌苔少，脉细弱。

3. 肾虚

经期或前或后，月经量少、色淡、质稀，头晕耳鸣，腰骶酸痛。舌淡、苔薄、脉沉细。

4. 气郁

经行不畅，经期或前或后，经量或多或少，色紫红、有血块，胸胁、乳房及少腹胀痛，喜叹息。苔薄黄，脉弦。

5. 血热

经期提前，月经量多，色深红或紫红，经质黏稠，心胸烦热，面赤口干，大便秘结，舌红、苔黄，脉滑数者为实热证；经期提前，月经量少，色红质黏，潮热盗汗，手足心热，腰膝酸软，舌红，苔少，脉细弱者为虚热证。

6. 血寒

经期错后，月经量少，色暗红、有血块，小腹冷痛，得热痛减，畏寒肢冷。苔白，脉沉紧。

（四）治疗

1. 针刺

针药相须辨证治疗方案：需根据中医证型不同，在针刺主方基础上加减使用穴位，辨证给予中药汤剂。须针灸医生根据临床经验辨证使用。

治法：气虚、血虚、肾虚者益气养血、补肾调经，针灸并用，补法；血寒者温经散寒、调理冲任，针灸并用，平补平泻；气郁、血热者疏肝理气、清热调经，只针不灸，泻法。

取穴：关元、气海、三阴交。

辨证加减：气虚加足三里、脾俞健脾胃、益气血；血虚加脾俞、膈俞令气血生化之源旺盛；肾虚加肾俞、太溪调补肾气；气郁加太冲、期门疏肝解郁；血热加行间、地机清泻血分之热；血寒加灸归来、命门温通胞脉、活血通经。

2. 其他疗法

红外线灯照射：关元、气海。

穴位注射：取关元、气海、次髎，注射丹参注射液。

艾灸：取关元、气海、三阴交、足三里。

皮肤针：在腰椎至尾椎、下腹部任脉、脾经、肝经和腹股沟以及下肢足三阴经循行线轻轻叩刺，以局部皮肤潮红为度。

耳针：取肝、脾、肾、子宫、皮质下、内分泌。毫针中度刺激，留针15～30min；也可用药丸贴压法。

3. 药物治疗

1）中药

气虚证：补中益气汤加减或举元煎加减。

血虚证：大补元煎加减或滋血汤加减。

肾虚证：温胞饮加当归、川芎或归肾丸或固阴煎。

气郁证：逍遥散加减或加味乌药汤加当归、川芎。

血热证：清经散加减或两地汤或保阴煎加减或固经丸。

血寒证：温经汤加减。

2）西药

除一般止血措施外，可酌情选用激素或刮宫止血。予口服补血药物或输液治疗。可采用雌激素、孕激素单一或联合的周期治疗。

3）中成药

乌鸡白凤丸6g，口服，每天2次，共7天。

4）个人护理

青春期前应学习、了解相关卫生常识，对月经来潮等生理现象有正确的认识，消除恐惧及紧张心理。经期应注意保暖，忌寒冷刺激；注意休息、减少疲劳，加强营养，增强体质；应尽量控制剧烈的情绪波动，避免强烈的精神刺激，保持心情愉快。

（五）临证医案

◎ **病例**

张某，女，32岁。首诊日期：2020年4月5日。

主诉： 月经后期、量少1年余。

现病史： 缘患者1年前剖宫产后出现月经后期，往往推后1周，经行量少，经色暗淡，精神疲倦，头晕耳鸣，肚脐以下发凉，夜尿1～2次。舌淡暗，苔薄白，脉沉细，尺脉无力。末次月经2020年3月15日。

既往史： 体健。

中医诊断： 月经不调（肾虚证）。

西医诊断： 月经不规则。

治法：补肾填精，养血通经。

取穴及手法：关元、气海、血海、三阴交、肾俞、太溪。平补平泻。

穴位注射：胎盘组织液2mL，取肾俞、气海、关元，每个穴位注射0.5mL，隔天1次。

红外线灯：照射治疗下腹部。

中药：熟地黄30g、山药30g、山茱萸30g、茯苓20g、当归10g、枸杞子15g、杜仲10g、菟丝子15g、丹参15g、赤芍15g、淫羊藿15g、补骨脂15g、炙甘草15g。共7剂，水煎服，每天1剂，早晚分服。

2020年4月22日复诊：3次针灸治疗配合7剂中药后，患者4月19日月经来潮，月经推后4天，月经量少，4天干净，伴腰酸，肚脐以下发凉，双下肢沉重感，其余症状较前缓解。舌淡，苔薄，脉细。继续针灸治疗巩固疗效，中药在前方基础上增强温补肾阳之力。

中药：熟地黄60g、山药60g、山茱萸30g、茯苓20g、当归10g、枸杞子15g、杜仲10g、菟丝子15g、丹参15g、赤芍15g、淫羊藿15g、补骨脂15g、炙甘草20g、白术20g、肉桂3g、熟附子10g。共7剂，水煎服，每天1剂，早晚分服。

2020年6月2日复诊：患者诉5次针灸治疗配合7剂中药后，精神转佳，头晕耳鸣消失，肚脐以下发凉减轻，夜尿1次，月经5月21日来潮，月经量较前增多。继续针灸治疗巩固疗效，1周2次，中药守前方共14剂。

2020年6月27日三诊，月经6月22日来潮，月经量较前增多，余不适症状消失。

按语：患者剖宫产后出现月经后期、量少，考虑胎产损伤冲任，经血亏虚，血海满溢不足，则经量少，色暗淡。精亏血少，脑髓失养，故头晕耳鸣。肚脐以下发凉，肾阳不足，命门火衰，膀胱小腹失煦，故小腹凉，夜尿多。舌淡，脉沉皆为肾虚之症。针刺关元、气海，调补冲任，血海、三阴交调经理血补肾，肾俞、太溪调补肾气。配合归肾丸加肾四味加强补肾填精、养血调经之功。二诊患者月经推迟4日，量较前增多，伴腰酸，小腹冷，二诊继续针灸治疗，中药在原方基础上加真武汤以增强温补肾阳之功。三诊患者月经如期而至，月经量增多。针药相须增强疗效，缩短病程，正是岭南针药相须的优势所在。

二、痛经

（一）概述

妇女正值经期或经行前后，出现周期性小腹疼痛，或痛引腰骶，甚则剧痛昏厥者，称为"经行腹痛"。若经前或经期仅有小腹或腰部轻微的胀痛不适，不影响日常工作和生活者，则属经期常见生理现象，不作病论。

痛经分为原发性和继发性。原发性痛经无盆腔器质性病变，也称功能性痛经，常见于年轻未产女性，据报道75%的原发性痛经发生在初潮后的一年内，13%发生在第二年内，5%发生在第三年内。继发性痛经指盆腔器质性病变导致的痛经，如盆腔炎、子宫内膜异位症、子宫腺肌病、宫腔粘连、宫颈狭窄、宫内异物等引起的月经期疼痛，多发生于育龄期妇女。

有关痛经的记载，最早见于《金匮要略·妇人杂病脉证并治》："带下，经水不利，少腹满痛，经一月再见。"《诸病源候论》则首立"月水来腹痛候"，认为"妇人月水来腹痛者，由劳伤血气，以至体虚，受风冷之气客于胞络，损伤冲任之脉"，为研究痛经的病因病机奠定了理论基础。

（二）诊断要点

经期或行经前后小腹疼痛，随着月经周期而发作。疼痛可放射到胸胁、乳房、腰骶部、股内侧、阴道或肛门等处。一般于经期来潮前数小时即已感到疼痛，称为月经来潮之先兆。重者疼痛难忍，面青肢冷，呕吐汗出，周身无力甚至晕厥。妇科检查、盆腔B超扫描和腹腔镜检查有助于诊断。

（三）辨证要点

1. 气滞血瘀证

经前或经期小腹胀痛拒按，经血量少，行而不畅，血色紫暗有块，块下痛暂减，乳房胀痛，胸闷不舒。舌紫暗或有瘀点，脉弦。

2. 阳虚内寒证

经期或经后小腹冷痛，喜按，得热则舒，经量少，经色暗淡，腰腿酸软，小便清长。舌淡胖、苔白润，脉沉。

3. 寒湿凝滞证

经行小腹冷痛，得热则舒，经量少，色紫暗有块，伴形寒肢冷，小便清长。苔白，脉细或沉紧。

4. 湿热瘀阻证

经前或经期小腹灼热胀痛，拒按，经色暗红，质稠有块，平素带下量多色黄，或平时小腹痛，经来疼痛加剧，或伴低热起伏，小便黄赤。舌紫红，苔黄而腻，脉滑数或涩。

5. 气血虚弱证

经前或经后小腹隐隐作痛，喜按或小腹及阴部空坠不适，月经量少，色淡，质清稀，面色无华，头晕心悸，神疲乏力。舌淡，脉细无力。

（四）治疗

1. 针刺

针药相须辨证治疗方案：需根据中医证型不同，在针刺主方基础上加减使用穴位，辨证给予中药汤剂。须针灸医生根据临床经验辨证使用。

治法：寒湿凝滞、气滞血瘀者温经散寒、化瘀止痛，针灸并用，泻法；气血虚弱者益气养血、调补冲任，针灸并用，补法。

取穴：以足太阴经腧穴为主。如关元、三阴交、地机、十七椎。

辨证加减：寒湿凝滞加灸水道温经止痛；气滞血瘀加合谷、太冲、次髎调气活血；气血虚弱加血海、脾俞、足三里益气养血止痛。

2. 其他疗法

贴敷：取中极、关元、三阴交、肾俞、阿是穴。每天换1次。

皮肤针：叩刺腰骶部夹脊和下腹部相关腧穴。中度刺激，以皮肤潮红为度。

耳针：取内分泌、内生殖器、肝、肾、皮质下、神门。每次取3～5穴，毫针中度刺激，留针15～30min，也可行埋针、药丸贴压法。

穴位注射：取肝俞、肾俞、脾俞、气海、关元、归来、足三里、三阴交。每次选2～3穴，用黄芪、当归、红花注射液等中药制剂或胎盘组织液、维生素B_{12}注射液，每个穴位注入药液1～2mL。

3. 药物治疗

1）中药

气滞血瘀证：膈下逐瘀汤。

阳虚内寒证：温经汤加附子、艾叶、小茴香。

寒湿凝滞证：少腹逐瘀汤加苍术、茯苓。

湿热瘀阻证：清热调血汤加红藤、败酱草、薏苡仁。

气血虚弱证：圣愈汤去生地，加白芍、香附、延胡索。

2）西药

（1）对于无生育要求的子宫腺肌病引起的痛经，曼月乐环为首选。

（2）口服避孕药：适用于要求避孕的痛经妇女，有效率达90%以上。

（3）非处方药：对乙酰氨基酚、对乙酰氨基酚加帕马溴、乙酰水杨酸（阿司匹林）。

3）中成药

元胡止痛滴丸30mg，口服，每天3次，共3天。

4）预防措施

（1）经期保暖，避免受寒及经期感冒。

（2）经期禁食冷饮及寒凉食物。经期禁游泳、盆浴、冷水浴。

（3）保持阴道清洁，经期卫生。

（4）调畅情志，保持精神舒畅，消除恐惧心理。

（5）如出现剧烈性痛经，甚至昏厥，应先保暖，再予解痉镇痛剂。

（6）多喝热牛奶。如每晚睡前喝一杯加一勺蜂蜜的热牛奶可以缓解痛经。

（7）练习瑜伽、弯腰、放松等动作更能松弛肌肉及神经，且体质增强有助改善经痛。

（8）积极正确地检查和治疗妇科病，月经期应尽量避免做不必要的妇科检查及各种手术，防止细菌上行感染。患有妇科疾病，要积极治疗，以祛除引起痛经的隐患。

（五）临证医案

◎ **病例**

李某，女，16岁。首诊日期：2020年9月12日。

主诉：痛经4年余。

现病史：缘患者4年前月经初潮时，即每发作痛经，至今已有4年，每用止痛药物缓解症状，但病未根除。月经周期尚准，经量少，经色暗淡，有小血块，经期小腹冷痛，喜按，热敷则舒，经期小便多。舌暗淡胖，苔白润，脉沉。末次月经2020年9月2日。

既往史：体健。

中医诊断：痛经（阳虚内寒）。

西医诊断：痛经。

治法：温经扶阳，暖宫止痛。

取穴及手法：关元、三阴交、地机、十七椎、太冲、血海。先泻后补。

温针灸：关元、血海、三阴交。

穴位注射：用丹参注射液2mL，血海、三阴交每个穴位注射0.5mL，隔天1次。

红外线灯：照射治疗下腹部。

中药：吴茱萸9g、当归6g、赤芍6g、川芎6g、人参6g、生姜6g、麦冬12g、法半夏10g、丹皮6g、阿胶6g、甘草6g、桂枝6g。共14剂，水煎服，每天1剂，早晚分服。

2020年10月4日复诊：10次针灸治疗配合14剂中药，患者月经10月2日来潮，痛经较前减轻，无须服用止痛药。继续针灸巩固疗法，中药守前方药量翻倍共14剂。

2020年11月9日三诊：患者诉5次针灸治疗配合14剂中药治疗后月经来潮，经色红，量较前增多，无痛经，余症状较前明显好转。舌红，苔薄黄，脉细。

中药：熟地黄15g、菟丝子30g、枸杞子15g、山药15g、茯苓15g、连须15g、桑寄生15g、甘草10g、酒大黄10g、生石膏10g、白术60g、生地黄15g。共7剂，水煎服，每天1剂，早晚分服。

按语：患者月经初潮即有痛经，每月发作，为先天肾气不足。肾为冲任之本，胞脉系于肾而络于胞中，肾阳虚弱，虚寒而生，冲任胞宫失煦，虚寒滞血，故经期小腹冷痛，经少色暗淡，寒得热化，得温则舒，非实寒所凝滞，喜按。针刺加关元、三阴交以补肾止痛，灸之可温经散寒，调补冲任。十七椎是治疗痛经的经验效穴。配合中药温经汤温经抚养，暖宫散寒止痛。针药相须，疗效倍增。在临床实践中有时需要使用功效相同或相近的针灸和中药治疗方法，二者作用性质和作用环节一致，此时二者的关系可以称为针药的同效相须关系，通过针药并用，使两方面的效应叠加而提高疗效，同时可减少药物的用量或降低针灸治疗的刺激量，本病患者行针刺治疗，配合中药温经扶阳，暖宫止痛，内外合治，又体现了针药合治，此包容性正是岭南针药相须思想内涵和外延的充分展现。

三、闭经

（一）概述

女子年满16周岁，但月经从未来潮，或正常月经发生后又闭止6个月以上，或根据自身月经周期计算停经3个周期以上者，称为闭经。前者为原发性闭经，约占5%，后者为继发性闭经，约占95%。青春期前、妊娠期、哺乳期、绝经后期的月经不来潮以及月经初潮后1年内月经偶尔停闭不行，无其他不适均属生理性停经，不属闭经范畴，此外，须玉门闭锁（处女膜闭锁）或阴道横隔以致经血潴留者，为"隐经"，并非闭经，须手术治疗。

闭经的记载首见于《内经》。《素问·阴阳别论》之"女子不月"，《素问·评热病论》谓"月事不来"。

（二）诊断要点

3个周期以上无月经来潮，有月经初潮来迟和月经后期病史。可伴有体格发育不良、绝经前后诸症、肥胖、多毛或结核病等。由于病因不同，临床表现各异，一般是月经超龄未至。或先见月经周期延长，经量少，终至停闭。妇科检查可见子宫体细小、畸形或过早退化，第二性征缺乏，附件炎性粘连或肿块等异常改变。甲状腺、肾上腺、卵巢激素等指标的测定对闭经亦有诊断意义。

（三）辨证要点

1. 肝肾不足证

年逾16周岁尚未行经，或由月经后期、量少逐渐至经闭；素体虚弱，腰酸腿软，头晕耳鸣。舌淡红，苔少，脉沉弱或细涩。

2. 气血虚弱证

月经逐渐延后，量少，经色淡而质薄，继而停闭不行；或头晕眼花，或心悸气短，神疲肢倦，或食欲不振，毛发不泽或易脱落，身体羸瘦，面色萎黄。舌淡红苔少，脉沉缓或虚数。

3. 阴虚血燥证

月经量少而渐至停闭；五心烦热，两颧潮红，交睫汗出，或骨蒸劳热，或咳嗽唾血。舌红，苔少，脉细数。

4. 气滞血瘀证

月经数月不行，精神抑郁，烦躁易怒，胸胁胀满，少腹胀痛或拒按。舌边紫暗，或有瘀点，脉沉弦或沉涩。

5. 痰湿阻滞证

月经停闭，形体肥胖，胸胁满闷，呕恶痰多，神疲倦怠，或面浮足肿，或带下量多色白。苔腻，脉滑。

（四）治疗

1. 针刺

针药相须辨证治疗方案：需根据中医证型不同，在针刺主方基础上加减使用穴位，辨证给予中药汤剂。须针灸医生根据临床经验辨证使用。

治法：肝肾亏虚、气血不足者补益肝肾、充养气血，针灸并用，手法用补法；气滞血瘀、寒湿凝滞者活血化瘀、温经散寒，针灸并用，手法用泻法。

取穴：关元、三阴交、天枢、合谷、肾俞。

辨证加减：肝肾亏虚加肝俞、太溪补益肝肾、调理冲任；气血不足加气海、血海、脾俞、足三里健脾养胃以化生气血；气滞血瘀加太冲、期门、膈俞行气活血、化瘀通经；寒湿凝滞加命门、大椎温经散寒、祛湿行滞。

2. 其他疗法

皮肤针：叩刺腰骶部相应背俞穴和夹脊穴、下腹部相关经穴。

耳针：取肾、肝、脾、心、内分泌、内生殖器、皮质下。每次选3～5穴，毫针中度刺激，留针15～30min；也可行埋针或压丸法。

穴位注射：取肝俞、脾俞、肾俞、气海、关元、归来、气冲、三阴交。每次选2～3穴，用黄芪、当归、红花注射液等中药制剂或胎盘组织液、维生素B$_{12}$注射液，每个穴位注入1～2mL。

3. 药物治疗

1）中药

肝肾不足证：归肾丸加鸡血藤、何首乌。

气虚虚弱证：人参养荣汤。

阴虚血燥证：加减一阴煎加黄精、丹参、枳壳。

气滞血瘀证：血府逐瘀汤。

痰湿阻滞证：苍附导痰丸和佛手散。

2）西药

雌激素和（或）孕激素治疗。

3）中成药

妇科养坤丸7.5g，口服，每天2次，共7天。驴胶补血颗粒1袋，口服，每天2次，共7天。

（五）临证医案

◎ 病例

杜某，女，38岁。首诊日期：2020年5月11日。

主诉：停经3个月。

现病史：缘患者3个月前因行人流刮宫术，与丈夫争吵后，月经一直未至，精神抑郁，乳房胀痛，烦躁易怒，腹痛拒按。舌暗红，苔薄，脉弦细。

既往史：体健。

中医诊断：闭经（气滞血瘀）。

西医诊断：子宫性闭经。

治法：行气活血，化瘀通经。

取穴及手法：取关元、三阴交、天枢、合谷、肾俞、太冲、期门、膈俞。手法平补平泻。

穴位注射：用丹参注射液2mL，取肝俞、三阴交，每个穴位注射0.5mL，隔天1次。

红外线灯：照射治疗下腹部。

中药：桃仁24g、红花18g、当归18g、生地黄18g、川芎9g、赤芍12g、牛膝18g、桔梗9g、柴胡6g、枳壳12g、甘草6g。共7剂，水煎服，每天1剂，早晚分服。

2020年5月18日复诊：3次针灸治疗配合7剂中药，患者精神转佳，乳房胀痛、烦躁易怒、腹痛等症状明显减轻，月经未至。舌淡郁红，苔薄白，脉弦细。继续针灸治疗巩固疗效。中药在前方基础上加熟地黄30g，益母草30g，共7剂。

2020年6月3日三诊：患者诉5次针灸治疗配合7剂中药治疗后月经来潮，经色暗，量多，伴腰酸，无痛经。舌红，苔薄黄，脉细。

中药：熟地黄15g、菟丝子30g、枸杞子15g、山药15g、茯苓15g、连须15g、桑寄生15g、甘草10g、酒大黄10g、生石膏10g、白术60g、生地黄15g。共5剂，水煎服，每天1剂，早晚分服。

按语：患者月经数月不行，精神抑郁，烦躁易怒，乳房胀痛，气以宣通为顺，气机郁滞，不能行血，冲任不通，则经闭不行；瘀血内停，积于血海，冲任受阻，则少腹胀痛拒按，舌质暗，为瘀滞之象。针刺关元、三阴交调脾、肝、肾及冲任二脉；天枢位于腹部，针之可活血化瘀，合谷配三阴交能调畅冲任、调理胞宫；肾俞为肾之背俞穴，可补益肾气，肾气旺则经血自充。针刺太冲、期门、膈俞行气活血，化瘀通经。首诊针刺配合血府逐瘀汤后患者气滞血瘀症状较前明显缓解。二诊考虑患者有人流刮宫史，冲任受损，继续针灸巩固疗效，中药在原方基础上继续加熟地黄滋养天癸，充实冲任，加益母草化瘀通经，月事遂至。后与清养方调补肝肾，益气养血。在临床实践中有时需要使用功效相同或相近的针灸和中药治疗方法，二者作用性质和作用环节一致，此时二者的关系可以称为针药的同效相须关系，通过针药并用，使两方面的效应叠加而提高疗效，同时可减少药物的用量或降低针灸治疗的刺激量，本病患者行针刺治疗，配合中药行气活血，化瘀通经，内外合治，又体现了针药合治，此包容性正是岭南针药相须思想内涵和外延的充分展现。

四、带下病

（一）概述

带下量明显增多，色、质、气味异常，或伴全身、局部症状者，称为带下病。妇女在经间期、经前期以及妊娠期带下稍增多，但无色、质、气味异常或不适，属于正常生理现象，不作疾病而论。带下首见于《素问·骨空论》："任脉为病，女子带下瘕聚。"带下病有广义、狭义之分。广义带下病泛指经、带、胎、产、杂等各种妇科疾病。狭义带下病特指带下发生异常的疾病。西医学之阴道炎、宫颈炎、盆腔炎性疾病等所致带下异常可参照本病治疗。

（二）诊断要点

以阴道缠绵不断流出如涕如脓、气味臭秽的浊液为主症。带下量多，色白或淡黄，或赤白相兼，或黄绿如脓，或混浊如米泔水；质或清稀如水，或黏稠如脓，或如豆渣凝乳，或如泡沫状；无臭气或有臭气，甚至臭秽难闻。可伴有外阴、阴道灼热瘙痒、坠胀或疼痛等。

（三）辨证要点

1. 脾虚证

带下量多，色白或淡黄，质黏稠，无臭气，绵绵不断，面色㿠白或萎黄，四肢不温，精神疲倦，纳少便溏，两足浮肿。舌淡，苔白或腻，脉缓弱。

2. 肾阳虚证

白带量多，清冷，质稀薄，终日淋漓不断，腰酸如折，小腹冷感，小便频数清长，夜间尤甚，大便溏薄。舌质淡，苔薄白，脉沉迟。

3. 阴虚夹湿证

带下量多，色黄或赤白相兼，质稠，有气味，阴部灼热，或阴部瘙痒，腰膝酸软，头晕目眩，或烘热汗出，五心烦热，咽干口燥，失眠多梦。舌红，苔少或黄腻，脉细略数。

4. 湿热下注证

带下量多，色黄或呈脓性，质黏稠，有臭气，或带下色白、质黏如豆腐渣状，外阴瘙痒；胸闷纳呆，口苦而腻，或小腹作痛，小便短赤。舌红，苔黄腻或厚，脉濡略数。

5. 热毒蕴结证

带下量多，黄绿如脓，或赤白相兼，或五色杂下，质黏腻，或如脓样，有臭气，或腐臭难闻，小腹作痛，腰骶酸痛，口苦咽干，烦热头晕，大便干结或臭秽，小便短赤。舌红，苔黄或黄腻，脉滑数。

（四）治疗

1. 针刺

针药相须辨证治疗方案：需根据中医证型不同，在针刺主方基础上加减使用穴位，辨证给予中药汤剂。须针灸医生根据临床经验辨证使用。

治法：湿热下注者清热利湿，只针不灸，泻法；脾虚湿困、肾阳不足者健脾益肾，针灸并用，补法；肾阴亏虚者养阴清热，以针刺为主，平补平泻。

取穴：取带脉、关元、三阴交、白环俞。

辨证加减：湿热下注加中极、次髎清利下焦湿热；脾虚湿困加脾俞、足三里健脾化湿；肾阴亏虚、肾阳不足加肾俞、太溪、命门补肾培元、调节阴阳。

2. 其他疗法

刺络拔罐：用三棱针在十七椎、腰眼和骶骨孔周围的络脉点刺出血，然后拔罐5～10min，出血约3～5mL，最多可达60mL。每3～5天复治1次。用于湿热下注者。

耳针：取内生殖器、肾上腺、神门、脾、肾、肝、三焦。每次选3～4穴，毫针中度刺激，留针15～30min。每天或隔天1次，两耳交替。

电针：取带脉、三阴交。针刺得气后接通电针仪，用疏密波刺激15～20min。

穴位注射：取双侧三阴交，每个穴位注入黄连素注射液1～3mL。

3. 药物治疗

1）中药

脾虚证：完带汤。

肾阳虚证：内补丸。

阴虚夹湿证：知柏地黄丸。

湿热下注证：止带方。

热毒蕴结证：五味消毒饮加白花蛇舌草、白术。

2）西药

滴虫性阴道炎和混合性阴道炎：甲硝唑阴道泡腾片0.2g，外用，塞阴道，共7天。

单纯性假丝酵母菌阴道炎：克霉唑阴道片0.5g，外用，塞阴道，共1天。

老年性阴道炎：雌激素制剂。

3）中成药

白带丸6g，口服，每天2次，共7天。除湿白带丸6～9g，口服，每天2次，共7天。

（五）临证医案

◎ 病例

范某，女，32岁。首诊日期：2020年3月24日。

主诉：白带量多1月余。

现病史：缘患者1月前白带量多，外院查盆腔积液，无外阴瘙痒及腹痛，遂来就诊。症见白带量多，梦多，思虑多，易头晕，舌淡红，苔白微腻，脉细。

婚育史：已婚，G2P1A0。

月经史：末次月经2020年3月12日至18日，PMP2月16日至21日，量、色、质无异常。

既往史：体健。

中医诊断：带下病（脾虚证）。

西医诊断：盆腔炎。

治法：健脾益气，升阳除湿。

取穴及手法：取带脉、关元、三阴交、白环俞。手法平补平泻。

艾箱灸：取气海、关元、足三里（双）、三阴交（双）。

穴位注射：用丹参注射液2mL，三阴交、白环俞，每个穴位注射0.5mL，隔天1次。

红外线灯：治疗下腹部。

中药：白术30g、山药30g、人参6g、白芍15g、车前子9g、苍术9g、甘草3g、陈皮2g、荆芥穗2g、柴胡2g。共3剂，水煎服，每天1剂，早晚分服。

2020年3月27日复诊：患者症状明显缓解，梦多，思虑多，头晕均改善，经针灸和服药后解烂便，今日可见蛋清样白带。舌淡红，苔薄白，脉细。继续针灸治疗5次，巩固疗效；中药守前方，共5剂。

2020年4月5日三诊：患者诉5次针灸和中药治疗后症状基本消失。

按语：患者脾气虚弱，运化失职，水湿下注，伤及任带，使任脉不固，带脉失约而为带下异常；脾虚中阳不振，梦多，思虑多，易头晕，舌淡。苔白微腻，脉细，也为脾虚中阳不振之象。针刺以常规针刺，平补平泻为主，带脉穴属足少阳胆经，可协调冲任，止带下，关元、三阴交调脾、肝、肾。白环俞属足太阴经，可调下焦之气，利下焦湿邪，有利湿止带作用。艾灸气海、关元、足三里

（双）、三阴交（双）可健脾温阳化湿。针刺配合中药健脾益气、升阳除湿。针药相须治疗进一步温通经络，加强健脾祛湿止带的作用。

五、围绝经期综合征

（一）概述

妇女在绝经前后，出现烘热面赤，进而汗出，精神倦怠，烦躁易怒，头晕目眩，耳鸣心悸，失眠健忘，腰酸背痛，手足心热，或伴有月经紊乱等与绝经有关的症状，称"围绝经期综合征"，又称"绝经前后诸症"。这些症候常参差出现，发作次数和时间无规律性，病程长短不一，短者数月，长者可迁延数年以至数十年不等。

（二）诊断要点

发病年龄多在45～55岁，若在40岁以前发病者，应考虑为卵巢早衰。要注意发病期有无工作、生活的特殊改变，以及有无精神创伤史及双侧卵巢切除或放射治疗史。最早出现的症状常为潮热、汗出和情绪改变。潮热从胸前开始，涌向头部、颈部和面部，继而出汗，汗出热退，持续时间长短不定，短者数秒，长者数分钟，发作次数也不定；情绪改变表现为易激动，烦躁易怒，或无故悲伤欲哭，不能自我控制。此外，尚有头晕头痛，心悸失眠，腰酸背痛，月经紊乱等。晚期症状则有阴道干燥灼热，阴痒，尿频急或尿失禁，皮肤瘙痒等。

（三）辨证要点

1. 肾阴虚证

经断前后，头晕耳鸣，腰膝酸软，烘热汗出，五心烦热，失眠多梦，口燥咽干，或皮肤瘙痒，月经周期紊乱，量少或多，经色鲜红。舌红，苔少，脉细数。

2. 肾阳虚证

经断前后，头晕耳鸣，形寒肢冷，腰酸膝软，腹冷阴坠，小便频数或失禁，带下量多，月经不调，量多或量少，色淡质稀，精神萎靡，面色晦暗。舌淡，苔白滑，脉沉细而迟。

3. 肾阴阳俱虚证

经断前后，肾阴阳失衡，阴损及阳或阳损及阴，导致阴阳俱虚，冲任失调，则月经周期紊乱，量少或多。舌红，苔薄，脉沉细。

（四）治疗

1. 针刺

针药相须辨证治疗方案：需根据中医证型不同，在针刺主方基础上加减使用穴位，辨证给予中药汤剂。须针灸医生根据临床经验辨证使用。

治法：益肾宁心、调和冲任、疏肝健脾、畅达情志，脾肾阳虚者针灸并用，手法用补法；心肾不交、肝肾阴虚者以针刺为主，平补平泻或补泻兼施。

取穴：取百会、关元、肾俞、太溪、三阴交。

辨证加减：心肾不交、心火内扰加心俞、神门、劳宫、内关清虚火、养心神；肝肾阴虚、肝阳亢盛加风池、太冲、涌泉疏肝理气、育阴潜阳；脾肾阳虚加灸气海、脾俞、足三里健脾益气、温补肾阳。

2. 其他疗法

耳针：取皮质下、内分泌、内生殖器、肾、神门、交感。每次选2～3穴，针刺或用埋针、压籽或压磁法。2天1次，两耳交替。

电针：取三阴交、太溪。针刺得气后接电针仪，用疏密波弱刺激，以患者稍有刺激感为度，通电20～30min。每天1次。

3. 药物治疗

1）中药

肾阴虚证：左归饮加制首乌、龟板。

肾阳虚证：右归丸。

肾阴阳俱虚证：二仙汤加生龟板、女贞子。

2）西药

激素补充治疗。

3）中成药

灵莲花颗粒1袋，每天2次，口服，7天为1个疗程。

4）心理治疗

通过心理疏导使绝经期的妇女了解绝经过渡期的生理过程，并且要培养乐观的心态。必要的时候要选择适量的镇静药物来治疗失眠。鼓励患者建立健康的生活方式，包括坚持身体锻炼，健康饮食等。

（五）临证医案

◎ 病例

张某，女，48岁。首诊日期：2020年7月2日。

主诉：月经先后不定期伴情绪波动1年余。

现病史：缘患者1年前下岗后，月经先后不定期，伴头晕耳鸣，腰酸膝软，烘热汗出，五心烦热，失眠多梦，烦躁，情绪易波动，口燥咽干，月经量少，经色鲜红。末次月经2020年6月15日。舌红，苔少，脉细弦数。

既往史：体健。

中医诊断：绝经前后诸症（肾阴虚证）。

西医诊断：围绝经期综合征。

治法：滋肾养肝，育阴潜阳。

取穴及手法：取百会、关元、肾俞、太溪、三阴交、涌泉、太冲。先泻后补。

耳针：取皮质下、内分泌、内生殖器、肾、神门、交感。每次选2～3穴，用王不留行籽压籽，2天1次，两耳交替。

红外线灯：照射治疗腹部。

中药：熟地黄15g、山茱萸10g、山药15g、茯苓10g、丹皮15g、泽泻15g、柴胡10g、白芍10g、当归15g、枣仁10g、栀子5g。共7剂，水煎服，每天1剂，早晚分服。

2020年7月28日复诊：5次针灸治疗后患者症状较前缓解，末次月经2020年7月22日至7月27日，月经量较前增多，色红。继续针灸治疗巩固疗效。中药守前方，共7剂。

按语：患者肾阴亏虚，肝失柔养，疏泄失常致肾虚肝郁，症见腰膝酸软，头晕耳鸣，五心烦热，针刺百会可升清降浊，平肝潜阳。关元可补益元气，调和冲任。与肾俞二穴合用可补肾气、养肾阴、充精血，三阴交健脾疏肝益肾，配合中药滋水清肝饮以滋肾养肝，疏肝解郁，育阴潜阳。针药的同效相须，通过针药并用，使两方面的效应叠加而提高疗效，同时可减少药物的用量或降低针灸治疗的刺激量，针药合治，疗效显著。

六、不孕症

（一）概述

凡女子婚后夫妇同居两年以上，配偶生殖功能正常，未避孕而不受孕者；曾生育或流产后，未避孕，而又两年以上未再受孕者。前者称为"原发性不孕症"，古称"全不产"；后者称继发性不孕，古称"断绪"。其病因主要为先天不足、情志不畅，痰、湿、瘀等病理产物阻于胞宫，使人不孕。

不孕症在西医学属女性不孕症，根据不孕症是否可以纠正，又可以分为绝对不孕及相对不孕。绝对不孕指妇女有先天性或后天性解剖上或功能上的缺陷，无法矫治而不能受孕者；相对不孕是指妇女因某种因素以致生育能力降低或妨碍受孕，而经过适当治疗后可能受孕者。可由于排卵功能障碍，输卵管、子宫等因素导致卵子和精子不能正常结合而受孕。

（二）诊断要点

（1）有正常性生活，配偶生殖功能正常，结婚后未避孕2年以上未孕。

（2）有排卵障碍、输卵管阻塞、子宫畸形、宫颈黏液分泌异常等不孕因素。

（三）辨证要点

1. 肾气虚证

婚久不孕，月经不调或停闭，经量或多或少，色暗，头晕耳鸣、腰膝酸软、小便清长。舌质淡，苔薄，脉沉细。

2. 肾阳虚证

婚久不孕，月经迟发，或月经延后，或停经，经色暗淡，性欲冷漠，小腹冷，带下量多，清稀如水；或子宫发育不良，头晕耳鸣，腰膝酸软，夜尿多。舌质暗淡，苔薄，脉沉细。

3. 肾阴虚证

婚久不孕，月经提前，经量少或停闭，经色较鲜红；或行经时间延长甚至崩漏不止；形体消瘦，腰膝酸软，头晕耳鸣，五心烦热，盗汗咽干。舌红，苔少，脉细数。

4. 肝气郁结证

婚久不孕，月经或先或后，经量或多或少；或经前烦躁易怒，胸胁乳房胀痛，精神抑郁，善太息。舌暗红或舌边有瘀斑，脉弦细。

5. 瘀滞胞宫证

婚久不孕，月经延后或周期正常，痛经，经量多少不一，经色紫暗，有血块；有时经行不畅、淋漓难净，或经间期出血。舌紫暗或有瘀斑，苔薄白，脉细涩。

6. 痰湿内阻证

婚久不孕，肥多毛，月经延后或稀发，带下量多，色白质黏无臭；头晕心悸，胸闷泛恶，面目虚浮。舌淡胖，苔白腻，脉滑。

（四）治疗

1. 针刺

针药相须辨证治疗方案：需根据中医证型不同在针刺主方基础上加减使用穴位，辨证给予中药汤剂。须针灸医生根据临床经验辨证使用。

治则：补虚泻实，调和阴阳。

取穴：关元、子宫、归来、三阴交。

辨证加减：肾虚者加肾俞、太溪、命门以补肾；肝气郁结者加曲泉、太冲以疏肝理气；瘀滞胞宫者加合谷、太冲开四关以活血化瘀；痰湿内阻者加足三里、丰隆、中脘以健脾化湿。

2. 其他疗法

根据病情选用以下1种技术。

梅花针叩刺：在排卵期，用梅花针叩刺督脉及任脉，叩至潮红为度。

耳针：选内生殖器、子宫、内分泌、肾上腺、肝、肾，毫针用中等刺激，可用埋针或压丸法。

穴位注射：选用当归注射液2mL，取双侧肾俞、足三里，每个穴位注射0.2～0.3mL，每天1次。

3. 药物治疗

1）中药

肾气虚证：毓麟珠加减。

肾阳虚证：右归丸加减。

肾阴虚证：左归丸加减。

肝气郁结证：柴胡疏肝散加减。

瘀滞胞宫证：少腹逐瘀汤加减。

痰湿内阻证：苍附导痰汤加减。

2）西药

枸橼酸氯米芬于月经第3～5天开始服用，每天50mg，连用5天；促性腺激素，于月经第2～5天开始每天肌内注射1～2支；促性腺激素释放激素，微量泵脉冲式给药，频率60～120min，每泵给药10～25g，根据卵泡发育情况调整用量。

（五）临证医案

◎ **病例**

戴某，女，36岁。首诊2020年5月10日。

主诉：不孕6年余，月经不调6年余。

现病史：6年前怀孕后不明原因流产后，出现月经不调，6年来经中西医结合诊治无效，患者希望通过针灸调理。

现症见：正常未避孕，6年未孕，月经推后，痛经，经色紫暗，有血块；舌紫暗，苔薄白，脉细涩。

中医诊断：不孕（瘀滞胞宫证）。

西医诊断：排卵障碍。

治法：活血化瘀。

取穴及手法：关元、子宫、归来、三阴交、太冲、合谷。手法用泻法。

中药：小茴香7粒、干姜6g、延胡索3g、没药3g、当归9g、川芎3g、官桂3g、赤芍6g、蒲黄9g、五灵脂6g。共3剂，水煎服，每天1剂，早晚分服。

2020年5月25日复诊，诉针灸10次后，月经期至，此次月经量多，有血块，但行经不痛。

按语：冲任为经络之海，其起脉之处，实则在胞中而上行于背里。所谓胞者，子宫是也，此男女藏精之所，皆得称为子宫，女子于此受孕，若子宫受寒，寒邪凝滞，日久瘀滞不通，影响胞宫功能，而胞宫是胎儿生长发育的场所，取关元温肾助阳，子宫穴调理子宫的功能，三阴交调理脾肝肾三脏，太冲、合谷调理气血，使得祛瘀生新，经络得通。

七、胎位不正

（一）概述

胎位不正指的是妊娠30周后胎儿在母体子宫内中的位置不正，如横位、臀位、斜位等，属于中医学中"横产""难产"等的范畴。其发生原因为气血虚弱或者气滞血瘀无法安正胎位，孕妇情志抑郁，气机不畅，也可使胎位难以回转成正位。

胎位不正是当前导致孕产妇难产的主要原因之一，严重情况下会危及母婴的生命安全。

（二）诊断要点

1. 病史

妊娠32周后发生胎先露及胎位异常，有骨盆形态异常、子宫畸形、子宫肌瘤等病史。

2. 症状

胎先露异常有臀先露、肩先露及复合先露；胎头位置异常，如持续枕横位、枕后位、面位、额位、高直位、前不均倾等。

3. 检查

产检查明胎产式和胎方位；B超检查胎先露类型、胎盘、脐带的位置、羊水量、头盆不称等。

（三）辨证要点

1. 气虚血瘀证

妊娠后期胎位异常，形体黄瘦，面色微青，胸闷脘痞，或胀满疼痛。舌苔薄白，脉细滑或兼弦。

2. 脾虚湿盛证

妊娠后期胎位异常，形体肥胖，身体沉重，稍劳即乏，脘痞纳少，食欲不振，饮食减少，大便稀溏，或有浮肿。舌质淡胖，脉滑、濡。

3. 肝气郁结证

妊娠后期胎位不正，素有精神抑郁或性急易怒，或伴有胁肋胀痛，嗳气不舒，大便不调。舌红、苔微黄，脉弦滑。

（四）治疗

1. 针刺

针药相须辨证治疗方案：需根据中医证型不同在针刺主方基础上加减使用穴位，辨证给予中药汤剂。须针灸医生根据临床经验辨证使用。

治则：补虚泻实，调和阴阳。

取穴：至阴、三阴交、太溪。

辨证加减：肾虚寒凝加灸气海、肾俞；脾虚湿盛加阴陵泉、丰隆；肝气郁结加太冲、期门。

2. 其他疗法

根据病情选用以下1种技术。

艾灸：将艾绒制成麦粒大小圆锥形艾炷，直接置于至阴穴点燃，灸至局部灼热，每穴4～5壮。

耳针：取生殖器、交感、皮质下，毫针用中等刺激，可用埋针或压丸法。

3. 中药

气虚血瘀证：保产无忧散加减。

脾虚湿盛证：当归芍药散加减。

肝气郁结证：柴胡疏肝散加减。

（五）临证医案

◎ 病例

杨某，女，35岁，妊娠8个月。首诊日期：2019年11月12日。

主诉：产检胎儿为横位。

现病史：8个月产前时为横位，曾做过2次手法倒转术和胸膝卧位，未见效果，遂针灸治疗。患者近期压力较大，易怒，舌红、苔微黄，脉弦滑。

中医诊断：胎位不正。

西医诊断：胎位异常。

治法：疏肝解郁。

取穴及手法：至阴，艾灸。

中成药：柴胡疏肝散，每次9克，每天3次。

患者艾灸3次，服用3天中成药后，复查已转为头位。

按语：妇人以血为本，孕妇气血充沛、气机通畅则胎位正常，肾藏精，包含肾阴肾阳，肾的功能正常则气顺血和，胎正产顺。至阴穴是足太阳经井穴，与足少阴经相连，具有疏通经络、调和阴阳、纠正胎位的功能。艾灸是将艾条燃烧，使用其产生的热量对特定穴产生刺激，激发精气活动，进而实现对人体紊乱生理生化的调节。针对本患者采用艾灸至阴穴和中成药同时使用，调整胎位同时，缓解患者肝气郁结症状，体现治病求于本的思想。

八、乳少

（一）概述

乳少是指产妇在产后2～10天内没有乳汁分泌和分泌量过少；或者在产褥期、哺乳期内乳汁正行之际，乳汁分泌减少或全无；甚至不能喂养婴儿的，统称为缺乳。中医称"乳汁不行"或"乳汁不足"。《诸病源候论》有"产后乳无汁候"，《经效产宝》有"产后乳无汁"方论。

现代医学认为泌乳的内分泌及神经机制较复杂，孕激素、雌激素、胎盘催乳素、泌乳素、皮质醇及胰岛素，皆与乳房系统生长发育及泌乳功能有关，内分泌及神经调节失常皆可导致产后缺乳。此外，乳汁开始分泌后，若发生营养不良、精神恐惧或抑郁，可直接影响丘脑下部，使腺垂体催乳素分泌减少，而致乳汁不分泌或分泌量减少。婴儿哺乳不当，也可造成乳汁分泌不足。

（二）诊断要点

哺乳时乳汁缺乏或乳汁全无，不足以甚或不能喂养婴儿，为主要诊断依据。检查乳房及乳汁性状，可协助诊断。

临床上须与乳痈缺乳、乳头凹陷和乳头皲裂造成的乳汁壅积不通、哺乳困难相鉴别。乳痈初起恶寒发热，乳房红肿热痛，继而化脓溃破成痈；乳头凹陷和乳头皲裂者，通过望诊可明确诊断，缺乳则无此证，可资鉴别。

（三）辨证要点

1. 气血虚弱证

产后乳少，甚或全无，乳汁清稀，乳房无胀感而柔软；面色少华，神疲乏力，食欲不振。舌淡白或淡胖，苔白或少苔，脉虚弱或细弱。

2. 肝郁气滞证

产后乳汁分泌少，甚或全无，或平日乳汁正常或偏少，突然七情所伤后，乳汁骤减或点滴全无，乳汁浓稠，乳房胀硬而痛或有微热。精神抑郁，胸胁胀闷，食欲减退。舌暗红或尖边红，苔薄黄，脉弦细或数。

3. 痰湿壅阻证

乳汁稀少或点滴而出，乳房硕大或下垂、无胀感。形体肥胖，胸闷泛恶，或食多乳少或大便溏泻。舌质胖苔白腻，脉沉细或濡滑。

4. 食浊中阻证

产后乳少甚或全无，乳房柔软无胀感或丰满汁如清水；脘腹胀闷，不思饮食，呕酸便溏。舌苔厚腻色黄，脉弦滑。

5. 气虚血瘀证

乳汁不行或甚少，乳房肿硬，胸闷嗳气，恶露量少而不畅，少腹胀痛。舌淡紫暗，脉缓或细涩。

（四）治疗

1. 针刺

针药相须辨证治疗方案：需根据中医证型不同，在针刺主方基础上加减使用

穴位，辨证给予中药汤剂。须针灸医生根据临床经验辨证使用。

治则：补虚泻实，调和阴阳。

处方：乳根、少泽、足三里。

辨证加减：气血虚弱者加脾俞、足三里；肝郁气滞者加内关、太冲；胸胁胀满者加期门，胃脘胀满者加中脘；食少便溏者加天枢。

2. 其他疗法

根据病情选用以下1种技术。

耳针：取肝、脾、肾、内分泌、皮质下，毫针用中等刺激，可用埋针或压丸法。

自血疗法：抽取产妇自体静脉血4mL，将4mL穴位注射双侧足三里。每天1次，2次为1个疗程。

埋线疗法：辨证取穴后，选可吸收医用羊肠线，剪成1～1.5cm长，用7号无菌注射针头做套管，用0.4×50mm做针芯，消毒后，推入穴位。

3. 中药

气血虚弱证：通乳丹加减。

肝郁气滞证：下乳涌泉散加减。

痰湿壅阻证：苍附导痰丸加减。

食浊中阻证：保和丸加减。

气虚血瘀证：生化汤加减。

（五）临证医案

◎ **病例**

陈某，女，32岁。2019年8月10日就诊。

主诉：产后乳少5天。

现病史：患者于5天前与家人发生不愉快后，出现乳汁分泌减少，几近全无，双侧乳房有胀痛感、胸闷、食少。

现症见：双侧乳房胀痛，神情抑郁不舒，胸闷，纳少，舌质暗红苔薄白，脉弦。

中医诊断：产后乳少（肝气郁结证）。

西医诊断：产后缺乳。

治法：疏肝理气，安神通络。

取穴及手法：乳根、少泽、足三里、内关、太冲。手法用泻法。

中药：当归30g、穿山甲（已禁用）45g、王不留行90g、川芎30g，研细末，每服6～9g。共3剂，水煎服，每天1剂，早晚分服。

2019年8月15日复诊，诉乳汁较前分泌增多，自觉双乳胀痛感较前减轻，饮食可。

按语：随着生活节奏加快，女性在社会中担任的角色也出现转变，孕产妇面临更多的压力。研究表明，下丘脑作用于垂体前叶，促进催乳素、促肾上腺皮质素等分泌，作用于垂体后叶，促进催产素释放，这些激素作用于乳腺，引起乳汁分泌。而下丘脑的功能与情绪有关，忧郁、紧张等情绪会直接或间接抑制激素分泌，造成乳汁减少。中医认为，乳汁为血化生，产褥期思虑过多或情绪抑郁，导致肝郁气滞，疏泄功能异常，气滞血瘀，从而造成乳汁量少，且排出不畅。针药并用可以疏肝解郁，使得疏泄功能正常，调和气血，使得乳汁有生化之源。

九、慢性盆腔炎

（一）概述

盆腔炎是指女性内生殖器官包括子宫、输卵管、卵巢及其周围结缔组织、盆腔腹膜等部位所发生的炎症。炎症可在一处或多处同时发生，按部位不同分别为"子宫内膜炎""子宫肌炎""附件炎"等。根据病势缓急、病程长短又可以分为急性和慢性两种。多见于中年妇女，常常由分娩、流产、宫腔内手术消毒不严，或经期、产后不注意卫生，或者附近其他部位的感染，使病原体侵入所致。

本病隶属于中医学"带下""癥聚"等范畴。慢性盆腔炎多由急性盆腔炎迁延而成。病变部位主要在肝、脾、肾三脏，涉及冲任二脉。病变初期以实证为主，多见湿热壅盛、瘀热内结，病久邪气滞留，损伤正气，则出现气滞血瘀、脾肾不足的虚实夹杂证。

（二）诊断要点

（1）多有急性盆腔炎病史。

（2）症状：小腹疼痛，腰骶胀痛，带下异常，带下量多、色黄、气臭；兼见神疲乏力，低热起伏，月经不调，经行腹痛加重，胸胁乳房胀痛，形寒肢冷，小便黄，大便干燥，或大便溏泄。舌象异常，舌质红或暗红，边尖瘀点或瘀斑，脉沉弦或弦涩。

（3）体征：子宫活动受限或压痛；一侧或双侧输卵管成索状增粗，或子宫一侧或双侧片状增厚、压痛；一侧或双侧宫骶韧带增粗、触痛；一侧或双侧附件包块、压痛。

上述体征至少同时具备下列三项：下腹压痛伴或不伴反跳痛；宫颈举痛、宫体压痛；附件区压痛。

（三）辨证要点

1. 湿热瘀结证

下腹胀痛或刺痛，痛处固定，腰骶胀痛，带下量多，色黄质稠或气臭，经期腹痛加重，经期延长或月经量多，口腻或纳呆，小便黄，大便溏而不爽或大便干结。舌质红或暗红，或见舌边瘀点或瘀斑，苔黄腻或白腻，脉弦滑或弦数。

2. 气滞血瘀证

下腹胀痛或刺痛，情志抑郁或烦躁，带下量多，色黄或白，质稠，月经先后不定，量多或少，经色紫暗有块或排出不畅，经前乳房胀痛，情志不畅则腹痛加重，脘腹胀满；舌质暗红，或有瘀斑瘀点，苔白或黄，脉弦。

3. 寒湿瘀滞证

下腹冷痛或刺痛，腰骶冷痛，带下量多，色白质稀，形寒肢冷，经期腹痛加重，得温则减，月经量少或月经错后，经血紫暗或夹血块，大便溏泄。舌质暗淡或有瘀点，苔白腻，脉沉迟或沉涩。

4. 肾虚血瘀证

下腹绵绵作痛或刺痛，腰骶酸痛，带下量多，色白质清稀，遇劳累下腹或腰骶酸痛加重，头晕耳鸣，经量多或少，经血暗淡自夹块，夜尿频多。舌质暗淡或有瘀点瘀斑，苔白或腻，脉沉涩。

5. 气虚血瘀证

下腹疼痛或坠痛，缠绵日久，痛连腰骶，经行加重，带下量多，色白质稀，经期延长或月经量多，经血暗淡或夹块，精神萎靡，体倦乏力，饮食少纳呆。舌暗淡，或有瘀点瘀斑，苔白，脉弦细或沉涩无力。

（四）治疗

1. 针灸

针药相须辨证治疗方案：需根据中医证型不同，在针刺主方基础上加减使用穴位，辨证给予中药汤剂。须针灸医生根据临床经验辨证使用。

治法：清热利湿、行气活血、化瘀止痛。

取穴：带脉、中极、次髎、三阴交。

辨证加减：湿热下注加蠡沟、阴陵泉；气滞血瘀加太冲、膈俞。

2. 其他疗法

刺络拔罐法：选取关元、气海、血海、膈俞等穴位，先用三棱针刺络放血，后拔罐。

艾灸：取关元、气海穴。

穴位贴敷：选取关元、气海等穴位，使用自制的药物进行贴敷。

3. 药物治疗

1）中药

湿热瘀结证：银蒲四逆散。

气滞血瘀证：膈下逐瘀汤。

寒湿瘀滞证：少腹逐瘀汤或暖宫定痛汤。

肾虚血瘀证：杜断桑寄失笑散或宽带汤。

气虚血瘀证：理冲汤或举元煎。

2）西药

急性期使用抗生素，根据细菌培养和药敏试验选用药物。

3）中成药

湿热瘀结证服用妇科千金胶囊，寒湿瘀滞证服用桂枝茯苓胶囊，肾虚血瘀证可服用妇宝颗粒（冲剂），气虚血瘀证可服用丹黄祛瘀片。

（五）临证医案

◎ **病例**

李某，女，40岁。2020年7月10日就诊。

主诉：带下量多2月余。

现病史：患者2个月前无明显原因出现带下量多伴下腹疼痛，痛连腰骶。

现症见：带下量多，色白质稀，下腹疼痛，痛连腰骶，精神萎靡，体倦乏力，饮食少纳呆，舌暗淡，苔白，脉弦细。

中医诊断：带下病（气虚血瘀证）。

西医诊断：慢性盆腔炎。

治法：活血化瘀，益气止痛。

取穴及手法：带脉、中极、次髎、三阴交、膈俞、太冲。手法平补平泻。

中药：人参、黄芪各15g，炙甘草6g，升麻2g，白术6g。共3剂，水煎服，每天1剂，早晚分服。

2020年7月15日复诊，诉带下量减少，腹痛减轻，精神较前好转。

按语：慢性盆腔炎在中医中属于"带下病""腹痛"范畴，主要是由于妇女经、带、胞、产某方面异常而造成的气血运行不畅，气滞则血滞，进而形成瘀阻，膈俞、太冲可以行气活血化瘀，带脉穴可以调节带脉的功能，三阴交活血补血，加上中药的补气活血，起到相得益彰的作用。

十、小儿遗尿

（一）概述

小儿遗尿是指3岁以上的儿童睡眠中小便自遗、醒后方知的一种病证。又称为"尿床""夜尿症"。其病因病机多与肺脾肾功能失调有关，尤以肾气不足，膀胱虚寒为最多见。

小儿遗尿在西医学中多属功能性，是由于大脑皮质及皮质下中枢功能失调。另外器质性疾病及系统性疾病如脑发育不全、隐形脊柱裂、尿路感染、糖尿病等亦可导致遗尿。

（二）诊断要点

（1）主要症状为遗尿，无其他系统疾病。

（2）尿液检查无异常，尿比重、尿量正常，尿糖阴性。

（三）辨证要点

1. 肾气不足证

睡中遗尿，醒后方觉，每晚1次以上，小便清长，面色㿠白少华，神疲乏力，智力较同龄儿童稍差。舌淡苔白，脉沉。

2. 肺脾气虚证

疲劳后尿床，面色无华，经常感冒，气短自汗，四肢无力，食欲不振，大便溏。舌淡红，脉沉细无力。

3. 下焦湿热证

睡中遗尿，小便黄而腥臭，性情急躁，手足心热，面赤唇红，口渴饮水。舌红，苔黄腻，脉弦数。

（四）治疗

1. 针刺

治法：补虚泻实。

取穴：中极、关元、膀胱俞、三阴交。

辨证加减：肾气不足者加气海、肾俞；肺脾气虚者加肺俞、脾俞、足三里；下焦湿热者加曲骨、阴陵泉。

2. 其他疗法

梅花针：叩刺八髎、命门、肾俞、气海、关元、中极、腰阳关等穴位，轻度刺激，以皮肤出现红晕为度。

耳针：选神门、交感、皮质下、内分泌、遗尿点、膀胱。毫针用中等刺激，可用埋针或压丸法。

按摩：揉丹田200次，摩腹20min，揉龟尾30次，较大的儿童可用擦法，摩擦肾俞、八髎，以热为度。

3. 药物治疗

1）中药

肾气不足证：巩堤丸加减。

肺脾气虚证：人参五味子汤加减。

下焦湿热证：八正散加减。

2）西药

托特罗定一次5mg，口服，每天2～3次；丙米嗪25mg，口服，每晚1次。

（五）临证医案

◎ **病例**

王某，男，7岁。首诊2020年3月18日。

主诉：睡中遗尿1个月余。

现病史：患者1个月前感冒后出现夜间尿床，一夜1～2次，无其他不适。患者平素易感冒。

现症见：面色无华，气短自汗，四肢无力，食欲不振，大便溏，舌淡红，脉沉细无力。

中医诊断：小儿遗尿（肺脾气虚证）。

西医诊断：遗尿。

治法：补肺健脾。

取穴及手法：中极、关元、膀胱俞、三阴交、肺俞、脾俞、足三里。手法平补平泻。

中药：人参五味子汤。人参3g、白术4.5g、茯苓3g、五味子1.5g、麦冬3g、炙甘草2.4g。共3剂，水煎服，每天1剂，早晚分服。

2020年3月25日复诊，患儿家长诉3次治疗后，遗尿情况较前有改善，现遗尿次数减少，有便意时自醒。继续针灸3次，服用上方3剂巩固疗效。

按语：中医学认为遗尿多为先天禀赋不足，阴气偏盛，阳气偏衰，膀胱肾气俱冷，不能行水所致，小便之所以能够正常排泄，有赖于膀胱和三焦的气化作用，而三焦气化，上焦以肺为主，中焦以脾为主，故遗尿不尽，与脾肺关系密切。针灸和中药均有补肺健脾的作用，说明在临床实践中将功效相同或相近的针药结合使用，可以起到疗效叠加的作用，展现了岭南针药相须思想的内涵。

十一、小儿惊风

（一）概述

惊风俗称"抽风"，是以四肢抽搐、颈项强直、两目上视、牙关紧闭甚或神昏为主要表现。相当于西医学的小儿惊厥，是指大脑皮层运动神经元突然、大量地异常放电，导致全身或局部骨骼肌群突然不自主地强直或阵挛性抽动。可见于多种疾病，如高热、乙型脑炎、流行性脑膜炎（或脑炎、脑膜炎的后遗症）、原发性癫痫等。以1～5岁的小儿最为多见。惊风分为急惊风和慢惊风，急惊风多因外感时邪、痰热内蕴、暴受惊恐引起。慢惊风则多由先天禀赋不足或久病正虚所致。

（二）诊断要点

急惊风：主症发病急骤，全身肌肉强直性或阵发性痉挛，甚则神志不清。

慢惊风：主症起病缓慢，时惊时止。

（三）辨证要点

1. 外感惊风

发热头痛，咳嗽咽红，鼻塞流涕，出现烦躁不安，继而神昏，四肢抽搐或颤动。舌苔薄白或薄黄，脉浮数。

2. 痰热惊风

壮热面赤，烦躁不宁，摇头弄舌，咬牙齿，呼吸急促。舌苔微黄，脉浮数或弦滑。

3. 惊恐惊风

暴受惊恐后惊惕不安，身体战栗，喜投母怀，夜间惊惕，甚至痉厥，神志不清，大便色青。脉律不整或指纹青紫。

4. 脾肾阳虚

面黄肌瘦，形神疲惫，囟门低陷，昏睡露睛，四肢不温，大便稀薄。舌淡，苔薄，脉沉细。

5. 肝肾阴虚

神倦虚烦，面色潮红，手足心热。舌红少苔或无苔，脉细数。

（四）治疗

1. 针刺

治法：急惊风以醒脑开窍，息风镇惊为主；慢惊风以健脾益肾，镇惊息风为主。

取穴：水沟、印堂、合谷、太冲；百会、印堂、脾俞、肾俞、肝俞、足三里。

辨证加减：外感惊风配大椎、十宣或十二井，痰热惊风配丰隆、中脘；惊恐惊风配神门、内关；脾肾阳虚配关元、神阙；肝肾阴虚配太冲、太溪。

2. 其他疗法

耳针：取交感、神门、皮质下、心、肝，慢惊风加脾、肾。急惊风毫针刺激，强刺激，慢惊风毫针刺激，中等刺激，或压丸法。

灯火灸：取印堂、承浆。灯火灸多用于急惊风。

指针：取水沟、合谷，用拇指指甲重掐，以抽搐停止为度。

3. 药物治疗

1）中药

急惊风外感风邪：银翘散。

湿热疫毒证：黄连解毒汤。

惊恐痉厥：抱龙丸或安神丸。

慢惊风：土虚木亢缓肝理脾汤。

阴虚风动证：黄连阿胶汤或大定风珠。

2）西药

急性期临床首选苯巴比妥类，首次10mg/kg，2～3min内静脉推注，15～20min后以同样剂量给药1次，即使第一个剂量后患儿惊厥已停止，仍需第二个剂量给药。

（五）临证医案

◎ **病例**

李某，男，4岁。2020年5月13日就诊。

主诉：发热2天，高热惊厥2h。

现病史：2天前因发热咽痛去医院就诊，体温38.7℃，服药后症状未见明显好转，今晨见高热头痛，气急鼻煽，烦躁，送医院途中昏迷，四肢阵发性抽搐。现见面红，体温39.5℃，心率120次/min，苔薄黄，脉浮数。

中医诊断：小儿惊风（外感惊风）。

西医诊断：小儿惊厥。

治法：醒脑开窍，息风镇惊。

取穴：水沟、印堂、合谷、太冲，配穴大椎、十宣放血。

操作：毫针常规刺，泻法。水沟强刺激，大椎、十宣点刺放血。

中药：连翘9g、金银花9g、桔梗3g、薄荷3g、竹叶3g、生甘草3g、荆芥穗3g、牛蒡子3g。共3剂，水煎服，每天1剂，早晚分服。

2020年5月16日，电话随访，患儿当天针刺惊厥停止后未再发，中药服用后，体温正常，遂未再复诊。

按语：针灸治疗小儿惊风疗效肯定，针刺时应辨证取穴，针对病因治疗，本例患儿为外感风热所致惊厥，治疗时急则治标，针刺水沟、印堂醒脑开窍，息风镇惊，后点刺大椎、十宣放血，清热泻热。

十二、小儿食积（疳证）

（一）概述

疳证是儿科常见的脾系疾病之一，临床上以小儿形体虚弱羸瘦、饮食异常、大便不调，面色无华、毛发干枯、精神萎靡或烦躁为主要特征的慢性营养不良疾病，又称"疳病""疳证"。与西医学的"蛋白质-能量营养不良""维生素营养障碍""微量元素缺乏"等疾病相关。

（二）诊断要点[1]

（1）多见于5岁以下婴幼儿，多有喂养不当史、病后饮食失调史、寄生虫病史、消化系统疾病史、慢性消耗性病史、厌食及偏食史。

（2）形体明显消瘦，严重者干枯羸瘦，面色萎黄少华，毛发稀疏枯黄，精神不振，或烦躁易怒，或系揉眉擦眼，或吮指磨牙等。

（三）辨证要点

1. 疳气证

形体略瘦，面色萎黄少华，毛发稀疏，不思饮食，性急易怒，精神欠佳，大便不调。舌淡红，苔薄微腻，脉细，指纹淡。

2. 疳积证

形体明显消瘦，面色萎黄、无华，脘腹膨胀，青筋暴露，毛发稀疏结穗，饮食异常如嗜食异物等，揉眉挖鼻，吮指磨牙，烦躁，夜卧不宁。舌淡、苔腻，脉沉细而滑，指纹紫滞。

3. 干疳证

形体极度消瘦，皮肤干瘪起皱，面色萎黄或苍白，头大项细，毛发干枯，目无神采，腹凹如舟，啼哭无力，精神萎靡，懒言少动，表情呆滞，不思饮食，大便稀溏或便秘。舌淡、苔剥脱或无，脉沉细弱，指纹隐伏不显。

（四）治疗

1. 针刺

针药相须辨证治疗方案：需根据中医证型不同，在针刺主方基础上加减使用穴位，辨证给予中药汤剂。须针灸医生根据临床经验辨证使用。

治法：健运脾胃，辨证加减。

取穴：以腹部局部和足阳明经腧穴为主。

主穴：中脘、足三里、四缝穴。

手法：补法。

辨证加减：潮热加大椎，积滞加建里，便溏加天枢，夜啼加间使、神门，脘腹胀大加章门，呕吐加内关，便秘加支沟、外关。

2. 其他疗法

红外线灯照射：腹部中脘、神阙。

小儿推拿：揉中脘、揉板门、摩腹、捏脊、分推腹阴阳、按揉足三里、推下七节骨。疳积证加清大肠、清脾土、运内八卦、推下七节骨、推四横纹、推六腑。干疳证加补肾水、运水入土、补脾经。

艾灸：腹部中脘、神阙穴，下肢足三里穴。

刺络放血：四缝穴。

3. 药物治疗

1）中药

疳气证：资生健脾丸加减。

疳积证：肥儿丸加减。

干疳证：八珍汤加减。

2）中成药

疳气证：健胃消食口服液10mL，口服，每天2次，共7天。

疳积证：肥儿丸6g，口服，每天2次，共7天。

干疳证：人参养荣丸2～4g，口服，每天2次，共7天。

（五）临证医案

◎ 病例

张某，男，3岁。首诊日期：2020年6月13日。

主诉：食欲不振、消瘦2月余。

现病史：患者近2月来，体重未见明显增加，反稍减轻，食欲较差，揉眉挖鼻，吮指磨牙，烦躁，夜卧不宁。形体消瘦，大便干结，为求诊治，遂来诊。

现症见：形体明显消瘦，面色萎黄、无华，脘腹膨胀，青筋暴露，毛发黄，腹胀，便秘，舌淡、苔腻，脉沉细而滑，指纹紫滞。

既往史：体健。

中医诊断：小儿食积（疳积证）。

西医诊断：营养不良。

治法：健运脾胃，消补兼施。

取穴：中脘、手三里、外关、支沟、四缝。视患者配合程度留针25min或速刺不留针，补法。

中药：白术10g、陈皮10g、香附10g、厚朴10g、枳实10g、槟榔5g、神曲10g、麦芽10g、泽泻10g、莱菔子10g、茯苓10g、山楂10g、芍药10g、木香5g、甘草5g。共3剂，水煎服，每天1剂，早晚分服。

红外线灯：照射腹部中脘、神阙。

其他：四缝穴刺络放血。

二诊：2次针药结合治疗后患者症状明显缓解，大便通畅，食欲渐增，面色较前红润，腹部较前平坦。

按语：小儿疳证主因为喂养不当致患儿挑食、偏食，久则脾胃虚损，运化无权，津液不充，不能濡养肌肤形体，而见消瘦面黄，腹胀明显等脾胃虚损、食积内停之象，属于疳证中期疳积证[2]。《圣惠方》有言："又小儿百日以后……好食肥腻，恣食甘酸，脏腑不和，并生疳气。"因此治疗上注重消补兼施，贵在运脾，运属和法，补中寓消，消中有补，运其精微，化其水谷，针药结合可实现这一目的，针可行经脉之气，药可化内脏积滞，相辅相成。但需注意疳证防重于治，日常生活中家长应尽可能培养孩子良好的饮食习惯，避免饮食不节伤及脾胃。

参考文献：

[1] 赵霞，赵琼，张晓华，等. 中医儿科临床诊疗指南·疳证（修订）[J]. 中医儿科杂志，2017，13（03）：1-5.

[2] 管静莹，陈健. 中医分期辨治小儿疳证体会 [J]. 中医儿科杂志，2019，15（04）：37-39.

十三、小儿脑瘫

（一）概述

脑性瘫痪（cerebral palsy，CP）简称脑瘫，是一组持续存在的中枢性运动和姿势发育障碍、活动受限综合征。该综合征是由于发育中的胎儿、婴幼儿脑部非进行性损伤所致[1]。在我国0～6岁脑瘫患儿有31万，患病率为1.86‰，并以每年4.6万的速度递增，脑瘫患儿根据临床的症状可以分为痉挛型、迟缓型、混合型、共济失调型和不随意运动型[2]。其中，痉挛型脑瘫患儿的发病率最高。

（二）诊断要点[3]

（1）持续存在的中枢性运动障碍。

（2）运动及姿势发育异常，早期出现打挺、肩胛带内收、前臂旋前、双手拇指的屈曲内收等姿势异常的表现。

（3）反射发育异常，如原始反射残存或者原始反射减弱等都属于原始反射异常。

（4）肌张力及肌力异常。

（5）经头颅影像学佐证。

（三）辨证要点

1. 肝肾亏虚证

发育迟缓，囟门宽大，智能低下，反应迟钝，四肢软弱，颈项软、腰软、手不能举，不能坐站；失语或言语不清，智力低下，头发稀疏，面色萎黄，口唇淡白。舌质淡，苔薄白，指纹淡。

2. 心脾两虚证

肌肉松弛无力，腰不能挺直，足不能站立，臂不能抬举，咀嚼无力，面色淡白无华，精神倦怠，少气懒息，伸舌，流涎不禁，纳呆。舌淡，苔白，指纹淡。

3. 痰瘀阻滞证

关节强硬，屈伸不利，动作延迟。或言语不利，吞咽困难；或常伴智力落后、失聪失语、摇头弄舌、张口流涎；或伴癫痫抽搐、行为异常、呆傻愚钝。苔腻脉滑。

（四）治疗

1. 针刺

针药相须辨证治疗方案：需根据中医证型不同，在针刺主方基础上加减使用穴位，辨证给予中药汤剂。须针灸医生根据临床经验辨证使用。

治则：补虚泻实，辨证加减。

取穴：以背俞穴和阳明经腧穴为主。

主穴：肝俞、肾俞、脾俞、膈俞、足三里。

手法：补法或平补平泻法，视患者配合程度选择留针或不留针。

辨证加减：肝肾亏虚者，常配伍悬钟、太冲等穴位；心脾两虚则配心俞、神门等穴位；流涎者加地仓、颊车；语言不利者配劳宫、廉泉；听力障碍者常配耳门、听会等。

2. 其他疗法

红外线灯照射：背部肾俞穴、脾俞穴。

小儿推拿：推坎宫、开天门、揉太阳、掐总筋及分阴阳，补肾经和脾经、清肝经、清心经，拿揉或拿捏肢体软组织及四肢关节。

艾灸：腹部中脘、神阙穴，下肢足三里穴。

头针：顶旁1线、顶颞前斜线、枕下旁线、颞前线。

刺络放血：金津、玉液。

穴位注射：手三里、足三里、阳陵泉、曲池等行注射维生素B_{12}注射液+维D

胶性钙注射液，每个穴位注射0.1～0.2mL，隔天1次。

3. 药物治疗

1）中药

肝肾亏虚证：加味六味地黄丸加减。

心脾两虚证：调元散加减。

痰瘀阻滞证：通窍活血汤合二陈汤加减。

2）中成药

肝肾亏虚证：杞菊地黄丸 3～6g，口服，每天2次，共7天。

心脾两虚证：归脾丸 3g，口服，每天3次，共7天。

（五）临证医案

◎ **病例**

赵某，男，3岁。首诊日期：2019年5月17日。

主诉：至今3岁不能独立步行。

现病史：患者为早产儿，出生时难产缺氧，黄疸病史，一岁半时仍不能站立，智力体力均较同龄人发展缓慢，现3岁仍不能独立步行，为求诊治，遂来诊。

现症见：不能独立行走，辅助下可行走，步态呈剪刀状，双膝屈曲，足跟不能着地，食欲较差，眠一般，夜间易醒，大便稀烂，小便尚可，查体双下肢肌张力高，关节活动差，双侧巴宾斯基征阳性，双手霍夫曼征未引出。舌淡边有齿痕，苔白稍腻，脉弦细。

既往史：早产并小儿黄疸。

中医诊断：五迟五软（心脾两虚证）。

西医诊断：小儿脑瘫。

治法：健脾养心。

取穴及手法：中脘、手三里、外关、支沟、四缝。视患者配合程度留针25min或速刺不留针，补法。

红外线灯照射：背部肾俞穴、脾俞穴。

小儿推拿：推坎宫、开天门、揉太阳、掐总筋及分阴阳，补肾经和脾经、清肝经、清心经，拿揉或拿捏肢体软组织及四肢关节。

艾灸：腹部中脘、神阙穴，下肢足三里穴。

头针：顶旁1线、顶颞前斜线、颞前线。

刺络放血：金津、玉液。

穴位注射：手三里、足三里行注射维生素B$_{12}$注射液+维D胶性钙注射液，每个穴位注射0.1～0.2mL，隔天1次。

　　中药：山药10g、陈皮10g、白术10g、茯苓10g、芍药10g、人参10g、当归10g、黄芪20g、茯神10g、熟地黄10g、石菖蒲5g、甘草5g。共3剂，水煎服，每天1剂，早晚分服。

　　二诊：3次针药结合治疗后患者食欲较前改善，二便调，下肢肌张力较前稍改善。

　　按语：患者因早产并缺氧造成体力、智力发育迟缓，传统西医始终无法修复或逆转脑瘫所导致的永久性功能障碍，但中医药通过不同康复疗法可达到促进患者康复的目的，头针结合体针刺激不同神经节段，改善患者相应躯体及心理症状，推拿疗法缓解肌肉张力，并通过调节外在肌肉反作用于内在脏腑，穴位注射是针刺与药物治疗的组合，有着针刺与药物的双重疗效，既能延长穴位刺激时间，又可避免患儿留针时的不合作。现代研究[4]表明其一方面营养局部肌肉组织，另一方面通过反射性增加大脑皮层血流量，建立侧支循环，进一步改善脑部缺血缺氧，也可以降低神经传导通路中突触阈值使其易活化，形成新的神经环路，重组神经传导的网络系统，从而代偿受损的脑功能区，最终恢复患儿的运动功能。

参考文献：

［1］唐久来，秦炯，邹丽萍，等. 中国脑性瘫痪康复指南（2015）：第一部分［J］. 中国康复医学杂志，2015，30（7）：747-754.

［2］尚培民，李燕萍. 核心稳定性训练对痉挛型脑性瘫痪患儿运动功能及步行能力的影响［J］. 中国中西医结合儿科，2019，11（5）：372-375.

［3］中国康复医学会儿童康复专业委员会，中国残疾人康复协会小儿脑性瘫痪康复专业委员会，《中国脑性瘫痪康复指南》编委会. 中国脑性瘫痪康复指南（2015）［J］. 中国实用乡村医生杂志，2015，22（22）：5-12.

［4］常永霞，张佩瑶，戈蕾，等. 穴位注射加针刺及康复训练治疗痉挛型小儿脑瘫［J］. 吉林中医药，2015，35（08）：858-860.

十四、小儿多动症

（一）概述[1]

　　小儿多动症又名注意力缺陷多动障碍，是临床上比较常见的一种精神行为障碍性疾病，其主要症状表现：注意力容易分散、不分场合过度活动、情绪不稳以及认知障碍等。其发病率在2%～10%，多见于4～12岁的学龄儿童，一般男孩多于女孩，具有病程长、治疗时间长等特点。

（二）诊断要点

（1）多见于学龄期儿童，男孩多于女孩。

（2）注意力不集中，难于久坐，小动作较多，过度活动。

（3）情绪不稳，智力正常但学习成绩较差。

（4）翻手试验、指鼻试验、对指试验阳性。

（三）辨证要点

1. 肝肾阴虚证

多动难静，急躁易怒，冲动任性，或成绩较差，或有遗尿，或有五心烦热，大便秘结。舌质红，苔薄黄，脉细弦。

2. 心脾两虚证

神思涣散，注意力不集中，神疲乏力，多动但不暴躁，做事有头无尾，记忆力差，偏食纳少，面色少华。舌质淡，苔薄白，脉弱。

3. 痰火内扰证

多动多语，躁扰不安，冲动任性，兴趣多变，心烦，纳少口干口苦，便秘尿赤。舌质红，苔黄腻，脉滑数。

4. 肝郁脾虚证

注意力涣散，多动多语，烦躁不安，急躁易怒，胸闷纳呆，睡眠较差，面色少华，便溏。舌淡红，苔薄白，脉弦细。

（四）治疗

1. 针刺

针药相须辨证治疗方案：需根据中医证型不同，在针刺主方基础上加减使用穴位，辨证给予中药汤剂。须针灸医生根据临床经验辨证使用。

治则：调和阴阳，辨证加减。

取穴：以头部及心、心包经腧穴为主。

主穴：内关、百会、太冲、印堂、神门。

手法：泻法或平补平泻。

辨证加减：脾虚加足三里、太白，肝旺加太冲、行间，痰火加丰隆、内庭，肾虚加太溪、复溜等。

2. 其他疗法

红外线灯照射：腹部中脘、神阙。

小儿推拿：揉中脘、揉板门补脾经，揉命门、肾俞，按揉百会，摩腹，捏脊。

艾灸：腹部中脘、神阙穴，下肢足三里穴。

刺络放血：大椎穴。

耳穴：心、神门、交感、脑。

3. 药物治疗

1）中药

肝肾阴虚证：杞菊地黄丸加减。

心脾两虚证：归脾汤合甘麦大枣汤加减。

痰火内扰证：黄连温胆汤加减。

肝郁脾虚证：逍遥散加减。

2）中成药

肝肾阴虚证：杞菊地黄丸6g，口服，每天2次，共7天。

（五）临证医案

◎ **病例**

李某，男，10岁。首诊日期：2020年9月13日。

主诉：多动难静，记忆力差1年余。

现病史：患者近1年来，注意力不能集中，多动难静，烦躁不安，急躁易怒，食欲睡眠均较差，记忆力差，学习成绩较差，为求诊治，遂来诊。

现症见：患者多动难静，心情烦躁，面色少华，纳眠差，记忆力较差，学习成绩一般，便溏，舌淡红，苔薄白，脉弦细。

查体：翻手试验、指鼻试验、对指试验阳性。

既往史：体健。

中医诊断：躁动（肝郁脾虚证）。

西医诊断：小儿多动症。

治法：疏肝健脾。

取穴及手法：内关、百会、太冲、印堂、神门、足三里、中脘。视患者配合程度留针25min或速刺不留针，补法。

红外线灯：照射腹部中脘、神阙。

刺络放血：四缝穴。

耳穴：心、神门。

小儿推拿：揉中脘、揉板门补脾经，揉命门、肾俞，按揉百会，摩腹，捏脊。

中药：白术10g、陈皮10g、香附10g、薄荷10g、柴胡10g、当归10g、神曲10g、麦芽10g、芍药10g、茯苓10g、生姜10g、甘草5g。共3剂，水煎服，每天1剂，早晚分服。

复诊：2次针药结合治疗后患者多动症状较前改善，安静坐姿持续时间较前延长，大便通畅，食欲渐增，面色较前红润，睡眠较实，记忆力较前改善。

按语：小儿多动症在学龄期儿童中较为多见，本例患者多动难静，脾气暴躁伴常有体乏、便溏症状，可辨证为肝郁脾虚，肝木克脾土，治疗上疏肝同时着重健脾，太冲为肝经原穴，足三里为胃经合穴，中脘为胃之募穴，针刺太冲舒达肝经气血，补足三里、中脘以强脾胃，并加用安神的百会、印堂、内关、神门。配合推拿、耳穴及四缝放血可达到治疗目的，但需注意临床中心理安慰的重要性，嘱患者家属注意正确教育方式，切忌言语攻击对孩子造成心理压力。

参考文献：

［1］郭亚平，黄新瑞，于佳琦．小儿多动症脑电生物反馈治疗依从性差的原因及干预措施［J］．临床研究，2020，28（12）：189-190.

十五、抽动障碍

（一）概述

抽动障碍[1]（tic disorders）又称多发性抽动症、抽动-秽语综合征，是以慢性、波动性、多发性的肌肉快速抽动，并伴有不自主发声和语言障碍为主要特征的神经精神障碍性疾病。以肌肉抽动和发出不自主怪声或秽语为主要表现，发病年龄多集中在5～12岁，是起病于儿童或青少年时期的一种神经精神障碍性疾病。

（二）诊断要点

（1）5～12岁之间，或有家族史。

（2）不自主地头面、颈部、四肢等处肌肉收缩，有节律，抽动时伴有口中怪叫或秽语。

（3）实验室检查、脑电图检查正常。

（三）辨证要点

1. 阴虚风动证

肢体震颤，筋脉拘急，摇头耸肩，挤眉眨眼，口出秽语，咽干清嗓，形体消瘦，头晕耳鸣，两颧潮红，手足心热，睡眠不安，大便干结，尿频或遗尿。舌红绛、少津，苔少光剥，脉细数。

2. 气郁化火证

抽动频繁有力，秽语连连，脾气急躁，面红耳赤，头晕头痛，胸胁胀闷，口苦喜饮，目赤咽红，大便干结，小便短赤。舌红、苔黄，脉弦数。

3. 脾虚痰聚证

抽动日久，发作无常，抽动无力，嘴角抽动，皱眉眨眼，喉中痰声，形体虚胖，食欲不振，困倦多寐，面色萎黄，大便溏。舌淡红，苔白腻，脉沉滑。

4. 肝郁脾虚证

努嘴张口，全身肌肉抽动，喉中有痰，时发怪叫，烦躁不安，急躁易怒，胸闷纳呆，睡眠较差，面色少华，便溏。舌淡红，苔薄白，脉弦细。

（四）治疗

1. 针刺

针药相须辨证治疗方案：需根据中医证型不同，在针刺主方基础上加减使用穴位，辨证给予中药汤剂。须针灸医生根据临床经验辨证使用。

治法：平肝息风，辨证加减。

取穴：以头部及肝经腧穴为主。

主穴：百会、太冲、印堂、神门、四神聪。

手法：泻法或平补平泻。

辨证加减：脾虚加足三里、太白，肝旺加太冲、行间，痰火加丰隆、内庭，阴虚加太溪、复溜等。

2. 其他疗法

红外线灯照射：腹部中脘、神阙。

小儿推拿：推揉脾土，捣小天心，揉五指节，运内八卦，分阴阳，推上三关，揉涌泉、足三里。

艾灸：腹部中脘、神阙穴，下肢足三里穴。

刺络放血：大椎穴。

耳穴：心、肝、肾、皮质下、神门、脑。

3. 药物治疗

1）中药

阴虚风动证：大定风珠加减。

气郁化火证：清肝达郁汤加减。

脾虚痰聚证：十味温胆汤加减。

肝郁脾虚证：异功散合天麻钩藤饮加减。

2）中成药

阴虚风动证：杞菊地黄丸6g，口服，每天2次，共7天。

气郁化火证：泻青丸7.5g，口服，每天2次，共7天。

脾虚痰聚证：琥珀抱龙丸1丸，口服，每天1次，共7天。

（五）临证医案

◎ **病例**

张某，男，10岁。首诊日期：2020年8月10日。

主诉：不自主抽动伴口中怪叫2年余。

现病史：患者近2年来，时常出现颈部不自主抽动，抽动时口中发出类似"嗯嗯"的怪叫声，以白天情绪紧张时多见，入睡后消失，为求诊治，遂来诊。

现症见：患者颈部肌肉抽动伴口中怪叫，不能自止，发作无常，抽动无力，形体虚胖，食欲不振，困倦多寐，面色不华，大便溏，舌淡红，苔白腻，脉沉滑。

既往史：体健。

中医诊断：瘛疭（脾虚痰聚证）。

西医诊断：抽动障碍。

治法：健脾柔肝，行气化痰。

取穴及手法：百会、太冲、印堂、神门、四神聪、足三里、中脘、丰隆。视患者配合程度留针25min或速刺不留针，平补平泻。

红外线灯照射：腹部中脘、神阙。

耳穴：心、肝、神门。

小儿推拿：推脾土，捣小天心，揉五指节，运内八卦，分阴阳，推上三关，揉涌泉、足三里。

中药：法半夏6g、陈皮10g、枳实10g、远志10g、柴胡10g、五味子10g、党参10g、郁金10g、芍药10g、茯苓10g、甘草5g。共3剂，水煎服，每天1剂，早晚分服。

复诊：3次针药结合治疗后患者抽动次数较前减少，脾气尚可自控，饮食较前改善，大便成形，小便调。

按语：《素问·至真要大论》有"诸风掉眩，皆属于肝""诸暴强直，皆属于风"之论。患者时有肌肉抽动，伴有口中怪叫不能自止，不论病机为何，均有肝风内动为基础，《医学从众录》云："治肝即所以息风，息风即所以降火"所以治疗中始终贯穿柔肝息风这一思想，本例患者在肝风基础上以脾虚痰聚为主要病机，治疗上注重健脾化痰，并加用芍药柔肝、柴胡疏肝，针灸选穴也注重疏泻肝经、健运脾胃，化痰祛风。配合耳穴、推拿等加强治疗作用。

参考文献：

［1］戎萍，马融，韩新民，等. 中医儿科临床诊疗指南·抽动障碍（修订）［J］. 中医儿科杂志，2019，15（06）：1-6.

第七节 五官病症类医案

一、目赤肿痛

（一）概述

目赤肿痛为多种眼部疾患中的一个急性症状，俗称"赤眼""风火眼""天行赤眼"。中医学认为本病多由于外感时疫热毒引起。风热之邪侵袭目窍，经气阻滞，火郁不宣；或素体阳盛，脏腑积热，复感疫毒，内外合邪，循经上扰于目而发病。往往双眼同时发病，发病有季节性，夏、秋两季多见，其主要特征是发病急，结膜明显充血，常见于西医学的细菌性结膜炎（急性卡他性结膜炎、淋菌性结膜炎）、病毒性结膜炎（流行性角膜结膜炎、流行性出血性结膜炎、咽结膜热）、变应性结膜炎等。

（二）诊断要点

起病急，常有细菌、病毒感染史，过敏原接触史；自觉眼有异物感、烧灼感、畏光、发痒和流泪；眼睑肿胀，结膜充血和水肿，分泌物增多，结膜下出血、乳头增生、滤泡形成，膜或假膜形成；细菌性结膜炎实验室检查可在分泌物涂片或结膜刮片中分离发现致病菌；病毒性结膜炎在实验室检查中分泌物涂片或结膜刮片无菌生长，可分离出病毒；变应性结膜炎实验室检查中分泌物或结膜刮片可见大量嗜酸粒细胞。

（三）辨证要点

1. 风热外袭证

白睛红赤，沙涩灼热，畏光流泪，眵多清稀，头额胀痛。舌红，苔薄白或薄黄，脉浮数。

2. 热毒炽盛证

胞睑红肿，白睛赤肿，白睛溢血，黑睛生星翳。畏光刺痛，热泪如汤，口渴引饮，溲赤便结。舌红，苔黄，脉数。

（四）治疗

1. 针刺

针药相须辨证治疗方案：需根据中医证型不同，在针刺主方基础上加减使用穴位，辨证给予中药汤剂。须针灸医生根据临床经验辨证使用。

治法：清泻风热，消肿定痛，辨证加减。

取穴：以眼区局部取穴为主。合谷、太冲、风池、睛明、太阳，只针不灸，泄法。

辨证加减：风热外袭加曲池、上星；热毒炽盛加行间、大椎。

2. 其他疗法

耳针：选眼、目1、目2、肝。毫针刺，留针20min，间歇运针。

三棱针：在耳尖或耳后静脉点刺出血。

拔罐刺络放血：太阳穴。

3. 药物治疗

1）中药

风热外袭证：驱风散热饮子加减。

热毒炽盛证：普济消毒饮加减。

2）西药

分泌物多者可冲洗结膜囊，局部使用抗生素眼药水（膏）或抗病毒眼药水滴眼，过敏性结膜炎使用激素类眼药水（膏）滴眼，必要时须全身用药治疗。

4. 注意事项

在发病早期和高峰期做分泌物涂片或结膜刮片检查，确定致病菌、病毒，并做药敏试验，选择有效药物治疗。注意个人卫生，不用脏手、脏毛巾揉擦眼部，保持局部清洁，勤洗手，不遮患眼，及时彻底控制感染，防止复发和交叉感染。变应性结膜炎在发病季节可戴防护镜，尽量避免外界花粉、粉尘、强光等的刺激。消除过敏因素，停用致敏药物，或对特殊致敏源作脱敏治疗。

（五）临证医案

◎ **病例**

张某，男，30岁。首诊日期：2020年5月11日。

主诉：双眼红肿疼痛2天。

现病史：缘患者2天前游泳后出现双眼异物感、红肿疼痛，易流泪，微畏寒，无发热，无咳嗽咳痰，无流清涕，遂于当日至当地医院眼科就诊，考虑"急性结膜炎"，予抗生素滴眼液滴眼，红肿稍好转，现仍有疼痛，结膜红肿，干涩有异物感，易流泪。

现症见：双眼红肿疼痛，结膜中度充血，分泌物增多，易流泪。舌尖红，苔薄黄，脉浮数。

既往史：体健。

中医诊断：目赤肿痛（风热外袭证）。

西医诊断：急性卡他性结膜炎。

治法：疏风散热，泻火解毒。

取穴及手法：合谷、太冲、风池、睛明、太阳、曲池、上星。泻法。

三棱针点刺放血：双侧太阳穴、双侧耳尖[1]。

中药：连翘10g、牛蒡子10g、羌活10g、苏叶/薄荷5g、大黄5g、赤芍10g、防风10g、当归尾10g、甘草5g、栀子10g、川芎5g。共5剂，水煎服，每天1剂，早晚分服[2]。

西药：左氧氟沙星滴眼液，每天3次，每次1~2滴；红霉素眼膏涂眼，睡前涂。

2020年5月13日复诊：2次针灸治疗后患者双眼红肿疼痛减轻，偶有流泪。

2020年5月15日三诊：患者诉4次针灸治疗已痊愈，双眼无红肿，无异物感，无异常流泪。

按语：患者游泳后不慎外感风热时邪，侵袭目窍，郁而不宣，以致络脉闭阻，血壅气滞，猝然发病。岭南针药相须思想针药结合，疏风散热，消肿定痛。并结合太阳穴、耳尖三棱针点刺放血，起到清热泻火、清脑明目的功效，可使目赤肿痛患者的临床症状迅速减轻或消失。

参考文献：

［1］于小普，耿若君. 耳尖和太阳穴放血治疗目赤肿痛临床疗效观察［J］. 中医临床研究，2015，7（07）：93-94.
［2］倪至臻，李丁霞，周景炜. 针刺治疗目赤肿痛临床疗效观察［J］. 上海针灸杂志，2003（06）：21-22.

二、睑腺炎（麦粒肿）

（一）概述

睑腺炎又称"针眼""眼丹"等，是指胞睑生小疖肿，红肿痒痛，形似麦粒，易于溃疡的眼病。其病因主要有脾胃蕴热，或心火上炎，又复外感风热，积热与外风相搏，气血瘀阻，火热结聚，以致眼睑红肿，腐熟化为脓液。

西医学认为睑腺炎是眼睑腺体及睫毛毛囊的急性化脓性炎症，多见于儿童及青少年。根据发病部位不同，可分为外睑腺炎和内睑腺炎两种。化脓性细菌（以葡萄球菌多见）感染，引起睫毛毛囊皮脂腺或汗腺的急性化脓性炎症，称外睑腺炎；而引起睑板腺急性化脓性炎症的，则称内睑腺炎。

（二）诊断要点

外睑腺炎：睑缘部红、肿、热、痛，触痛明显。近外眦部者常伴有颞侧球结膜水肿。数日后，睫毛根部出现黄脓点，溃破排脓后痊愈。炎症严重者，常伴同侧耳前淋巴结肿大、压痛，或可伴有畏寒、发热等全身症状。

内睑腺炎：眼睑红肿较轻，但疼痛较甚。眼睑红、肿、热、痛，睑结膜面局部充血、肿胀，2～3日后其中心可见黄脓点。自行穿破，脓液排出后痊愈。

（三）辨证要点

1. 风热外袭证

针眼初起，痒痛微作，局部硬结，微红微肿，触痛明显。苔薄黄，脉浮数。

2. 热毒炽盛证

胞睑红肿疼痛，有黄白色脓点，或见白睛壅肿，口渴便秘。舌红，苔黄或腻，脉数。

3. 热毒内陷证

胞睑肿痛剧增，伴见头痛、身热、嗜睡。局部皮色暗红不鲜，脓出不畅。舌质绛，苔黄糙，脉洪数。

（四）治疗

1. 针刺

针药相须辨证治疗方案：需根据中医证型不同，在针刺主方基础上加减使用穴位，辨证给予中药汤剂。须针灸医生根据临床经验辨证使用。

治法：疏风清热，解毒散结。

取穴：以眼区局部取穴为主。太阳、鱼腰、风池、丝竹空，只针不灸，泄法。

辨证加减：外感风热加合谷、大椎；热毒壅盛及热毒内陷加曲池、内庭。

2. 其他疗法

挑刺：在两肩胛间，第1～7胸椎两侧，探寻淡红色疹点，用三棱针点刺，挤出少量血液，可反复挑刺3～5次。

耳针：选眼、肝、脾。毫针刺，留针20min，间歇运针。

刺络放血：耳尖或合谷、太阳穴三棱针点刺放血，多用于急性期。

3. 药物治疗

1）中药

风热外袭证：银翘散加减。

热毒炽盛证：仙方活命饮加减。

热毒内陷证：犀角地黄汤加减。

2）西药

脓肿形成前，应局部热敷，使用抗生素滴眼液及眼膏；反复发作及伴有全身反应者，可口服抗生素类药物。脓肿成熟时需切开排脓。

4. 注意事项

注意眼睑局部卫生，不用脏手或不洁手帕揉眼；不要偏嗜辛辣、香燥、肥甘之品，注意饮食调节；切忌挤压排脓，以免细菌随血流进入海绵窦引起脓性栓塞而危及生命。

（五）临证医案

◎ **病例**

林某，女，20岁。首诊日期：2020年4月13日。

主诉： 左眼下睑红肿疼痛2天。

现病史： 缘患者2天前左眼下睑出现痒痛，异物感，未予重视，昨日眼睑红肿加重，左眼下睑全睑红肿，底部较硬，顶部柔软，黄白色脓头，未溃破，灼热感，自行予金霉素眼膏外用，症状未见明显缓解，口渴，纳眠正常，小便正常，大便秘结，舌红苔薄黄，脉数。

既往史： 体健。

中医诊断： 麦粒肿（热毒炽盛证）。

西医诊断： 睑腺炎。

治法： 清热解毒散结。

取穴及手法： 太阳、承泣、四白、大椎、曲池、行间、内庭。用泻法。

耳穴贴压： 选眼、肝、脾。

刺络放血： 双侧耳尖。

中药：金银花10g、连翘10g、防风6g、白芷6g、当归6g、陈皮6g、炙甘草3g、赤芍6g、浙贝母6g、天花粉6g、乳香6g、没药6g、皂角刺6g、栀子6g、香附6g、生麦芽10g。共3剂，水煎服，每天1剂，早晚分服。

西药：0.5%红霉素眼药膏涂于红肿眼睑皮肤处，每天4次。

2020年4月15日复诊：3次针灸治疗后患者症状明显缓解，左眼下睑红肿缓解，脓头已消失，眼部无灼热感、瘙痒感、异物感。

按语：患者胞睑红肿，硬结较大，有黄白色脓点，口渴便秘，舌红苔薄黄，脉数，中医辨证热毒炽盛。热毒蕴结于胞睑，发为疔肿，以清热解毒、散结消痈为治则，初起时局部使用抗生素眼膏效果欠佳，以针药相须流派思想为指导思想，针药结合，双管齐下，使治疗效应叠加，解在表之热毒，缓在标之急，标本兼顾，内外兼治，具有起效快、疗程短的特点，可有效减轻睑腺炎患者的疼痛，消散硬结，疗效确切，充分展现岭南针药相须思想内涵。

三、近视

（一）概述

近视又称"能近怯远症"，是指眼球在调节静止状态下，平行光线经过眼屈光系统的屈折后，所形成的焦点在视网膜前。其病因多因先天禀赋不足、劳心伤神，使心肝肾气血阴阳受损，加上用眼不当，使目络瘀阻，目失所养，眼珠形态异常。

近视属于屈光不正的眼病，因其在视网膜上所形成的像模糊不清而远视力降低。近视眼病因目前尚不完全清楚，可能与多种因素有关。

（二）诊断要点

视力障碍，远视力减退，近视力正常；视疲劳，眼位偏斜，呈隐外斜视或外斜视；眼球前后径变长，眼球稍有突出；眼底改变，玻璃体液化、混浊和后脱离，视盘有近视弧形斑；视网膜呈豹纹状改变，黄斑区可见红变、色素紊乱、出血，新生血管生长、变性、萎缩，形成富克斯斑；巩膜后葡萄肿；屈光测定，呈近视屈光状态。

（三）辨证要点

1. 心阳不足证

视近清晰，视远模糊，或伴心烦失眠健忘，神倦乏力。舌淡，苔白，脉弱。

2. 脾虚气弱证

视近清晰，视远模糊，视疲劳，喜垂闭。或病后体虚，食欲不振，四肢乏力。舌淡红，苔薄白，脉弱。

3. 肝肾亏虚证

远视力下降，眼前黑花飞舞，头昏耳鸣，腰膝酸软。舌淡红，无苔，脉细。

4. 肝血不足证

远视力下降，视疲劳，视物变形，眼底检查可见黄斑部萎缩斑或出血，面色不华。舌淡，苔薄白，脉弱。

（四）治疗

1. 针刺

针药相须辨证治疗方案：需根据中医证型不同在针刺主方基础上加减使用穴位，辨证给予中药汤剂。须针灸医生根据临床经验辨证使用。

治法：通络活血，养肝明目，辨证加减。

取穴：以眼区局部和足阳明、足少阳经腧穴为主。太阳、睛明、四白、风池、翳明、养老、光明，针灸并用，手法用补法。

辨证加减：脾虚气弱加脾俞、胃俞；心阳不足加关元、命门；肝肾亏虚加肝俞、肾俞；肝血不足加肝俞、足三里。

2. 其他疗法

耳针：选神门、肝、脾、肾、眼、目1、目2。毫针刺，每次2～3穴，留针20～60min，间歇运针。

耳穴贴压：用王不留行籽埋压神门、肝、脾、肾、眼、目1、目2。每3～5天更换1次，双耳交替，嘱咐患者每日自行按压数次。

梅花针：用梅花针轻叩刺太阳穴；或叩刺背部华佗夹脊穴。

3. 药物治疗

1）中药

心阳不足证：定志丸加减。

脾虚气弱证：归脾汤加减。

肝肾亏虚证：驻景丸加减。

肝血不足证：四物汤加减。

2）西医治疗

治疗原则为佩戴合适的凹透镜进行矫正及屈光性手术治疗。

4. 注意事项

从环境因素预防近视眼的发生，重视对儿童及青少年的宣传教育，读书写字姿势要端正，眼睛离桌面的距离保持在30cm左右，不能小于23cm；连续读书或看电视45min后，休息10～15min或向远方眺望；不要在光线暗弱及阳光直射下看书写字，桌面上的照明最好不低于100lux；不要躺在床上及走路或乘车时阅读；改革教育制度，减轻学习负担；做眼保健操；注意平时锻炼身体，改变游戏方式，多做户外运动；定期进行视力及眼部检查；减少遗传因素的影响：注意优生，择偶时尽量避免近亲及两人都是高度近视的情况；注意饮食习惯及营养搭配，避免铬、钙等微量元素缺乏。

（五）临证医案

◎ 病例

王某，男，14岁。首诊日期：2020年3月11日。

主诉：视物不清6月余。

现病史：缘患者6个月前大量阅读后出现视远物模糊，视近物清晰，眼干涩、疲劳，至当地眼科检查确诊"屈光不正"。视力检测右眼-1.00D，左眼-2.00D，食欲不振，四肢疲乏，眠正常，大便溏，小便正常。舌淡红，苔薄白，脉弱。

既往史：体健。

中医诊断：能近怯远症（脾虚气弱证）。

西医诊断：屈光不正，近视眼。

治法：健脾养心明目。

取穴：鱼腰、睛明、攒竹、四白、太阳、百会、翳风、合谷、足三里、光明、三阴交。

耳穴贴压：用王不留行籽埋压神门、心、脾、眼、目1、目2。每3～5天更换1次，双耳交替，嘱咐患者每天自行按压数次。

手法：足三里、三阴交得气后行补法，余穴位平补平泻。

中药：人参10g、茯苓10g、白术10g、山药15g、当归10g、莲子15g、薏苡仁15g、砂仁10g、桔梗10g、甘草5g、枸杞子15g、远志10g。共3剂，水煎服，每天1剂，早晚分服。

西药：羟糖苷滴眼液每次2滴，滴双眼。

2020年3月15日复诊：3次针灸治疗后患者视力较前好转，眼干涩、疲劳缓解。食欲改善，四肢仍有疲乏，眠正常，大便稍成形，小便正常，舌淡红，苔薄白，脉弱。继续针药结合治疗。

2020年3月25日三诊：患者诉10次针灸治疗后视力基本正常，视力检测右眼-0.50D，左眼-0.50D，无眼干涩、疲劳。食欲正常，精神可，眠正常，大便成形，小便正常。舌淡红，苔薄白，脉浮有力。

按语：近年来，随着人们生活水平的提高，屈光不正的发生率一直居高不下，尤其是青少年近视逐年增多，呈低龄化趋势。青少年正处于身体、智力发育的关键阶段，睫状肌和眼外肌紧张度高，加之学业压力较大，长期睡眠不足，易导致近视性屈光不正[1]。历代医家对本病积累了丰富的临床及理论经验，《诸病源候论》载："劳伤脏腑，肝气不足，兼受风邪，使精华之气衰弱，故不能远视"，详细指出了近视的病因病机特点。从中医临床角度出发，其病因较为复杂，与肝、脾、心、肾相关，脾为后天之本，气血生化之源，患者脾气亏虚日久，气血难以上荣于目，故目不精、视不明；《灵枢·脉度片》记载"肝气通于目"，《素问·金匮真言论》曰："东方青色，入通于肝，开窍于目，藏精于肝。"青少年情绪波动较大，肝气易郁结，若长期视物，则久视伤肝血。另外，青少年素体禀赋不足，肝肾同源，精血亏虚，致使精血不能濡养于目，故神光衰弱，《审视瑶函》："怯远症，肝经不足肾经病"。该患者脾气亏虚日久，针药合用补气健脾，通络明目，使眼睛的调节功能和视力得以恢复。

参考文献：

[1] 周倩倩，王继红，王荣荣，潘旭斌，褚婷，申海翠. 针灸对低度青少年近视短期效果的临床观察 [J]. 中华中医药学刊，2021（2）：211-214.

四、视神经萎缩

（一）概述

视神经萎缩又称青盲，是指眼外观正常，视盘色淡，视力渐降，甚至盲无所见的内障眼病。其病因主要为先天禀赋不足；或久病体虚，气血不足；或劳伤肝肾，精气亏损，而目系失养；或肝郁气滞，气机不达；或外伤头目，经络受损，气滞血阻等而致目络瘀滞，玄府闭塞。

视神经萎缩是由多种疾病引起的视网膜节细胞及其轴突发生病变而导致的视

觉功能障碍疾病。根据眼底的改变，将其分为原发性、继发性和上行性萎缩三种。各种年龄均可发生，无性别差异。

（二）诊断要点

患眼视力减退且不能矫正；色觉不同程度障碍；瞳孔对光反应减弱；或有相对性传入瞳孔阻滞（RAPD阳性）；眼底视盘色泽变淡白或苍白；有明确的视野缺损；电生理P_{100}波峰潜伏期和（或）振幅有明确的异常。

1. 原发性视神经萎缩

病变位于眼球后方，如球后视神经炎、视神经管骨折、视交叉附近炎症、脑垂体肿瘤等。眼底检查：视盘苍白，边界清楚，筛板可见，血管一般变细。

2. 继发性视神经萎缩

病变位于视盘，如视盘炎、长期的视盘水肿。眼底检查：视盘灰白，边界模糊，筛板不可见，视网膜动脉变细，血管旁有白鞘。

3. 上行性视神经萎缩

病变位于视网膜脉络膜，如视网膜中央动脉阻塞、视网膜色素变性及重症视网膜脉络膜炎等。眼底检查：视盘呈蜡黄色，边界清晰，视网膜血管变细，视网膜上可见色素沉着及一些原发性损害。

（三）辨证要点

1. 肝郁气滞证

双眼先后或同时发病，视物模糊，中央有大片暗影遮挡，日渐加重而盲无所见，曾有眼珠转动时牵拉痛和压痛。心烦、郁闷、口苦胁痛。舌红，苔薄，脉弦。

2. 脾虚湿泛证

视力昏蒙，头重眼胀，或有胸闷泛恶，眼压偏高，久则视野缩小，以致失明。舌淡，苔薄白，脉滑。

3. 肝肾阴虚证

双眼昏蒙，眼前有黑影遮挡，渐至失明，双眼干涩，头晕耳鸣，遗精腰酸。舌质红，苔薄，脉细。

4. 气血两虚证

视力渐降，日久失明，面乏华泽，神疲乏力，懒言少语，心悸气短。舌质淡，苔薄，脉细。

5. 脾肾阳虚证

久病虚羸，目无所见，畏寒肢冷，面色发白，腰膝酸软，大便溏薄，阳痿早泄，女子带下清冷。舌淡，苔薄白。

（四）治疗

1. 针刺

针药相须辨证治疗方案：需根据中医证型不同，在针刺主方基础上加减使用穴位，辨证给予中药汤剂。须针灸医生根据临床经验辨证使用。

治法：通络活血明目，辨证加减。

取穴：以眼区局部和足少阳经腧穴为主。如攒竹、睛明、球后、承泣、丝竹空、光明，肝郁气滞者只针不灸，泻法；脾虚湿泛、气血两虚、脾肾阳虚者，针灸并用；肝肾阴虚者，针刺为主，补法或平补平泻。

辨证加减：肝郁气滞加太冲、行间；脾虚湿泛加脾俞、阴陵泉；肝肾阴虚加肝俞、肾俞；气血两虚加脾俞、足三里；脾肾阳虚加关元、命门。

2. 其他疗法

头针：取视区，两侧均由上向下平刺3～4cm，快速捻转，使之有较强胀、痛、麻等感觉。

穴位注射：取肝俞、肾俞，用复方丹参注射液2mL，每个穴位注射0.5～1mL。

耳穴贴压：用王不留行籽埋压肝、肾、皮质下、枕、目，每3～5天更换1次，双耳交替，嘱咐患者每天自行按压数次。

3. 药物治疗

1）中药

肝郁气滞证：丹栀逍遥散加减。

脾虚湿泛证：参苓白术散加减。

肝肾阴虚证：左归饮加减。

气血两虚证：八珍汤加减。

脾肾阳虚证：附子理中丸和右归丸加减。

2）西医治疗

完善相关检查，发现原发疾病，积极治疗原发病。辅以维生素和血管扩张药。

4. 注意事项

视神经萎缩是一种常见的眼科疾病。本病病因诸多，如外伤、炎症、缺血、青光眼等，病程缠绵，预后较差，严重影响患者的生活质量，为难治性眼科疾病。注意生活起居，调节情志，饮食应富含蛋白及维生素，忌烟酒。

（五）临证医案

◎ **病例**

张某，女，40岁。首诊日期：2017年12月1日。

主诉：左眼视力下降2月。

现病史：缘患者2个月前外伤后左眼视力下降，至当地医院就诊完善相关检查考虑"视神经萎缩"，左眼视野MD值（dB）9.31，P_{100}潜时（ms）129.43。无头晕头痛，无耳鸣耳聋，情绪焦虑，纳眠可，二便调，舌红，苔薄黄，脉弦。

既往史：体健。

中医诊断：青盲（肝郁气滞证）。

西医诊断：视神经萎缩。

治法：疏肝解郁，通络明目。

取穴及手法：睛明、攒竹、丝竹空、瞳子髎、太阳。平补平泻。

穴位注射：复方丹参注射液2mL，太阳、风池，每穴0.1～0.2mL，隔天一次。

中药：柴胡15g、当归10g、芍药10g、茯苓10g、白术10g、甘草5g、牡丹皮10g、山栀10g、丹参15g、枸杞子15g、菟丝子15g、桑葚子15g。共7剂，水煎服，每天1剂，早晚分服。

中成药：复方银杏胶囊2粒，口服，每天2次，共7天；甲钴胺分散片0.5mg，口服，每天3次，共7天。

药物连续服用12周；针灸每天1次，10次为1个疗程，治疗3个疗程后复诊视力提高，左眼视野MD值（dB）4.96，P_{100}潜时（ms）109.33[1]。

按语：视神经萎缩涉及各种眼科疾病引起的视网膜神经节细胞轴的死亡，并导致视神经病变。通常表现为视神经纤维变性和消失，传导功能出现障碍，视野变化，视力下降和丧失。其发病机制复杂，治疗周期较长，为眼疾中难治的疾病。目前，对视神经萎缩多采用病因治疗，通过去除原发疾病、营养神经、扩张血管等促进神经再生并与突触建立联系。临床观察表明针刺治疗视神经萎缩可改善局部血液微循环，缓解视神经的缺氧情况、促进视神经视网膜的血流灌注，从而有利于视功能恢复；还能明显影响视神经患者的视觉电生理，尤其是调节PVEP的P_{100}波的潜伏时间和振幅，增强视觉通路的传导，从而达到改善视功能目的[2-3]。针灸对视觉中枢生物电活动具有增强效应，且此效应可随针灸次数产生叠加，从而改善视神经传导功能，促进视神经修复，改善视功能[4]。研究发现，针刺对视神经萎缩疗效显著可能与改善视神经微循环、上调神经营养因子以及促进神经再生有关[5]。针刺联合药物治疗可显著改善患者视神经功能，加快视力恢复，改善患者生活质量。

参考文献：

[1] 刘鹏，张必萌，张开勇，等．针药并用治疗视神经萎缩疗效观察 [J]．上海针灸杂志，2020，39（09）：1186-1188．

[2] 路进宝，王雅丽，张建东．针刺治疗视神经萎缩对视觉电生理影响的研究进展 [J]．中国中医眼科杂志，2020，30（1）：72-74．

[3] 熊杰．针刺对中枢神经系统的影响：以眼底血流为指标 [J]．国外医学：中医中药分册，1999（4）：48．

[4] 孙河，王影，白鹏．针刺对视神经萎缩病人视觉电生理的即刻效应 [J]．中国针灸，2003，23（12）：737-738．

[5] 徐艳，潘春英，赵卫，等．针刺对视神经萎缩患者视觉电生理改善的优化方案研究 [J]．中医药临床杂志，2014，26（2）：143-145．

五、黄斑变性

（一）概述

黄斑变性又称视瞻昏渺，是指眼外观无异常，视物昏蒙，随年龄增长而视力减退日渐加重，且终致失明的眼病。其病因老年人肝肾不足，精血亏虚，目失濡养；或饮食不节，脾失健运，不能运化水湿，聚湿生痰，湿遏化热，上泛清窍；或脾气虚弱，气滞血瘀，视物昏蒙；或脾不统血，血溢络外而遮蔽神光；或劳思竭视，耗伤气血或素体气血不足而致目昏不明。

相当于西医学年龄相关性黄斑变性，是一种随年龄增加而发病率增高并导致中心视力下降的黄斑区视网膜组织退行性病变，发病年龄一般在45岁以后，多双眼发病，男女性别无明显差异。临床上根据有无视网膜下脉络新生血管的生成而分为干性和湿性两类，前者发病相对较多。

（二）诊断要点

根据1986年我国眼科学会眼底病学组制定的《老年黄斑变性临床诊断标准》。

1. 萎缩性老年黄斑变性

（1）45岁以上，双眼发生，视力下降缓慢。

（2）眼底检查。早期黄斑区色素脱失，中央凹反光不清或消失，多为散在玻璃膜疣。晚期病变加重，可有金箔样外观，地图状色素上皮萎缩，囊样变性或板层裂孔。

（3）荧光素眼底血管造影。黄斑区有透见荧光或弱荧光，无荧光素渗漏。

2. 渗出型老年黄斑变性

（1）45岁以上，双眼先后发病，视力下降较急。

（2）眼底检查。早期黄斑区色素脱失，中央凹反射不清或消失，多为融合玻璃膜疣。中期黄斑区出现浆液性或出血性盘状脱离，重者视网膜下血肿，视网膜内出血，玻璃体积血。晚期瘢痕形成。

（3）荧光素眼底血管造影。黄斑区有脉络膜新生血管，荧光素渗漏。出血病例有荧光遮蔽。

3. 附注

（1）有早期眼底改变但视力正常为可疑患者，应定期观察。

（2）注意病史，排除其他黄斑病变。

（3）视力下降者应排除屈光不正和屈光间质混浊。

（三）辨证要点

1. 湿浊上泛证

嗜食偏好，视物昏蒙，视物变形，全身可伴胸膈胀满，眩晕心悸，肢体乏力。舌红，苔薄腻，脉缓。

2. 瘀血阻络证

视力下降，视物变形，可伴头痛失眠。舌质暗红，有瘀斑，苔薄，脉沉涩或涩滞。

3. 肝肾阴虚证

视物模糊，视物变形，可伴有心烦失眠，手足心潮热。舌红少苔，脉细数。

（四）治疗

1. 针刺

针药相须辨证治疗方案：需根据中医证型不同，在针刺主方基础上加减使用穴位，辨证给予中药汤剂。须针灸医生根据临床经验辨证使用。

治法：通络活血，养肝明目，辨证加减。

取穴：以眼区局部和足少阳经腧穴为主，睛明、球后、攒竹、风池、养老、光明、太冲，针刺手法以轻刺激为主。

辨证加减：湿浊上泛加三焦俞、阴陵泉；瘀血阻络加三阴交、膈俞；肝肾阴虚加肝俞、肾俞、三阴交。

2. 其他疗法

耳针：选眼、肝、目1、目2、脾。毫针刺，每次2～3穴，留针20～60min，间歇运针。

耳穴压豆：选眼、肝、目1、目2、脾。用王不留行籽埋压，每3～5日更换1次，双耳交替，嘱咐患者每天自行记录按压次数。

3. 药物治疗

1）中药

湿浊上泛证：二陈汤加减。

瘀血阻络证：血府逐瘀汤加减。

肝肾阴虚证：杞菊地黄丸加减。

2）西医治疗

补充微量元素、抗氧化剂、抗凝、干扰素、周围血管扩张药等。激光治疗、光动力疗法、经瞳孔温热疗法、玻璃体视网膜手术、低视力助视器。

4. 注意事项

患病后应注意适当休息，避免身体过劳。减少用眼，避免视力疲劳。饮食上应选择营养丰富、富含蛋白质、维生素且易于消化的食物。服用具有抗氧化特性的维生素E与维生素C，补充微量元素，可延缓视力损害。提倡对光损伤的防护，尽量不要用眼睛直接看太阳、雪地，更不要长时间观看，白天外出应戴墨镜或变色镜，以减少对黄斑的光刺激。可遵医嘱服用一些具有改善眼部循环的药物，如银杏叶片、羟苯磺酸钙、胰激肽原酶肠溶片或活血散瘀中药，可点用七叶洋地黄双苷滴眼液加强眼部血流。

（五）临证医案

◎ **病例**

王某，男，65岁。首诊日期：2019年6月7日。

主诉： 双眼视物不清2年余。

现病史： 缘患者2年余前无明显诱因开始出现双眼视物不清，未予重视，视力逐年下降，遂至当地眼科医院就诊，完善相关检查考虑"年龄相关性黄斑变性"，外院最佳矫正视力（BCVA）0.18，黄斑区中心凹厚度（CMT）

347.54μm，规律口服抗氧化剂等药物治疗，效果欠佳，时有腰酸，手足心发热，舌红少苔，脉细数。

既往史：体健。

中医诊断：视瞻昏渺（肝肾阴虚证）。

西医诊断：年龄相关性黄斑变性。

治法：补益肝肾，通络明目。

取穴及手法：睛明、球后、太阳、攒竹、承泣、风池、新明、肝俞、肾俞、气海、命门。平补平泻。

穴位注射：复方丹参注射液，太阳、肝俞、肾俞，每个穴位注射0.1～0.2mL，隔天1次。

中药：女贞子15g、枸杞子10g、丹参15g、当归15g、决明子15g、菟丝子10g、牡丹皮10g、茯苓10g、白术10g、山茱萸15g、木贼10g、石菖蒲10g、黄芪12g、三七粉（冲服）3g、甘草6g、熟地黄15g。共5剂，水煎服，每天1剂，早晚分服。

西药：维生素C片0.2g，口服，每天3次；维生素E软胶囊0.1g，口服，每天1次；七叶洋地黄双苷滴眼液1滴，外用，每天3次。

连续针药结合治疗4周后复诊：视物不清好转，腰酸、手足心发热缓解，最佳矫正视力（BCVA）0.33，黄斑区中心凹厚度（CMT）302.54μm[1]。

按语：本病的治疗至今还是一个相当棘手的问题。激光治疗仅对黄斑中央凹200pan以外的新生血管有一定的效果。光动力疗法虽对中央凹下的新生血管效果较好，但复发和昂贵的治疗费用使许多患者无法接受，多数患者仍面临着低视力甚至目盲的威胁。针药结合治疗黄斑变性疗效确切，能够有效改善患者自觉症状，提高视力，减轻黄斑水肿。临床研究证明针灸能够促进眼部血液循环，对视功能很有裨益，并可强化中药疗效[2-3]。

参考文献：

［1］李桃. 黄斑复明汤联合针灸治疗年龄相关性黄斑变性的疗效及对黄斑区水肿、自觉症状、血清VEGF、PDGF和ES水平的影响［J］. 四川中医，2018，36（12）：174–177.

［2］朱华英，邹菊生. 邹菊生教授柔肝健脾法合并针刺治疗年龄相关性黄斑变性的疗效分析［J］. 中国中医眼科杂志，2015，25（4）：265–268.

［3］王祖军，王浩. 黄斑复明汤联合针灸疗法对黄斑病变的治疗作用研究［J］. 中医临床研究，2019，11（28）：61–63.

六、耳鸣耳聋

（一）概述

耳鸣耳聋是指因外邪侵袭或脏腑实火上扰耳窍，或瘀血痹阻、痰浊蒙蔽清窍，或脏腑虚损、清窍失养所致的以耳内鸣响、听力障碍为主要表现的耳病。耳鸣多是指主观感觉耳中鸣响，而周围并无相应的声源，自觉鸣响来自头部的耳病，称为"颅鸣"或"脑鸣"。耳聋指不同程度的听力障碍。

绝大多数耳鸣属耳源性，少数则属非耳源性，如血液、内分泌、肾脏或血管等病变，还与患者的心理、精神因素及体质条件等有关。耳聋可与遗传因素、听觉器官的老化性退行性变、传染病、全身系统性疾病、药物中毒、创伤、自身免疫疾病等有关。耳鸣耳聋可作为临床常见症状，常见于各科的多种疾病过程中，也可单独成为一种耳疾病。现代医学的耳科病变（如中耳炎、鼓膜穿孔）、急性热性传染病（如猩红热、流行性感冒）、颅内病变（如脑肿瘤、听神经瘤）、药物中毒以及高血压、梅尼埃病、贫血、神经衰弱等疾病，均可出现耳鸣耳聋。

（二）诊断要点

每个人均有生理性耳鸣的感受，超过生理限度者成为症状，作为耳鸣症状尚需排除幻听和头鸣。主要分为他觉性耳鸣和主觉性耳鸣，他觉性耳鸣包括血管性（如耳周围动静脉瘘）、肌源性（如腭肌痉挛）、气流性（如咽鼓管异常开放的呼吸气流声）、其他（如颞下颌关节囊松弛的关节噪声）；主觉性耳鸣包括耳部疾病引起（如非化脓及化脓性中耳炎）、全身性疾病引起（如贫血、动脉硬化）、心理因素引起（如工作压力）、其他因素引起（如睡眠障碍）。

耳聋根据WHO听力障碍分级（1997）分为：≤25dB听力正常；26～40 dB轻度耳聋（3～5m之外常听不清楚）；41～60dB中度耳聋（距离1m，常听不清楚）；61～80dB重度耳聋（在耳旁需要大声才能听到）；80dB以上极重度耳聋（能够听到非常响的声音，分不清言语）。通常病变部分发生在外耳、中耳和内耳传音装置的为传导性耳聋，而病变为内耳淋巴液压力改变如上半规管裂也会出现传导性耳聋；发生在内耳耳蜗螺旋器的为感音性耳聋；发生在螺旋神经节至脑干耳蜗核的为神经性耳聋；发生于耳蜗核至听觉皮层的为中枢性耳聋。

（三）辨证要点

1. 外邪侵袭，上犯耳窍证

突起耳鸣，响声如风，听力下降，或伴有耳堵闷感。全身或可有鼻塞、流涕、咳嗽、头痛、发热恶寒等。舌质红，苔薄黄，脉浮数。

2. 肝火上炎，燔灼耳窍证

耳鸣、耳聋突然发生，多因郁怒而发或明显加重，耳鸣如雷、如风、如潮声；或兼耳闭塞感，头痛，眩晕，面红目赤，烦躁易怒，夜寐不宁，胸胁胀痛，头痛或眩晕。舌红苔黄，脉弦数。

3. 痰火郁结，壅闭耳窍证

耳鸣耳聋，耳鸣声音多洪而粗，如风呼啸或如机器轰鸣，持续不歇，耳中胀闷；兼有头重头昏，或见头晕目眩，胸脘满闷，咳嗽痰多，口苦或淡而无味，二遍不畅。舌红，苔黄腻，脉滑数。

4. 气滞血瘀，闭塞耳窍证

耳鸣耳聋，病程长短不一。新病耳鸣耳聋者，多突发，久病耳鸣耳聋者，聋鸣程度无明显波动。全身可无明显其他症状。舌质暗红或有瘀点，脉细涩。

5. 肾脏亏虚，耳窍失养证

耳鸣绵绵，声如蝉鸣，夜间甚者，甚则虚烦失眠，听力渐退，房劳后加重；兼可见头昏眼花，腰膝酸软，虚烦失眠，夜尿频多，发脱齿摇，或见五心烦热，多梦，夜寐不宁。舌红少苔，脉细数。

6. 气血亏虚，耳窍失养证

耳鸣耳聋时轻时重，遇劳则甚，突然起立时加重。全身有倦怠乏力，食欲不振，脘腹胀满，大便溏薄，面色无华，心悸失眠。舌质淡红，苔薄白，脉细弱。

（四）治疗

1. 针刺

针药相须辨证治疗方案：需根据中医证型不同，在针刺主方基础上加减使用穴位，辨证给予中药汤剂。须针灸医生根据临床经验辨证使用。

治法：清肝泻火，疏通耳窍，辨证加减。

取穴：以耳区局部和手、足少阳经腧穴为主。耳门、听宫、听会、翳风、中渚、侠溪，针刺手法以轻刺激为主。

辨证加减：风邪外犯加外关、合谷；肝火上炎加太冲、丘墟；痰火郁结加厉兑、丰隆；气滞血瘀加膈俞、血海；肾脏亏虚加肾俞、肝俞；气血亏虚加脾俞、足三里。

2. 其他疗法

耳针：可选肾、肝、胆、三焦、内耳、外耳、颞、皮质下等耳穴进行针刺、压籽法或埋针法。

穴位注射：选取翳风、听宫等穴，用复方丹参注射液2mL，每个穴位注射0.2~0.5mL。

头针：选取双侧颞后线，毫针快速刺入头皮至一定深度，快速捻转，主要用于顽固难愈者。

灸法：艾灸大椎、百会，每次以潮红为度。

3. 药物治疗

1）中药

外邪侵袭，上犯耳窍证：银翘散加减。

肝火上炎，燔灼耳窍证：当归龙荟丸加减。

痰火郁结，壅闭耳窍证：清气化痰丸加减。

气滞血瘀，闭塞耳窍证：通窍活血汤加减。

肾脏亏虚，耳窍失养证：肾阴虚者，耳聋左慈丸加减；肾阳虚者，右归丸加减。

气血亏虚，耳窍失养证：八珍汤加减。

2）西医治疗

主要是对因治疗，根据病因与类型选择适当药物。如细菌感染使用抗生素，自身免疫性耳聋可试用类固醇激素和免疫抑制剂；对于某些必需元素代谢障碍引起的可试用补充缺乏元素或纠正代谢障碍的药物。临床较常用的辅助治疗药物有血管扩张剂、神经营养药物、降低血液黏稠度和血栓溶解药物等。此外还有高压氧疗法、助听器选配、听觉言语训练等，必要时行手术治疗。

4. 注意事项

积极防治引起耳鸣耳聋的各种疾病，是防治耳鸣耳聋的关键。避免使用耳毒性药物，若因病情需要必须使用，应严格检测听力变化。避免噪声刺激。怡情养性，保持心情舒畅。晚上睡前用热水泡脚，有"引火归原"的作用，可减轻耳鸣症状。

（五）临证医案

◎ **病例**

王某，女，32岁。首诊日期：2020年6月9日。

主诉： 双耳耳鸣1月余。

现病史： 缘患者1个月前连续熬夜后出现双耳耳鸣，呈高调"吱吱"声，间断性发作，劳累时加重，休息后可稍缓解。至耳鼻喉科就诊，完善相关检查考虑"耳鸣（主观性）"，予口服甲钴胺、活血化瘀中药后耳鸣症状稍好转。现仍有双耳耳鸣，响声较前下降，间断性发作，听力正常，耳偶有闭塞感，眩晕，易烦躁易怒，胸胁胀痛，纳一般，夜寐不宁，二便正常，舌红苔黄，脉弦数。

既往史： 体健。

中医诊断： 耳鸣（肝火上炎，燔灼耳窍证）。

西医诊断： 耳鸣。

治法： 清肝泻火，疏通耳窍。

取穴及手法： 耳门、听宫、听会、翳风、中渚、侠溪、太冲、丘墟。泻法。

穴位注射： 用复方丹参注射液2mL，翳风、听宫，每个穴位注射0.2～0.5mL，隔天1次。

红外线灯： 照射治疗患侧耳部。

中药： 当归10g、龙胆草15g、芦荟15g、木香10g、栀子10g、黄连5g、黄芩10g、黄柏10g、甘草5g、柴胡15g、白芍10g、丹皮10g。共5剂，水煎服，每天1剂，早晚分服。

西药： 甲钴胺分散片0.5mg，口服，每天3次。

针药结合治疗1周后复诊：双耳耳鸣减轻，间断性，听力正常，耳闭塞感、眩晕缓解，情绪改善，胸胁胀痛好转，眠好转，二便正常。舌红苔薄白，脉弦。

针灸取穴更改为7天，耳门、听宫、听会、翳风、安眠、百会、中渚、太冲、内关、三阴交；中药7剂，在原方基础上去黄连、黄柏、黄芩，加茯苓15g、香附10g、白术10g。

1周后三诊：耳鸣症状缓解，情绪可，胸胁偶胀痛，眠正常，二便正常。

按语： 随着社会发展，城市年轻人压力大，由于心理因素、睡眠障碍、压力过大等非耳源性引起的耳鸣明显增多。患者肝郁体质，加之连续熬夜后阴液受损，肝火上炎，燔灼耳窍，治以清肝泻火，疏通耳窍。治疗1周后热象已不明显，仍有耳鸣，胸胁胀痛，夜寐不宁等肝气郁结之象，治以疏肝解郁，清心安眠。针药结合双管齐下，使得疾病治愈。

七、鼻渊

（一）概述

鼻渊是指外邪侵袭、脏腑失调或脏腑虚损所致的以鼻流浊涕、量多不止为主要特征的鼻病。临床上常伴有头痛、鼻塞、嗅觉减退等症状。本病有虚证与实证之分，实证起病急，病程短；虚证病程长，缠绵难愈。

鼻渊相当于现代医学中的急、慢性鼻窦炎，亦可见于鼻窦外伤、鼻腔手术后填塞物滞留过久，发生感染等。

（二）诊断要点

以大量黏性或脓性鼻涕，鼻塞、头痛或头昏为主要症状。急性鼻渊伴发热及全身不适。急性鼻渊发病迅速，病程较短。若治疗不彻底，则迁延为慢性鼻渊，病程较长。鼻腔检查黏膜充血、肿胀，鼻腔或后鼻孔有较多的黏性或脓性分泌物。X线鼻窦摄片有阳性表现。急性发作时血白细胞总数及中性粒细胞增高。

（三）辨证要点

1. 肺经风热证

多见于发病初期，或慢性鼻渊因外感而急性发作。鼻塞，涕多色白或微黄，头痛，咳嗽，咯痰。鼻黏膜充血，鼻甲肿大。舌苔薄白，脉浮数。

2. 胆经郁热证

多见于急性鼻渊，或慢性鼻渊急性发作。鼻塞、头痛较甚，涕多色黄而浊。身热，口渴，大便干燥。鼻黏膜充血明显，且肿胀，鼻腔内可见较多脓性分泌物。舌红，苔黄腻，脉弦数。

3. 脾胃湿热证

多见于急性鼻渊后期。鼻塞，流涕缠绵不愈；伴头昏，食欲不振，大便溏薄。鼻黏膜充血肿胀，鼻腔内有较多黄浊分泌物。舌苔黄腻，脉濡数。

4. 肺脾气虚证

多见于慢性鼻渊。鼻塞，头昏，记忆力减退，鼻涕混浊，时多时少。面色萎黄或白，少气乏力，大便溏薄。鼻腔黏膜不充血，但肿胀，并有黏性或脓性分泌物。舌淡，苔白，脉细弱。

（四）治疗

1. 针刺

针药相须辨证治疗方案：需根据中医证型不同，在针刺主方基础上加减使用穴位，辨证给予中药汤剂。须针灸医生根据临床经验辨证使用。

治法：清热宣肺，通利鼻窍，辨证加减。

取穴：以鼻腔局部和手阳明经腧穴为主。列缺、合谷、迎香、印堂，肺经风热、胆经郁热者只针不灸，泻法；脾胃湿热者泻法或平补平泻；肺脾气虚者针灸并用，补法。

辨证加减：肺经风热加少商；胆经郁热加足窍阴、阳陵泉；脾胃湿热加阴陵泉、中脘；肺脾气虚加脾俞、肺俞。

2. 其他疗法

耳针：选取内耳、下屏尖、额、肺等耳穴进行针刺、压籽法或埋针法。

穴位注射：选取迎香、肺俞、风池等穴位，用复方丹参注射液2mL，每个穴位注射0.2～0.5mL。

3. 药物治疗

1）中药

肺经风热证：银翘散加减。

胆经郁热证：龙胆泻肝汤加减。

脾胃湿热证：甘露消毒丹加减。

肺脾气虚证：参苓白术散加减。

2）西医治疗原则

根除病因；解除鼻腔鼻窦引流和通气障碍；控制感染和预防并发症。全身治疗包括使用足量抗生素，对特应性体质者予全身抗变态反应药物，对邻近感染病变或全身慢性疾病等应针对性治疗；局部治疗包括使用鼻内用减充血剂和糖皮质激素；通过体位引流、鼻腔冲洗、穿刺冲洗等使鼻窦内潴留的分泌物排出；可通过物理治疗如热敷、超短波、红外线照射灯，促进炎症消退和改善症状。

4. 注意事项

及时治疗伤风鼻塞、喉痹疾病。注意保持鼻腔通畅，或可让患者做低头运动，以利鼻窦内分泌物排除。忌用力擤鼻，以免鼻腔分泌物通过咽鼓管进入中耳腔，发生耳病。鼻腔通气欠佳时，可用两手鱼际搓揉两迎香穴至热；或以拇指按压攒竹、太阳、睛明等穴。

（五）临证医案

◎ 病例

张某，女，30岁。首诊日期：2020年9月11日。

主诉： 反复流脓涕、鼻塞5年，加重3天。

现病史： 缘患者5年前因感冒引起鼻塞流涕，清、黄涕夹杂，易打喷嚏、流泪，未予重视。上述症状反复，症状时轻时重。至耳鼻喉科就诊完善相关检查考虑"慢性鼻窦炎"，3日前不慎受凉后鼻塞流涕加重，黄脓涕，鼻不通气，鼻干，咽干，头痛，易打喷嚏、流泪，对花粉、粉尘过敏，嗅觉减退，无发热恶寒、咽痛、四肢酸痛不适，纳眠正常，二便正常，舌胖大有齿痕，舌尖红苔薄白，脉浮数。

既往史： 体健。

中医诊断： 鼻渊（肺经风热证）。

西医诊断： 鼻窦炎。

治法： 疏风散邪，宣肺通窍。

取穴及手法： 印堂、百会、上星、迎香、四白、风池、太阳、外关、合谷。平补平泻。

穴位注射： 复方丹参注射液，风门、大椎，每个穴位注射0.1~0.2mL，隔天1次。

红外线灯： 照射治疗风池穴。

中药： 黄芪10g、败酱草15g、黄芩10g、桔梗10g、鱼腥草10g、苍耳子10g、白芷10g、红藤10g、茜草10g、辛夷6g。共5剂，水煎服，每天1剂，早晚分服。

西药： 阿莫西林克拉维酸钾片1片，口服，每天2次，共5天；氯雷他定片10mg，口服，每天1次，共5天。

2020年9月16日复诊：5次针灸治疗后患者鼻塞缓解，晨起有少许白脓涕，鼻干、咽干、头痛缓解，少许喷嚏、流泪，嗅觉恢复，纳眠正常，二便正常。舌胖大有齿痕，舌淡红苔薄白，脉弦细。

针灸取穴改为印堂、百会、上星、迎香、四白、风池、合谷、足三里、阴陵泉，穴位注射脾俞、肺俞；中药以参苓白术散加减，连续1周治疗后患者症状缓解，嘱日常增强免疫力，防感冒，防过敏原，注意用眼、用鼻卫生。

按语： 患者素体脾虚，外邪经口鼻而入，首先犯肺，风热袭肺，合内于肺，蕴而化热，肺失清肃与宣降，邪热循经蒸灼于鼻窍而发为鼻渊。正气虚弱是鼻渊发病之本，故治该患者时先治其表（肺经风热），后治其根本（肺脾气虚）。

针药优势结合，内外标本同治，能有效缓解鼻塞、流脓涕、头昏头痛、嗅觉障碍等症状体征，改善鼻部功能，达到令人满意的临床疗效。

八、慢喉痹

（一）概述

慢喉痹，是指咽部黏膜及黏膜下组织、淋巴组织的弥漫性慢性炎症，以咽部红肿疼痛，或干燥、异物感、咽痒不适等为主要临床表现的咽部疾病。慢喉痹的发生，多因素体肺肾阴虚，虚火上炎，灼伤阴津；或风热喉痹反复发作，余邪留滞，伤津耗液，使咽喉失于濡养；大声呼号，用嗓不当，耗气伤阴，损及咽喉脉络；或因气血痰瘀互结而致。

慢喉痹相当于现代医学的慢性咽炎，常为上呼吸道慢性炎症的一部分，多见于成年人，病程长，症状顽固，较难彻底治愈。包括慢性单纯性咽炎、慢性肥厚性咽炎、萎缩性咽炎和干燥性咽炎。

（二）诊断要点

病程较长，咽部有异物感、痒感、灼烧感、干燥感或微痛感。常有黏稠分泌物附着于咽喉壁，使患者晨起时出现频繁的刺激性咳嗽，伴恶心，症状时轻时重。常有急喉痹反复发作史，或因鼻室而长期张口呼吸，或因烟酒过度，环境空气干燥、粉尘异气刺激等导致发病。咽部检查黏膜肿胀，或有萎缩，或有暗红色斑块状、树枝状充血。咽侧索肿大，咽后壁淋巴滤泡增生。

（三）辨证要点

1. 风寒外袭证

咽痛，口不渴，恶寒，不发热或微发热，咽黏膜水肿，不充血或轻度充血。舌质淡红，苔薄白，脉浮紧。

2. 风热外侵证

咽痛而口微渴，发热，微恶寒，咽部轻度充血，水肿。舌边尖红，苔薄白，脉浮数。

3. 肺胃实热证

咽痛较剧，口渴多饮，咳嗽，痰黏稠，发热，大便偏干，小便短黄。咽部充血较甚。舌红，苔黄，脉数有力。

4. 阴虚肺燥证

咽喉干疼、灼热，多言之后症状加重，呛咳无痰，频频求饮，而饮量不多，午后及黄昏时症状明显。咽部充血呈暗红色，黏膜干燥、或有萎缩，或有淋巴滤泡增生。舌红，苔薄，脉细数。

5. 肺脾气虚证

咽喉干燥，但不欲饮，咳嗽，有痰易咯，平时畏寒，易感冒，神倦乏力，语声低微，大便溏薄。咽部充血较轻。舌苔白润，脉细弱。

6. 痰热蕴结证

咽喉不适，因受凉、疲劳、多言之后症状较重。咳嗽、咳痰黏稠，口渴喜饮。咽黏膜充血呈深红色，肥厚，有黄白色分泌物附着。舌红，苔黄腻，脉滑数。

（四）治疗

1. 针刺

针药相须辨证治疗方案：需根据中医证型不同，在针刺主方基础上加减使用穴位，辨证给予中药汤剂。须针灸医生根据临床经验辨证使用。

治法：宣肺利气、通利咽喉。

取穴：以手太阴、足少阴经腧穴为主。如天突、列缺、照海、鱼际、太溪。针刺手法只针不灸，平补平泻。

辨证加减：风寒外袭加风池、大椎；风热外侵加风池、曲池；肺胃实热加内廷、曲池；阴虚肺燥加肺俞、太渊；肺脾气虚加脾俞、肺俞；痰热蕴结加丰隆、厉兑。

2. 其他疗法

皮肤针：选取后项部、颌下、翳风、合谷、大椎。重度叩击；多用于病情反复者。

耳针：选取咽喉、肺、肾、心、肾上腺、内分泌、神门等耳穴进行针刺、压籽法或埋针法。

3. 药物治疗

1）中药

风寒外袭证：九味羌活汤加减。

风热外侵证：疏风清热汤加减。

肺胃实热证：清咽利膈汤加减。

阴虚肺燥证：养阴清肺汤加减。

肺脾气虚证：补中益气汤加减。

痰热蕴结证：贝母瓜蒌散加减。

2）西药

病因治疗包括坚持户外运动，戒掉烟酒等不良嗜好，保持室内空气清新，积极治疗鼻炎、气管炎、支气管炎等呼吸道慢性炎症及其他全身性疾病；慢性单纯性咽炎可用复方硼砂溶液、呋喃西林溶液、复方氯己定含漱液等含漱。含漱时头后仰，张口发"啊"声，使含漱液能清洁咽后壁；慢性肥厚性咽炎除上述治疗外，可用激光、低温等离子治疗，若淋巴滤泡增生广泛，治疗宜分次进行，亦可用药物、冷冻或电凝固法治疗；萎缩性咽炎与干燥性咽炎用2%碘甘油涂抹咽部，可改善局部血液循环，促进腺体分泌。服用维生素A、维生素B$_2$、维生素C、维生素E，可促进黏膜上皮生长。

4. 注意事项

许多全身性疾病早期症状酷似慢性咽炎，因此必须详细询问病史，全面仔细检查鼻、咽、喉、气管、食管、颈部乃至全身的隐匿病变，特别警惕早期恶性肿瘤。生活中忌食辛辣香燥及肥甘厚味，积极治疗邻近器官的疾病。

（五）临证医案

◎ 病例

江某，男，36岁。首诊日期：2020年10月8日。

主诉：咽部异物感、干痛6年。

现病史：缘患者6年前吸烟饮酒后逐渐出现咽部异物感，咽部干痛，多饮水、休息后症状可稍缓解。咽部异物感、干痛反复，至耳鼻喉科就诊，完善相关检查后考虑"慢性咽炎"。近期应酬后上述症状加重，晨起时恶心、干呕，轻微咽痛，平素手足心发热，舌红，苔薄，脉细数。

查体：咽部黏膜充血较明显，干燥，咽后壁淋巴滤泡增生。

既往史：体健。

中医诊断：慢喉痹（阴虚肺燥证）。

西医诊断：慢性咽炎。

治法：滋养肺阴，降火利咽。

取穴及手法：天突、列缺、照海、鱼际、太溪、太渊、太冲、三阴交。平补平泻。

穴位注射：用复方丹参注射液，取肺俞、三阴交，每个穴位注射0.1～0.2mL，隔天1次。

中药：生地20g、麦冬15g、生甘草5g、玄参15g、贝母10g、丹皮10g、薄荷5g、炒白芍10g、桔梗10g。共5剂，水煎服，每天1剂，早晚分服。

嘱晨起时用淡盐水含漱，避免劳累。用胖大海3g、桔梗3g、罗汉果1个、陈皮5g、甘草3g、枸杞子5g、菊花5g，冰糖少许，泡水日常饮用。

针药结合治疗14天后复诊：患者诸症缓解。

按语：患者长期嗜烟酒，虚火内生，灼伤津液，津液不能上输，咽失濡养所致。因此，针药结合以滋养肺阴，降火利咽为治则，配合日常饮品消肿止痛、养阴生津，多管齐下，咽部不适缓解。

九、喉喑

（一）概述

喉喑又称暴喑、哑劳、喑哑，指以声音嘶哑为主要特征的喉部疾病；新病都由邪犯于肺，肺失宣肃，肺经邪壅，犹如金钟壅塞而鸣声受遏，古人谓之"金实不鸣"；久病者多由脏腑虚损，气不上达，阴不濡喉，无力鼓动声门，亦犹金钟破损而鸣声不洪，古人谓之"金破不鸣"。

本病相当于西医学以声音嘶哑为主要表现的嗓音疾病，可见于喉、气管先天畸形，喉外伤及狭窄，喉部炎症，也可见于神经、精神障碍性喉疾病。

（二）诊断要点

1. 急性喉喑

以声音嘶哑，喉内干燥或疼痛为主要症状，重者伴发热、恶寒。婴幼儿患者可有呼吸困难。起病较急，病程较短。常以疲劳、感寒、发声过度为发病诱因。喉部检查黏膜充血、肿胀，声带水肿，或有充血，声门闭合不密。以长期声音嘶哑，喉部干燥不适为主要症状。伴有咳嗽、咯痰等症状。

2. 慢性喉喑

病程较长，声音嘶哑时轻时重。从事教师、演员、营业员等用嗓较多的职业者易患本病。多因急喉喑反复发作而转化为慢性，亦有长期发声过度，缓慢起病者。喉部检查黏膜多有暗红色充血、肿胀或萎缩，声带肿胀、肥厚，声门闭合不密，或有室带肥厚、超越。

（三）辨证要点

1. 风寒袭肺证

声音嘶哑，发音低沉，咽喉胀紧，鼻塞、流清涕、咳嗽，咯痰清稀，声带肿胀而不充血。舌苔薄白，脉浮紧。

2. 风热犯肺证

声音粗糙，嘶哑，咽喉干燥，疼痛，咳嗽，咯痰黏白或微黄，咽喉黏膜充血，肿胀。舌边尖红，苔薄白，脉浮数。

3. 肺热壅盛证

声嘶，咽痛，口渴，咳嗽，咯痰色黄，身热，便秘。咽喉黏膜充血深红、肿胀，有黄白色分泌物黏附于表面。舌红，苔黄，脉数。

4. 肺肾阴虚证

声嘶日久，咽喉干燥、灼热微痛，口干，干咳无痰，或痰少而黏。声带微红。舌红，少苔，脉细数。

5. 肺脾气虚证

语声低沉，气短懒言，咳嗽咯痰，色白略稀，体倦乏力，纳少便溏。声带肿而不红，声门关闭不密。舌淡，苔白，脉细弱。

6. 痰凝血瘀证

声嘶日久，发音费力，喉涩微疼，痰少而黏，清嗓频作，胸闷不舒。舌质暗红，或有瘀点，苔薄白，脉滑或涩。

（四）治疗

1. 针刺

针药相须辨证治疗方案：需根据中医证型不同，在针刺主方基础上加减使用穴位，辨证给予中药汤剂。须针灸医生根据临床经验辨证使用。

治法：宣通肺气，利咽开音。

取穴：以喉局部和足阳明、手太阴经腧穴为主。如合谷、鱼际、天突、人迎、廉泉、足三里，针刺手法以轻刺激为主。

辨证加减：风寒袭肺加风池、曲池；风热犯肺加大椎、外关；肺热壅盛加鱼际、尺泽；肺肾阴虚加肺俞、肾俞；肺脾气虚加脾俞、肺俞；痰凝血瘀加丰隆、中脘、血海、膈俞。

2. 其他疗法

耳针：选取咽喉、肺、脾、肾、皮质下、内分泌、肾上腺等耳穴进行针刺、压籽法或埋针法。

穴位注射：选取肺俞、曲池、孔最，每次选2穴，用复方丹参注射液2mL，每个穴位注射0.5～1mL，多用于慢性单纯性喉炎、声带小结等疾病治疗。

3. 药物治疗

1）中药

风寒袭肺证：三拗汤加减。

风热犯肺证：疏风清热汤加减。

肺热壅盛证：泻白散加减。

肺肾阴虚证：百合固金汤加减。

肺脾气虚证：补中益气汤加减。

痰凝血瘀证：会厌逐瘀汤加减。

2）西医治疗

以声音嘶哑为主要表现的嗓音疾病包括支配声带运动神经受损（如喉返神经、迷走神经、喉上神经受损），喉部本身病变（如喉先天畸形，喉炎症性疾病，声带息肉、小结、囊肿，喉肿瘤，喉外伤，喉代谢性疾病）和癔症性声嘶、其他（由于激素水平变化导致声嘶）。根据声嘶病因不同，应行对症处理。

4. 注意事项

引起声嘶的喉部疾病较多，应结合喉镜检查明确病因。注意改进发声方法，纠正不良发声习惯。辛辣食物及烟酒对声带有害，应节制。喉部保健按摩，用一指禅推法和揉法，在双侧人迎及廉泉、天突三条竖线做自上而下往返推揉10min，注意手法宜柔和适中，适度为度，每天早晚各1次，7天为1个疗程。

（五）临证医案

◎ **病例**

朱某，女，30岁。首诊日期：2020年11月8日。

主诉：声嘶3年。

现病史：缘患者3年前参加工作（教师）后逐渐出现声嘶，偶有喉部干燥感，减少说话、多饮水后症状可稍缓解。声嘶时重时轻，晨起时发声尚可，讲话过多后声嘶明显，病情反复，至耳鼻喉科就诊，完善相关检查后考虑"慢性喉炎"，近期备课后上述症状加重，讲话费力，易疲劳，面色㿠白，纳少，眠一般，小便正常，大便溏。舌淡胖大，苔白，脉细弱。

既往史：体健。

中医诊断：喉喑（肺脾气虚证）。

西医诊断：慢性喉炎。

治法：补土生金，益气开音。

取穴及手法：通里、鱼际、天突、人迎、廉泉、足三里、太渊。平补平泻。

穴位注射：复方丹参注射液，肺俞、脾俞，每个穴位注射0.1～0.2mL，隔天1次。

中药：黄芪20g、人参10g、白术10g、炙甘草5g、当归10g、陈皮10g、升麻10g、柴胡15g、生姜10g、大枣10g、半夏10g、石菖蒲10g。共5剂，水煎服，每天1剂，早晚分服。

嘱避免长时间用声过度。

针药结合治疗14天后复诊：患者诸症缓解。

按语：患者职业为教师，长期用声过度后导致喉部慢性炎症。素体肺脾气虚，用声过度，耗气伤阴，损及咽喉脉络，津液不能上输，喉失濡养所致。因此，针药结合以补土生金，益气开音为治则，诸症不适缓解。

第四章 大数据技术在流派传承中的应用

第一节　大数据技术简介

从20世纪开始，政府和各行各业的信息化得到了迅速发展，积累了海量数据。在这些数据中，87%以上都是非结构化数据。虽然国内的各类数据中心已经有足够的硬件措施来储存这些数据，但是，如何让这些海量数据产生最大的价值，是目前面临的挑战之一。大数据（big data）技术因此而生，以大数据的采集、整理、储存、管理、挖掘、共享、分析、反馈、应用为核心。

利用大数据分析，并将分析结果应用于决策中，是大数据技术的最终目的。预测分析（predictive analytics）是大数据分析领域中的一个常用模式，它通过分析采集的数据来预测未来的行为或趋势，它根据事物的过去和现在评估未来，根据已知预测未知，从而减少对未来事物认识的不确定性，以指导我们的决策行动，减少决策的盲目性。在大数据分析领域，预测分析常常与预测模型、机器学习和数据挖掘有关。例如，美国的医疗决策支持系统基于预测分析来判断某些人得某些疾病的风险，并基于当前的健康状态给出最合适的医疗决定。除了预测分析，常用的大数据分析技术还包括关联分析、聚类分析、复杂网络分析等，其应用场景将在下文举例叙述。

机器学习是大数据技术的一个重要组成部分，它们致力于研究如何通过计算的手段，利用经验来改善系统自身的性能。在计算机系统中，"经验"通常以"数据"形式存在，因此机器学习所研究的主要内容，是关于在计算机上从数据中产生"模型"（model）的算法，即"学习算法"（learning algorithm）。有了学习算法，我们把经验数据提供给它，它就能基于这些数据产生模型，在面对新的情况时，模型会给我们提供相应的判断。如果说计算机科学是研究关于"算法"的学问，那么类似地，可以说机器学习是研究关于"学习算法"的学问。

在过去20年中，人类收集、存储、传输、处理数据的能力取得了飞速提升，人类社会的各个角落都积累了大量数据，亟须能有效地对数据进行分析利用的计算机算法，而机器学习正是顺应了大时代的这个迫切需求，因此该学科领域很自然地取得巨大发展，并受到广泛关注。今天，在计算机科学的诸多分支学科领域中，无论是多媒体、图形学，还是网络通信、软件工程，乃至体系结构、芯片设计，都能找到机器学习技术的身影，尤其是在计算机视觉、自然语言处理等"计算机应用技术"领域，机器学习已成为最重要的技术进步源泉之一。

机器学习还为许多交叉学科提供了重要的技术支撑。如"生物信息学"试图利用信息技术来研究生命现象和规律，而基因组计划的实施和基因药物的美好愿景让人们为之心潮澎湃。生物信息学研究涉及从"生命现象"到"规律发现"的整个过程，其间必然包括数据获取、数据管理、数据分析、仿真实验等环节，而"数据分析"恰是机器学习技术的舞台，各种机器学习技术已经在这个舞台上大放异彩。

事实上，随着科学研究的基本手段从传统的"理论+实验"走向现在的"理论+实验+计算"，乃至出现"数据科学"这样的提法，机器学习的重要性日趋显著，因为"计算"的目的往往是数据分析，而数据科学的核心也恰是通过分析数据来获得价值。若要列出目前计算机科学技术中最活跃、最受瞩目的研究分支，那么机器学习必居其中。2001年，美国NASA–JPL的科学家在《Science》杂志上专门撰文指出，机器学习对科学研究的整个过程正起到越来越大的支撑作用，其进展对科技发展意义重大。2003年，DARPA启动PAL计划，1号机器学习的重要性上升到美国国家安全的高度来考虑。众所周知，美国最尖端科技的研究通常是由NASA和DARPA推进的，而这两大机构不约而同地强调机器学习的重要性，其意义不言而喻。2006年，卡耐基梅隆大学宣告成立世界上第一个"机器学习系"，机器学习领域奠基人之一的Mitchell教授出任首任系主任。2012年3月7日，美国奥巴马政府启动"大数据研究与发展计划"，美国国家科学基金会旋即在加州大学伯克利分校启动加强计划，强调要深入研究和整合大数据时代的三大关键技术：机器学习、云计算、众包（crowdsourcing）。显然，机器学习在大数据时代是必不可少的核心技术，道理很简单：收集、存储、传输、管理大数据的目的，是"利用"大数据，而如果没有机器学习技术分析数据，则"利用"无从谈起。

谈到对数据进行分析利用，很多人会想到"数据挖掘"（data mining），这里简单探讨一下数据挖掘与机器学习的联系。数据挖掘领域在20世纪90年代形成，它受到很多学科领域的影响，其中数据库、机器学习、统计学无疑影响最大。数据挖掘是从海量数据中发掘知识，这就必然涉及对"海量数据"的管理和分析。大体来说，数据库领域的研究为数据挖掘提供数据管理技术，而机器学习和统计学的研究为数据挖掘提供数据分析技术。由于统计学界的研究成果通常需要经由机器学习研究来形成有效的学习算法，之后再进入数据挖掘领域，因此从这个意义上说，统计学主要是通过机器学习对数据挖掘发挥影响，而机器学习领域和数据库领域则是数据挖掘的两大支撑。

今天，机器学习已经与普通人的生活密切相关。如在天气预报、能源勘探、环境监测等方面，有效地利用机器学习技术对卫星和传感器发回的数据进行分析，是提高预报和检测准确性的重要途径；在商业营销中有效地利用机器学习技术对销售数据、客户信息进行分析，不仅可帮助商家优化库存降低成本，还有助于针对用户群设计特殊营销策略。下面再举几例：众所周知，谷歌、百度等互联网搜索引擎已开始改变人类的生活方式，如很多人已习惯于在出行前通过互联网搜索来了解目的地信息、寻找合适的酒店、餐馆等。美国《新闻周刊》曾对谷歌有一句评论："它使任何人离任何问题的答案间的距离变得只有点击一下鼠标这么远。"显然，互联网搜索是通过分析网络上的数据来找到用户所需的信息，在这个过程中，用户查询是输入，搜索结果是输出，而要建立输入与输出之间的联系，内核必然需要机器学习技术。事实上，互联网搜索发展至今，机器学习技术的支撑厥功至伟。到了今天，搜索的对象、内容日趋复杂，机器学习技术的影响更为明显，如在进行"图片搜索"时，无论谷歌还是百度都在使用最新潮的机器学习技术。谷歌、百度、脸书、雅虎等公司纷纷成立专攻机器学习技术的研究团队，甚至直接以机器学习技术命名研究院，充分体现出机器学习技术的发展和应用，甚至在一定程度上影响了互联网产业的走向。再举一例，车祸是人类面临的最凶险的"杀手"之一，全世界每年有上百万人丧生于车祸，仅我国每年就有约十万人死于车祸。由计算机来实现自动汽车驾驶是一个理想的方案，因为机器上路时可以确保不是新手驾驶、不会疲劳驾驶，更不会酒后驾驶，而且还有重要的军事用途。美国在20世纪80年代就开始进行这方面研究。这里最大的困难是无法在汽车厂里事先把汽车上路后所会遇到的所有情况都考虑到、设计出处理规则并加以编程实现，而只能根据上路时遇到的情况即时处理。若把车载传感器接收到的信息作为输入，把方向、刹车、油门的控制行为作为输出，则这里的关键问题可抽象为一个机器学习任务。2004年3月，在美国DARPA组织的自动驾驶车比赛中，斯坦福大学机器学习专家S.Thrun的小组研制的参赛车用6h 53min成功走完了132英里（约211.2km）赛程获得冠军。比赛路段是在内华达州西南部的山区和沙漠中，路况相当复杂，在这样的路段上行车即使对经验丰富的人类司机来说也是一个挑战。值得一提的是自动驾驶车在近几年取得了飞跃式发展，除谷歌外，通用、奥迪、大众、宝马等传统汽车公司均投入巨资进行研发，目前已开始有产品进入市场。 2011年6月，美国内华达州议会通过法案，成为美国第一个认可自动驾驶车的州，此后，夏威夷州和佛罗里达州也先后通过类似法案，自动驾驶汽车可望在不久的将来出现在普通人的生活中，而机器学习技术则起到了"司机"的作用。

　　机器学习技术甚至已经影响到人类社会政治生活。2012年美国大选期间，奥巴马麾下有一支机器学习团队，他们对各类选情数据进行分析，为奥巴马提示下一步竞选行动。如他们使用机器学习技术分析社交网络数据，判断出在总统候选人第一次辩论之后哪些选民会倒戈，并根据分析的结果开发出个性化宣传策略，能为每位选民找出一个最有说服力的挽留理由；他们基于机器学习模型的分析结果提示奥巴马应去何处开展拉票活动，有些建议甚至让专业竞选顾问大吃一惊，而结果表明去这些地方大有收获。总统选举需要大量金钱，机器学习技术在这方面发挥了奇效。例如，机器学习模型分析出，某电影明星对某地区某年龄段的特定人群很有吸引力，而这个群体很愿意出高价与该明星及奥巴马共进晚餐。果然，这样一次筹资晚宴成功募集到1500万美元，最终，借助机器学习模型，奥巴马筹到了创纪录的10亿美元竞选经费。机器学习技术不仅有助于竞选经费"开源"，还可帮助"节流"。例如机器学习模型通过对不同群体选民进行分析，建议购买一些冷门节目的广告时段，而没有采用在昂贵的黄金时段购买广告的传统做法，使得广告资金效率相比2008年竞选提高了14%。胜选后，《时代》周刊专门报道了这个被奥巴马称为"竞选核武器"的大数据技术。

值得一提的是，机器学习备受瞩目当然是由于它已成为智能数据分析技术的创新源泉。但机器学习研究还有另一个不可忽视的意义，即通过建立一些关于学习的计算模型来促进我们理解"人类如何学习"。例如，P. Kanerva在20世纪80年代中期提出SDM（sparse distributed memory）模型时并没有刻意模仿脑生理结构，但后来神经科学研究发现，SDM的稀疏编码机制在视觉、听觉、嗅觉功能的脑皮层中广泛存在，从而为理解脑的某些功能提供了一定的启发。自然科学研究的驱动力归结起来无外乎是人类对宇宙本源、万物本质、生命本性、自我本识的好奇，而"人类如何学习"无疑是一个有关自我本识的重大问题。从这个意义上说，机器学习不仅在信息科学中占有重要地位，还具有一定的自然科学探索色彩。

第二节　大数据技术与流派传承

一、流派医案的信息处理

流派医案的整理、分析、挖掘规律、总结经验，是流派学术经验传承的重要方式，其中流派医案的信息采集获取是分析利用的基础。知识获取是人工智能和知识工程领域的核心技术，是知识管理的基础。知识获取的基本任务包括知识抽取、转换、输入、检测。随着大数据技术的发展和人工智能领域的进步，多种算法被应用于知识获取的方法研究中。流派医案的描述中包含着大量的术语概念，包括诊疗术语、专业概念以及部分自然语言，建设合理的流派医案术语体系是丰富流派医案本体实例和进行医案知识获取的关键问题。

流派医案中的数据规范化是医案数字化研究中的难点问题，尤其是中医医案症状表述的口语化特征及描述性的个体性都是医案研究中的难点。医案数据的规范化是进行医案数据挖掘、信息化研究的重点，目前中医药领域已经有很多研究围绕医案的规范化开展。

二、基于数据库的医案统计方法研究

随着现代计算机技术、网络技术迅速发展，数据库大量应用于医案的分析研究中，发掘医案中所蕴含的医学思想和临床经验，以期发现规律，为现代医家们提供更有效的知识获取方法。纵观目前研究现状，流派医案数据库的研究，主要集中在建库方式的研究，以医案如何拆分、如何规范为主要的研究目标，来解决流派医案数据库的数据清洗和入库数据质量问题。在建立好流派医案数据库之后，以机器学习与数据挖掘技术探索流派医案中的经验和规律。

第三节　常用的大数据技术

一、关联规则

关联规则（association rules）是一种简单、实用的分析技术，就是发现存在于大量数据集中的关联性或相关性，从而描述一个事物中某些属性同时出现的规律和模式。关联分析是从大量数据中发现项集之间有趣的关联和相关联系。关联分析的一个典型例子是购物篮分析。该过程通过发现顾客放入其购物篮中的不同商品之间的联系，分析顾客的购买习惯。通过了解哪些商品频繁地被顾客同时购买，这种关联的发现可以帮助零售商制定营销策略。其他的应用还包括价目表设计、商品促销、商品的排放和基于购买模式的顾客划分。比如A→B的表达式，其中A表示此关联规则的前件，B表示此关联规则的后件，并且A和B是两个不相交的项集。

支持度（Support）表示包含A+B的事务占所有事物的比例。如果用P（A）表示包含A事物的比例，P（B）表示包含B事物的比例，那么Support=P（A∪B）。置信度（Confidence）表示包含A+B项集的事物在包含A的事物中所占的比重公式表达：Confidence（A→B）=P（B|A）=P（A∪B）/P（A）。提升度（Lift）表示"包含A+B事物的比例"与"包含B事物的比例"的比值。公式表达：Lift（A→B）=P（B|A）/P（B）=Confidence（A→B）/P（B）。提升度反映了关联规则中的A与B的相关性，提升度＞1且越高表明正相关性越高，提升度＜1且越低表明负相关性越高，提升度=1表明没有相关性。

二、聚类分析

聚类分析（clustering analysis）是一种寻找数据之间内在结构的技术（图4-1）。聚类把全体数据实例组织成一些相似组，而这些相似组被称作簇。处于相同簇中的数据实例彼此相同，处于不同簇中的实例彼此不同。聚类技术通常又被称为无监督学习，与监督学习不同的是，在簇中那些表示数据类别的分类或者分组信息是没有的。数据之间的相似性是通过定义一个距离或者相似性系数来判别的。聚类分析可以应用在数据预处理过程中，对于复杂结构的多维数据可以通过聚类分析的方法对数据进行聚集，使复杂结构数据标准化。聚类分析还可以用来发现数据项之间的依赖关系，从而去除或合并有密切依赖关系的数据项。聚类分析也可以为某些数据挖掘方法（如关联规则、粗糙集方法）提供预处理功能。在商业上，聚类分析是细分市场的有效工具，被用来发现不同的客户群，并且它通过对不同的客户群的特征的刻画，被用于研究消费者行为，寻找新的潜在市场。在生物上，聚类分析被用来对动植物和基因进行分类，以获取对种群固有结构的认识。在保险行业上，聚类分析可以通过平均消费来鉴定汽车保险单持有者的分组，同时可以根据住宅类型、价值、地理位置来鉴定城市的房产分组。在互联网应用上，聚类分析被用来在网上进行文档归类。在电子商务上，聚类分析通过分组聚类出具有相似浏览行为的客户，并分析客户的共同特征，从而帮助电子商务企业了解自己的客户，向客户提供更合适的服务。

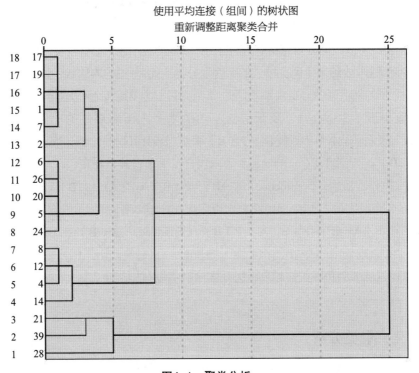

图4-1　聚类分析

三、决策树模型

决策树（decision tree）是一类常见的机器学习方法（图4-2）。以二分类任务为例，我们希望从给定训练数据集学得一个模型用以对新示例进行分类，这个把样本分类的任务，可看作对"当前样本属于正类吗？"这个问题的"决策"或"判定"过程。顾名思义，决策树是基于树结构来进行决策的，这恰是人类在面临决策问题时一种很自然的处理机制。一般地，一棵决策树包含一个根结点、若干个内部结点和若干个叶结点；叶结点对应于决策结果，其他每个结点则对应于一个属性测试；每个结点包含的样本集合根据属性测试的结果被划分到子结点中；根结点包含样本全集。从根结点到每个叶结点的路径对应了一个判定测试序列。决策树学习的目的是产生一棵泛化能力强，即处理未见示例能力强的决策树，其基本流程遵循简单且直观的"分而治之"（divide-and-conquer）策略。

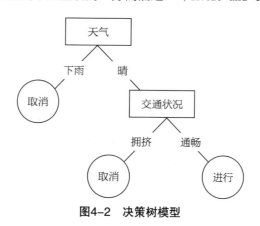

图4-2　决策树模型

四、人工神经网络

人工神经网络（artificial neural network）的研究很早就已出现，今天"神经网络"已是一个相当大的、多学科交叉的学科领域（图4-3）。神经网络是由具有适应性的简单单元组成的广泛并行互连的网络，它的组织能够模拟生物神经系统对真实世界物体做出交互反应。神经网络中最基本的成分是神经元（neuron）模型，即上述定义中的"简单单元"，在生物神经网络中每1个神经元与其他神经元相连，当它"兴奋"时，就会向相连的神经元发送化学物质，从而改变这些神经元内的电位；如果某神经元的电位超过了一个"阈值"（threshold），那么它就会被激活，即"兴奋"起来，向其他神经元发送化学物质。神经元接收到来自n个其他神经元传递过来的输入信号，这些输入信号通过带权重的连接（connection）进行传递，神经元接收到的总输入值将与神经元的阈值进行比较，然后通过"激活函数"（activation function）处理以产生神经元的输出。

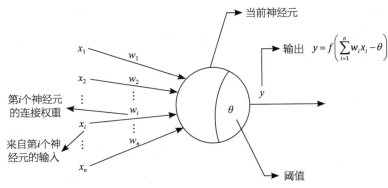

图4-3 人工神经网络

● 扩展阅读：深度学习

深度学习（deep learning），从理论上来说，参数越多的模型复杂度越高、"容量"（capacity）越大，这意味着它能完成更复杂的学习任务（图4-4）。但一般情形下，复杂模型的训练效率低，易陷入过拟合，因此难以受到人们青睐。而随着云计算、大数据时代的到来，计算能力的大幅提高可缓解训练低效性，训练数据的大幅增加则可降低过拟合风险，因此以深度学习为代表的复杂模型开始受到人们的关注。典型的深度学习模型就是很深层的神经网络。显然，对于神经网络模型，提高容量的一个简单办法是增加隐层的数目。隐层多了，相应的神经元连接权、阈值等参数就会更多。模型复杂度也可通过单纯增加隐层神经元的数目来实现，单隐层的多层前馈网络已具有很强大的学习能力；但从增加模型复杂度的角度来看，增加隐层的数目显然比增加隐层神经元的数目更有效，因为增加隐层数不仅增加了拥有激活函数功能的神经元数目，还增加了激活函数嵌套的层数。然而，多隐层神经网络难以直接用经典算法（例如标准BP算法）进行训练，因为误差在多隐层内逆传播时，往往会"发散"（diverge）而不能收敛到稳定状态。无监督逐层训练（unsupervised layer-wise training）是多隐层网络训练的有效手段，其基本思想是每次训练一层隐结点，训练时将上一层隐结点的输出作为输入，向本层隐结点的输出作为下一层隐结点的输入，这称为"预训练"（pre-training）；在预训练全部完成后，再对整个网络进行"微调"（fine tuning）训练。例如，在深度信念网络（deep belief network，简称DBN）中，每层都是一个受限Boltzmann机，即整个网络可视为若干个RBM堆叠而得。在使用无监督逐层训练时，首先训练第一层，这是关于训练样本的RBM模型，可按标准的RBM训练；其次，将第一层预训练好的隐结点视为第二层的输入结点，对第二层进行预训练，各层预训练完成后，再利用BP算法等对整个网络进行训练。 事实上，"预训练+微调"的做法可视为将大量参数分组，对每组先找到局部看来比较好的设置，然后再基于这些局部较优的结果联合起来进行全局寻优。这样就在利用模型中大量参数所提供的自由度的同时，有效地节省了训练开销。

另一种节省训练开销的策略是"权共享"（weight shari），即让一组神经元使用相同的连接权。这个策略在卷积神经网络（convolutional neural network，简称CNN）中发挥了重要作用。CNN可用BP算法进行训练，但在训练中，无论是卷积层还是采样层，其每一组神经元都是用相同的连接权，从而大幅减少了需要训练的参数数目。

我们可以从另一个角度来理解深度学习。无论是DBN还是CNN，其多隐层堆叠、每层对上一层的输出进行处理的机制，可看作在对输入信号进行逐层加工，从而把初始的、与输出目标之间联系不太密切的输入表示，转化成与输出目标联系更密切的表示，使得原来仅基于最后一层输出映射难以完成的任务成为可能。换言之，通过多层处理，逐渐将初始的"低层"特征表示转化为"高层"特征表示后，用"简单模型"即可完成复杂的分类等学习任务，由此可将深度学习理解为进行"特征学习"（feature learning）或"表示学习"（representation learning）。

以往在机器学习用于现实任务时，描述样本的特征通常需由人类专家来设计，这称为"特征工程"（feature engineering）。众所周知，特征的好坏对泛化性能有至关重要的影响，人类专家设计出好特征也并非易事；特征学习则通过机器学习技术自身来产生好特征，这使机器学习向"全自动数据分析"又前进了一步。

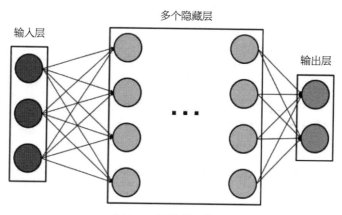

图4-4　深度学习模型

第四节 大数据技术在流派传承中的应用举例

一、基于数据挖掘的针灸治疗面肌痉挛选穴规律分析

关键词：面肌痉挛，针灸，选穴规律，数据挖掘，文献研究。

面肌痉挛是临床常见的神经病变，表现为一侧或双侧面部肌肉（包括眼轮匝肌、表情肌、口轮匝肌等）出现反复发作的阵发性、不自主的抽搐症状，严重时出现睁眼困难、口角歪斜，以及耳内抽动样杂声。该病女性发病率略高于男性，尤好发于中老年，但发病年龄有年轻化的趋势[1]。目前西医对此病病因并未明确，"血管压迫"理论占主导地位[2]。西医治疗给予镇静类药物，或予以射频、神经阻止、肉毒素注射及面神经微血管神经减压术等现代疗法，其疗效甚微，亦容易造成不同程度的面瘫及面神经感染等并发症，甚则危及生命[3]。针灸治疗面肌痉挛应用广泛、临床疗效明确，为进一步规范临床治疗方案，促进针灸治疗面肌痉挛临床经验的传承与发展，本研究通过使用古今医案云平台（V1.6.3）进行数据挖掘，对治疗面肌痉挛选穴规律总结分析。

1. 资料与方法

1）数据来源及检索方法

通过计算机检索中国知网（CNKI）、万方数据库（WF）、维普（VIP）等数据库；文献检索时间范围：建库至2019年5月30日。初次检索设主题词为"面肌痉挛""瘈疭"等，与干预措施主题词"针刺"或"针灸"相组合，然后按照纳入与排除标准进行人工筛选。

2）纳入标准

（1）研究对象：依据中、西医诊断标准明确诊断为"面肌痉挛"的患者。

（2）文献类型：针灸治疗面肌痉挛的临床研究。

（3）治疗方案：以针刺治疗为主，针刺起主要疗效，可以结合艾灸、药物等其他中西医治疗方法。

（4）清晰明确的针灸处方，包括十二经穴、奇经八脉穴、经外奇穴等。

3）排除标准

（1）继发性面肌痉挛（HFS）。

（2）非临床研究文献，如理论探讨、经验介绍、动物实验研究及细胞实验研究、综述类文章。

（3）运用非传统针灸疗法的文献，如腹针、平衡针疗法等；运用非传统腧穴的文献，如董氏奇穴、耳穴等。

（4）内容相同或重复报道的文献，只选取录入1次。

4）数据规范与录入

穴位名称统一规范，参照中华人民共和国国家标准《腧穴名称与定位》[4]，由双人录入后进行第三人进一步审核。研究者将审核后针刺处方录入古今医案云平台（V1.6.3），在平台中对该数据库数据执行标准化，建立完整的"面肌痉挛选穴"数据库，加入分析池后可进行相关总结分析，得到分析结果。

5）数据分析

由中国中医科学院中医药信息研究所研发的古今医案云平台，是用于医案管理与服务的专业软件，包含对医案信息的储存、管理、标准化、数据挖掘等功能，满足中医药研究者管理和分析医案信息的要求[5]。本研究主要使用平台中穴位统计、穴对分析、复杂网络分析等模块进行数据挖掘分析。穴位统计结果中"频次分析"描述穴位使用频率、使用次数，简单清晰体现选穴频次。穴对分析中"关联分析"提示穴位与穴位之间的关联程度，通过置信度、支持度等描述。复杂网络分析可以构建各穴位间的网络关系图，以"穴—穴"作为网络节点，挖掘穴位关联、社团分析等隐性规律，对核心选穴处方有重要体现[6]。

2. 结果

1）文献纳入情况

经初次检索后筛选获得218篇针灸治疗面肌痉挛的临床研究类文献，严格按照纳入及排除标准筛选后，最终纳入文献84篇，累计处方87首，涉及腧穴81个，构建本研究数据库。面肌痉挛针刺治疗选穴分布以圆饼图直观观察，见图4-5。

2）频次统计

对文献录入后数据库的所有穴位进行使用频次统计分析，其中治疗面肌痉挛针刺选穴使用频次≥10次的高频腧穴有22个，腧穴由高到低依次为合谷、地仓、四白、瞳子髎、太冲、颊车、风池、颧髎、下关、迎香、足三里等。见表4-1。

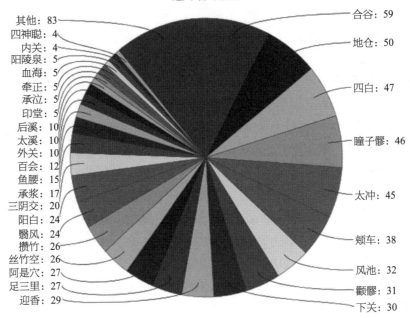

图4-5　针灸治疗面肌痉挛选穴分布情况

表4-1　87首治疗面肌痉挛处方高频穴位（≥10次）中所有穴位使用频次统计

序号	穴位	频次	频率	序号	穴位	频次	频率
1	合谷	59	67.82%	12	阿是穴	27	31.03%
2	地仓	50	57.47%	13	丝竹空	26	29.89%
3	四白	47	54.02%	14	攒竹	26	29.89%
4	瞳子髎	46	52.87%	15	翳风	24	27.59%
5	太冲	45	51.72%	16	阳白	24	27.59%
6	颊车	38	43.68%	17	三阴交	20	22.99%
7	风池	32	36.78%	18	承浆	17	19.54%
8	颧髎	31	35.63%	19	鱼腰	15	17.24%
9	下关	30	34.48%	20	百会	12	13.79%
10	迎香	29	33.33%	21	外关	10	11.49%
11	足三里	27	31.03%	22	太溪	10	11.49%

3）穴位关联度分析

穴对分析：对87首穴位处方运用穴对互信息法分析，同现频次前3位为"合谷-太冲""四白-地仓""颊车-地仓"。组合同现频次分析＞22的结果见表4-2。

表4-2 87首文献针灸治疗面肌痉挛处方中穴对（同现频次＞22）

序号	穴对	同现频次	序号	穴对	同现频次
1	合谷-太冲	38	12	迎香-地仓	26
2	四白-地仓	37	13	合谷-风池	26
3	颊车-地仓	37	14	地仓-下关	24
4	瞳子髎-地仓	36	15	四白-迎香	23
5	合谷-地仓	32	16	四白-下关	23
6	四白-颊车	31	17	颧髎-合谷	23
7	合谷-瞳子髎	30	18	颧髎-地仓	23
8	四白-合谷	29	19	颧髎-瞳子髎	22
9	四白-瞳子髎	29	20	迎香-瞳子髎	22
10	颊车-瞳子髎	28	21	地仓-阳白	22
11	合谷-颊车	27	22	地仓-太冲	22

关联分析：对筛选后纳入的87首处方进行穴位配伍关联分析，在平台中设置置信度＞0.65，支持度＞0.25后得到分析结果，按照置信度降序排序，见表4-3，前5位的穴对为阳白-地仓、颊车-四白、迎香-四白、瞳子髎-地仓、丝竹空-地仓。置信度可简单理解为可信性，支持度即支持率，二者可以从侧面揭示事物某种联系[7]。

表4-3 87首文献针灸治疗面肌痉挛处方中腧穴关联分析（置信度＞0.65，支持度＞0.25）

序号	关联穴位	置信度	支持度	序号	关联穴位	置信度	支持度
1	阳白-地仓	0.92	0.25	13	地仓-颊车	0.76	0.44
2	颊车-四白	0.87	0.38	14	迎香-颊车	0.76	0.25
3	迎香-四白	0.86	0.29	15	颧髎-合谷	0.74	0.26
4	瞳子髎-地仓	0.85	0.45	16	颧髎-地仓	0.74	0.26
5	丝竹空-地仓	0.85	0.25	17	颧髎-瞳子髎	0.74	0.26
6	太冲-合谷	0.84	0.44	18	颊车-合谷	0.71	0.31
7	风池-合谷	0.84	0.31	19	颧髎-四白	0.71	0.25
8	四白-地仓	0.83	0.45	20	瞳子髎-四白	0.7	0.37
9	下关-四白	0.83	0.29	21	风池-太冲	0.69	0.25
10	迎香-瞳子髎	0.83	0.28	22	瞳子髎-合谷	0.67	0.36
11	下关-地仓	0.8	0.28	23	地仓-合谷	0.66	0.38
12	颊车-瞳子髎	0.79	0.34	24	四白-合谷	0.65	0.34

注："-"表示左边穴位与右边穴位常作为穴对组合同时出现；置信度越接近1，则组合出现的概率越大。

4）复杂网络分析

于平台复杂网络图分析模块中设置边权重为3500，分析得出核心组合为：合谷、太冲、风池、地仓、下关、颧髎、颊车、太阳、四白，见图4-6。

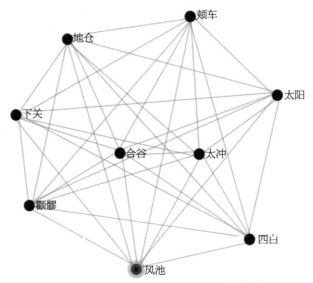

图4-6　87首治疗面肌痉挛处方穴位复杂网络

3. 讨论

面肌痉挛与祖国中医学"目瞤""胞轮振跳""颜面抽搐"病名相符。历代医家认为本病发病病因多责之于"风"，《千金方》云："夫眼动，口唇动偏，皆风邪入络"[8]，提出风邪致病善动，导致颜面抽搐的特点。《审视瑶函——脾轮振跳》："此症谓目脾不待人之开合，而自牵曳振跳出，乃气分之病，属肝脾而二经络之患。人皆呼为风，殊不知血虚而气不知顺，非纯风也"[9]，提出血虚生风之病机，并责之肝脾二经。《临证指南医案·肝风》："精液亏损，肝阴不足，则易风阳上升，窍络阻塞……甚则瘛疭痉厥"，提出精液亏虚之病机。现代诸医家认为本病以气血虚为本，风痰瘀为标；总结其病理因素包括风、痰、瘀、虚等，其重要病机为肝风内动，涉及肝胃二经等。由以上各方面解释HFS的发病[10]，本研究统计出来的选穴规律亦与这些病因病机认识相符合。

本次研究包含有效处方87首，合计81种腧穴。单穴穴位分析中，针灸治疗面肌痉挛的高频应用腧穴由多至少为合谷、地仓、四白、瞳子髎、太冲、颊车、风池、颧髎、下关、迎香、足三里等，频次≥10的有22个。高频次的22个腧穴中，经络分布包括足阳明胃经穴位5个（地仓、四白、颊车、下关、足三里）；足少阳胆经3个（瞳子髎、风池、阳白）；手少阳三焦经3个（丝竹空、翳风、外关）；

手阳明大肠经（合谷、迎香）；足太阳膀胱经（攒竹），手太阳小肠经（颧髎），足太阴脾经（三阴交），足少阴肾经（太溪），足厥阴肝经（太冲），任脉（承浆），督脉（百会），经外穴（鱼腰）及阿是穴（面肌抽动明显处）。腧穴（序号+频次穴位）定位分布以面部局部为主，包括眼周5个（4瞳子髎、13丝竹空、14攒竹、16阳白、19鱼腰），面颊部5个（3四白、6颊车、8颧髎、9下关、10迎香），唇周2个（2地仓、18承浆）；远部取穴包括头部3个（7风池、15翳风、20百会），上肢2个（1合谷、21外关），下肢3个（5太冲、11足三里、17三阴交）。以上穴位相配对机体起调和气血、息风止痉、活血通络等功效。面部局部穴位多属阳经，针刺以疏调阳经经气，推动气血运行，奏活血通络止痉之效；合谷为治疗头面五官疾病常用要穴，有"面口合谷收"之经验总结；太冲穴为肝经原穴，具疏肝养血之效；风池穴是手、足少阳、阳维之会，起祛风散寒、活血止痛、熄风止痉之效，为治风要穴；翳风穴可平息内风，其下布有面神经干、迷走神经等，结合该穴特殊的解剖结构与面肌痉挛的病机，具有重要临床应用价值，针刺此穴位具有完善机体局部的神经调节、改善血管营养、促进淋巴循环等临床疗效[11]；足三里、三阴交穴以调养脾胃，补益气血；外关者，三焦经血气出入之关口也，通于手厥阴、阳维脉，可调其血气；百会为三阳五会之所，位于巅顶，是督脉、足太阳经交会穴，通达全身阴阳之脉，沟通全身经学，具有安神止痉、通络理气、总督诸经之功，是调节机体阴阳平衡重要穴位[12]。由此可见临床上针灸治疗病位明确的疾病，如面肌痉挛、面瘫、耳鸣耳聋等，可遵循循经按部取穴（近部取穴、远部取穴），根据疾病病因病机选取配穴调和以增加疗效。

在穴对分析中，穴对指两穴常同时出现互相配伍，腧穴同现频度≥22的穴对有22组，前五位的分别为合谷–太冲、四白–地仓、颊车–地仓、瞳子髎–地仓、合谷–地仓，其相组合的穴位为合谷、太冲、地仓、四白、颊车、瞳子髎。合谷穴与太冲穴合用称"四关穴"，为临床中常用的穴对配伍，两穴属性一阴一阳、一气一血，升降协调，阴阳顺接，两穴配合具有镇静解痉、疏风理血的作用。许建阳等的研究表明针刺合谷、太冲后，可改善患者面部、颅内血液循环，消除面神经的异常兴奋状态，缓解面肌痉挛症状[13]。临床常用的配穴方法主要包括本经配穴、表里经配穴、上下配穴、前后配穴、左右配穴、同名经配穴等；如地仓、四白、颊车同属足阳明胃经，属本经配穴；合谷、地仓分别为手、足阳明经经穴，以同名经"同气相通"的理论为依据，属同名经配穴。同时也有阳白–地仓、瞳子髎–地仓、瞳子髎–合谷等配穴原则之外的穴对，由此可见在临床中可挖掘以临床疗效、临床经验为基础的组合穴对，这是传统取穴原则的补充。

在复杂网络分析中，得出治疗面肌痉挛的针灸处方核心组合：合谷、太冲、风池、地仓、下关、颧髎、颊车、太阳、四白。从核心处方中体现针刺治疗面肌痉挛的规律"局部与远端取穴配合，祛邪与扶正并重"。面肌痉挛病位在面部，病理因素以风痰瘀为主，病性本虚标实，归属肝胃二经，近部穴位重用足阳明胃经之地仓、四白、颊车、下关穴以改善气血，活血通络止痉；远部穴位取风池穴息风止痉，太冲穴疏肝行气，太冲与合谷穴合用以调和气血。诸穴合用，共奏调和气血、息风通络止痉之效，与目前多数医家认为以风、痰、瘀为标，气血精液亏虚为本的病机理解相符。临床疾病之病因病机，多数医家阐述不尽相同，尚不统一，临床经验治法数据挖掘结果能佐证对病因病机的认识，促进疾病认识及治疗方法的规范化、标准化。

综上所述，利用古今医案云平台（V1.6.3），总结及信息化处理分析的腧穴频次、腧穴配伍结果为针灸治疗处方的重要组成要素。本研究对目前已发表的针灸治疗面肌痉挛的临床实验数据进行数据挖掘，得出的用穴规律、穴对、核心处方为临床治疗提供参考，亦须结合临床验证，使科研结果与临床应用更好地结合。

参考文献：

［1］王维治. 神经病学［M］. 2版. 北京：人民卫生出版社，2013：479–480.

［2］李世亭，郑学胜. 血管压迫导致面肌痉挛发病机制研究［J］. 中华神经外科疾病研究杂志，2013，12（05）：385–387.

［3］上海交通大学颅神经疾病诊治中心. 面肌痉挛诊疗中国专家共识［J］. 中国微侵袭神经外科杂志，2014，19（11）：528–532.

［4］国家质量监督检验检疫总局，国家标准化委员会. 腧穴名称与定位［S］. 北京：中国标准出版社，2006.

［5］于琦，李敬华，李宗友，等. 基于本体的中医医案知识服务与共享系统构建研究［J］. 中国数字医学，2017，12（5）：103–105.

［6］张琼琼，刘平，赵金蕾，等. 基于数据挖掘近30年针灸治疗失眠临床取穴规律研究［J］. 世界科学技术–中医药现代化，2018，20（9）：1596–1602.

［7］任玉兰，赵凌，陈勤，等. 数据挖掘技术在经穴选用及其特异性研究中的应用［J］. 中医杂志，2010，51（1）：47–51.

［8］孙思邈. 千金方［M］. 成都：四川大学出版社，2014.

［9］傅仁宇. 审视瑶函［M］. 上海：上海卫生出版社，1958.

［10］张蓓蓓，丁砚兵. 面肌痉挛的中医病因病机与治疗现状分析［J］. 湖北中医杂志，2017，39（3）：58–61.

［11］姜雪梅，高彦平，黄泳. 翳风穴的形态学特征及其临床意义［J］. 中国针灸，2005，25（11）：781–783.

［12］程为平，韦燕博，张茜茹. 论百会穴穴性及临床应用［J］. 辽宁中医药大学学报，2015，（3）：5–6.

［13］许建阳，王发强，王宏，等. 针刺合谷与太冲fMRI脑功能成像的比较研究［J］. 中国针灸，2004，24（4）：263–265.

二、基于数据挖掘的各省新型冠状病毒肺炎中医药治疗方案用药规律研究

关键词：新型冠状病毒肺炎，数据挖掘，中医药，用药规律。

新型冠状病毒肺炎（以下简称"新冠肺炎"）是由COVID-19感染后引起的一种急性呼吸道传染病。COVID-19是一种先前尚未在人类中发现的新型冠状病毒。临床表现以发热、乏力、干咳为主，少数出现鼻塞、流涕、咽痛、结膜炎、肌痛和腹泻等表现，严重者逐渐可出现急性呼吸窘迫综合征、脓毒症休克、难以纠正的代谢性酸中毒、凝血功能障碍和多脏器衰竭，危及生命。西医对于新冠肺炎的治疗仍以对症支持治疗为主，我国自发布《新型冠状病毒肺炎诊疗方案（试行第三版）》[1]（以下简称"国家方案第三版"）以来，加入了中医药治疗方案。目前，根据国家卫生健康委办公厅最新发布的《新型冠状病毒肺炎诊疗方案（试行第八版）》[2]（以下简称"国家方案第八版"），中医药治疗方案把新冠肺炎分为轻型、普通型、重型、危重型及恢复期共5个时期。各省、自治区、直辖市在国家中医药治疗方案的基础下，根据"三因制宜"的原则，结合当地气候特点及疫情治疗经验，陆续发布当地新型冠状病毒肺炎中医药治疗方案，并且在发布了第一版方案之后，总结治疗经验，对治疗方案有所更新。

本研究意在运用数据挖掘对目前全国各省份发布的新型冠状病毒肺炎中医药治疗方案进行分析、梳理，探索核心用药规律，为当前防疫医务人员运用中医药治疗新冠肺炎提供思路。

（一）资料与方法

1. 资料与检索

通过互联网检索引擎，对各省、自治区、直辖市卫生健康委、中医药管理部门官网进行搜索，收集最新版本的新型冠状病毒肺炎中医药治疗方案。

2. 信息采集

对资料中的地名、临床表现、中医辨证分型、方剂、中药等信息进行提取，并保存至Excel表格中。由2位研究人员分别独立录入资料，完成后交换核对。

3. 统计学分析

采用古今医案云平台V2.1个人版，对录入的信息进行频数统计、关联分析以及聚类分析。对各省治疗方案的临床表现、中医证候、方剂、中药等字段进行标

准化处理。参考人民卫生出版社2002年出版《方剂学》[3]《中药学》[4]，对于具有不同名称的同类信息进行标准化，如"麻杏甘石汤"与"麻杏石甘汤"统一为"麻杏石甘汤"，"生晒参"与"红参"统一为"人参"。关联分析设置置信度为0.8至1，支持度≥0.1，提升度>1，聚类分析设置距离类型为欧氏距离，聚类方法为类平均法及最长距离法，筛选高频中药进行聚类，探索新型冠状病毒肺炎各期的核心用药规律。

（二）结果

截至目前，国家卫生健康委办公厅已发布国家方案第八版，其中医治疗部分，临床治疗期可分为5个时期：轻型、普通型、重型、危重型及恢复期。纳入研究的省、自治区、直辖市包括北京、湖南、广东、黑龙江、辽宁、云南、海南、江西、陕西、四川、广西、宁夏、内蒙古、青海、甘肃、吉林、天津、河北、贵州、山西、山东、新疆、上海、江苏和湖北（以下简称"省份"）。

1. 临床表现统计

统计25个省份各期的415个临床表现，以频次排序，轻型常见的临床表现有乏力、胸部胀闷、咽干；普通型常见的临床表现有发热、胸部胀闷、咳嗽；重型常见的临床表现有胸闷气促、咳嗽、发热；危重型常见的临床表现有呼吸困难、烦躁、需辅助通气；恢复期常见的临床表现有气短、乏力、纳差。不同时期各省中医治疗方案描述的临床表现见表4-4至表4-6。

表4-4　各省新型冠状病毒肺炎中医治疗方案临床表现（轻型及普通型）前10位

序号	轻型			序号	普通型		
	临床表现	频次	百分比		临床表现	频次	百分比
1	乏力	33	70.21%	1	发热	23	85.19%
2	胸部胀闷	23	48.94%	2	胸部胀闷	14	51.85%
3	咽干	20	42.55%	3	咳嗽	13	48.15%
4	干咳	20	42.55%	4	大便溏薄	12	44.44%
5	恶心	20	42.55%	5	痰少质稀	11	40.74%
6	发热	19	40.43%	6	乏力	10	37.04%
7	呕吐	19	40.43%	7	口干	8	29.63%
8	大便溏薄	19	40.43%	8	纳呆	8	29.63%
9	痰少质稀	16	34.04%	9	低热	7	25.93%
10	困倦	15	31.91%	10	咽干	7	25.93%

表4-5　各省新型冠状病毒肺炎中医治疗方案临床表现（重型及危重型）前10位

序号	重型			序号	危重型		
	临床表现	频次	百分比		临床表现	频次	百分比
1	胸闷气促	27	87.10%	1	呼吸困难	19	63.33%
2	咳嗽	20	64.52%	2	烦躁	19	63.33%
3	发热	14	45.16%	3	需辅助通气	19	63.33%
4	大便秘结	12	38.71%	4	神昏	19	63.33%
5	口干	11	35.48%	5	汗出肢冷	16	53.33%
6	气喘	11	35.48%	6	胸腹灼热	6	20.00%
7	高热不退	11	35.48%	7	手足逆冷	5	16.67%
8	痰少质稀	9	29.03%	8	喘促	2	6.67%
9	恶心	7	22.58%	9	汗出	2	6.67%
10	痰中夹血	6	19.35%	10	乏力	1	3.33%

表4-6　各省新型冠状病毒肺炎中医治疗方案临床表现（恢复期）前10位

序号	恢复期		
	临床表现	频次	百分比
1	气短	25	58.14%
2	乏力	22	51.16%
3	纳差	21	48.83%
4	大便无力	14	32.56%
5	口干	14	32.56%
6	便溏不爽	13	30.23%
7	痞满	12	27.91%
8	干咳少痰	5	11.63%
9	心悸	5	11.63%
10	汗多	5	11.63%

2. 中医证候统计

经统计各省诊疗方案的115个中医证候，轻型常见的中医证候有寒湿郁肺、湿热蕴肺和湿邪郁肺；普通型常见的中医证候有湿毒郁肺、寒湿阻肺和邪热壅肺；重型常见的中医证候有疫毒闭肺、气营两燔、热毒炽盛；危重型常见的中医证候为内闭外脱；恢复期常见的中医证候有肺脾气虚、气阴两虚和余邪未尽。不同时期各省中医治疗方案描述的中医证候见表4-7至表4-9。

表4-7　各省新型冠状病毒肺炎中医治疗方案中医证候（轻型及中普通型）前10位

序号	轻型			序号	普通型		
	中医证候	频次	百分比		中医证候	频次	百分比
1	寒湿郁肺	9	21.28%	1	湿毒郁肺	3	11.11%
2	湿热蕴肺	4	8.52%	2	寒湿阻肺	3	11.11%
3	湿邪郁肺	2	4.26%	3	邪热壅肺	2	7.41%
4	风寒袭肺	2	4.26%	4	外寒内热	1	3.70%
5	风热犯肺	2	4.26%	5	湿疫阻肺	1	3.70%
6	咳嗽微喘	1	2.13%	6	气虚湿滞	1	3.70%
7	寒湿束表	1	2.13%	7	浊毒闭肺	1	3.70%
8	枢机不利	1	2.13%	8	湿毒壅肺	1	3.70%
9	温邪犯肺	1	2.13%	9	湿毒阻肺	1	3.70%
10	湿困表里	1	2.13%	10	湿浊伤中	1	3.70%

表4-8　各省新型冠状病毒肺炎中医治疗方案中医证候（重型及危重型）前10位

序号	重型			序号	危重型		
	中医证候	频次	百分比		中医证候	频次	百分比
1	疫毒闭肺	12	38.71%	1	内闭外脱	18	60.00%
2	气营两燔	5	16.13%	2	化源欲绝	1	3.33%
3	热毒炽盛	2	6.45%	3	毒损心肺络脉	1	3.33%
4	热毒闭肺	2	6.45%	4	流毒五脏	1	3.33%
5	邪毒闭肺	2	6.45%	5	疫毒内陷	1	3.33%
6	寒湿蕴肺困脾	1	3.23%	6	疫毒壅肺	1	3.33%
7	气营两燔	1	3.23%	7	阳闭阴脱	1	3.33%
8	温毒闭肺	1	3.23%	8	肺气衰竭	1	3.33%
9	湿毒蕴结	1	3.23%	9	肺闭喘脱	1	3.33%
10	湿热蕴毒	1	3.23%	10	脏器衰弱	1	3.33%

表4-9 各省新型冠状病毒肺炎中医治疗方案中医证候（恢复期）前10位

序号	恢复期		
	中医证候	频次	百分比
1	肺脾气虚	14	32.56%
2	气阴两虚	14	32.56%
3	余邪未尽	3	6.98%
4	痰瘀阻络	2	4.65%
5	肺胃阴虚	2	4.65%
6	肺脾两虚	2	4.65%
7	余热未清	1	2.33%
8	枢机不利	1	2.33%
9	气津两伤	1	2.33%
10	浊瘀阻络	1	2.33%

3. 推荐处方统计

经统计，25个省份中医药治疗方案出现的中医处方一共有112首。轻型常用的中医处方有：达原饮、升降散和麻杏薏甘汤；普通型常用的中医处方有：麻杏石甘汤、升降散和麻杏薏甘汤；重型常用的中医处方有：宣白承气汤、麻杏石甘汤、黄连解毒汤；危重型常用的中医处方有：参附汤、安宫牛黄丸和四逆加人参汤；恢复期常用的中医处方有：六君子汤、沙参麦冬汤和升阳益胃。不同时期各省中医治疗方案推荐的中医处方见表4-10、表4-11。

表4-10 各省新型冠状病毒肺炎中医治疗方案中医处方（轻型、普通型和重型）前10首

轻型		普通型		重型	
方剂名称	频次	方剂名称	频次	方剂名称	频次
达原饮	5	麻杏石甘汤	3	宣白承气汤	4
升降散	3	升降散	2	麻杏石甘汤	3
麻杏薏甘汤	3	麻杏薏甘汤	2	黄连解毒汤	3
藿香正气散	2	人参败毒散	1	千金苇茎汤	2
银翘散	2	大青龙汤	1	冷哮丸	2
三仁汤	2	千金苇茎汤	1	化湿败毒方	1
九味羌活汤	2	小柴胡汤	1	三消饮	1
三拗汤	1	清气化痰汤	1	柴胡达原饮	1
加减正气散	1	藿朴夏苓汤	1	桑贝散	1
升降散	1	清热化湿抗毒方	1	清肺通络方	1

表4-11　各省新型冠状病毒肺炎中医治疗方案中医处方（危重型和恢复期）前10首

危重型		恢复期	
方剂名称	频次	方剂名称	频次
参附汤	4	六君子汤	2
安宫牛黄丸	4	沙参麦冬汤	2
四逆加人参汤	3	升阳益胃汤	1
生脉散	2	参苓白术散	1
参附龙牡汤	1	四逆散	1
清气化痰汤	1	小柴胡汤	1
清营汤	1	柴胡清燥汤	1
三石汤	1	温肺化纤汤	1
生脉饮	1	王氏清暑益气汤	1
破格救心汤	1	理中汤	1

4. 中药统计

经统计，25个省份中医药治疗方案中出现的中药一共有204味。轻型常用的中药有苦杏仁、广藿香、厚朴等；普通型常用的中药有苦杏仁、甘草、石膏等；重型常用的中药有石膏、葶苈子、苦杏仁等；危重型常用的中药有人参、附子、山茱萸等；恢复期常用的中药有茯苓、陈皮、麦冬等。各省中医药治疗方案包含的高频的中药见表4-12。

表4-12　各省新型冠状病毒肺炎中医治疗方案中药前20味

轻型		普通型		重型		危重型		恢复期	
中药	频次	中药	频次	中药	频次	中药	频次	中药	频次
苦杏仁	27	苦杏仁	23	石膏	27	人参	25	茯苓	23
广藿香	26	甘草	16	葶苈子	23	附子	25	陈皮	23
厚朴	25	石膏	14	苦杏仁	21	山茱萸	22	麦冬	22
苍术	25	麻黄	14	甘草	18	五味子	7	黄芪	22
草豆蔻	21	黄芩	13	赤芍	18	干姜	7	党参	19
连翘	21	广藿香	12	大黄	15	丹参	5	半夏	19
甘草	20	厚朴	11	麻黄	13	炙甘草	4	甘草	17
黄芩	19	苍术	10	桃仁	10	甘草	4	白术	16
半夏	18	茯苓	10	炙麻黄	10	茯苓	4	砂仁	15
茯苓	18	薏苡仁	10	苍术	10	麦冬	4	南沙参	13

轻型		普通型		重型		危重型		恢复期	
中药	频次	中药	频次	中药	频次	中药	频次	中药	频次
陈皮	17	连翘	9	草果	9	水牛角	3	广藿香	12
麻黄	17	草豆蔻	8	知母	8	牡蛎	3	五味子	11
桔梗	16	柴胡	7	连翘	8	白术	3	炙甘草	9
生姜	15	槟榔	7	黄芩	8	苦杏仁	3	北沙参	8
薏苡仁	14	芦根	7	半夏	7	赤芍	3	太子参	8
槟榔	13	蜜麻黄	7	槟榔	7	金银花	3	桑叶	7
柴胡	11	陈皮	7	牡丹皮	7	龙骨	3	石膏	7
白术	11	半夏	6	瓜蒌	7	厚朴	2	芦根	7
羌活	11	生姜	5	厚朴	6	地黄	2	天花粉	6
金银花	10	葶苈子	5	水牛角	6	地龙	2	淡竹叶	6

1）中药四气、五味、归经和功效

各省中医药治疗方案的中药四气，轻型及普通型以温为主，重型以寒为主，危重型以微温为主，恢复期以温、平为主。中药四气统计见表4-13。

表4-13 各省新型冠状病毒肺炎中医治疗方案中药四气频次统计

轻型		普通型		重型		危重型		恢复期	
四气	频次	四气	频次	四气	频次	四气	频次	四气	频次
温	195	温	99	寒	81	微温	55	温	112
微温	102	寒	61	温	69	温	36	平	101
寒	97	微温	45	大寒	50	大热	26	微寒	83
平	73	平	44	微寒	49	寒	26	微温	56
微寒	59	微寒	41	平	39	平	25	寒	47
凉	28	大寒	19	凉	10	微寒	23	凉	10
大寒	7	凉	16	微温	8	热	7	大寒	7
大热	0	大热	0	热	1	凉	4	大热	1
热	0	热	0	大热	0	大寒	3	热	1

各省中医药治疗方案的中药五味，轻型及普通型以辛味为主，重型以苦味为主，危重型及恢复期均以甘味为主。中药五味统计见表4-14。

表4-14　各省新型冠状病毒肺炎中医治疗方案中药五味频次统计

轻型		普通型		重型		危重型		恢复期	
五味	频次	五味	频次	五味	频次	五味	频次	五味	频次
辛	323	辛	164	苦	163	甘	111	甘	271
苦	270	苦	147	辛	143	辛	66	辛	122
甘	165	甘	118	甘	121	苦	49	苦	99
淡	52	微苦	35	微苦	26	微苦	36	微苦	57
微苦	25	淡	26	咸	12	酸	31	淡	39
酸	11	酸	3	淡	10	涩	26	酸	22
咸	6	咸	3	酸	3	淡	9	咸	7
微酸	0	微甘	1	微辛	1	咸	9	涩	5

各省中医药治疗方案的中药归经，各期均以归肺经为主，其次为胃经、脾经及心经。中药归经统计见表4-15。

表4-15　各省新型冠状病毒肺炎中医治疗方案中药归经频次统计

轻型		普通型		重型		危重型		恢复期	
归经	频次	归经	频次	归经	频次	归经	频次	归经	频次
肺	384	肺	237	肺	186	肺	108	肺	281
胃	305	胃	161	胃	143	心	96	脾	214
脾	267	脾	132	脾	102	肾	90	胃	212
肝	106	心	62	肝	90	脾	77	心	128
心	96	大肠	56	心	71	肝	58	肾	89
大肠	71	肝	48	大肠	49	胃	55	肝	65
膀胱	59	膀胱	39	膀胱	43	大肠	14	大肠	15
肾	40	肾	25	肾	30	膀胱	8	小肠	11
小肠	25	胆	17	心包	15	胆	6	膀胱	9
胆	24	小肠	11	小肠	9	心包	2	胆	9
心包	3	心包	4	胆	5	三焦	1	心包	2
三焦	1	三焦	1	三焦	0	小肠	1	三焦	0

2）中药关联分析

以关联分析总结各省中医药治疗方案中各期的药对，挖掘已知的高频中药组合。置信度（Confidence）表示前者出现的情况下后者出现的概率，用符号+表示；支持度（Support）表示两者同时在总体出现的概率；提升度（Lift）表示含有前者的条件下，同时含有后者的概率，提升度＞1为有效的强关联规则。

经统计，各省中医药治疗方案的轻型中药的常用药对有厚朴+广藿香、草豆蔻+苍术、半夏+苦杏仁、茯苓+广藿香等，详见表4–16。

表4–16　轻型中药关联分析

中药药对	同现频次	置信度	支持度	提升度
厚朴+广藿香	20	0.8	0.43	1.45
草豆蔻+苍术	17	0.81	0.36	1.52
半夏+苦杏仁	15	0.83	0.32	1.44
茯苓+广藿香	15	0.83	0.32	1.5
槟榔+草豆蔻	13	1	0.28	2.24
薏苡仁+苦杏仁	13	0.93	0.28	1.62
生姜+苍术	12	0.8	0.26	1.5
生姜+广藿香	12	0.8	0.26	1.45
生姜+麻黄	12	0.8	0.26	2.21
槟榔+苍术	12	0.92	0.26	1.73
羌活+广藿香	11	1	0.23	1.81
羌活+厚朴	10	0.91	0.21	1.71
羌活+苍术	10	0.91	0.21	1.71
白术+茯苓	10	0.91	0.21	2.38

注：置信度＞0.8，支持度＞0.2，提升度＞1。

普通型中药的常用药对有甘草+苦杏仁、石膏+苦杏仁、石膏+甘草、黄芩+苦杏仁、麻黄+苦杏仁及薏苡仁+苦杏仁等，详见表4–17。

表4–17　普通型中药关联分析

中药药对	同现频次	置信度	支持度	提升度
甘草+苦杏仁	15	0.94	0.56	1.1
石膏+苦杏仁	14	1	0.52	1.17
石膏+甘草	12	0.86	0.44	1.45
黄芩+苦杏仁	12	1	0.44	1.17
麻黄+苦杏仁	12	0.86	0.44	1.01
薏苡仁+苦杏仁	10	1	0.37	1.17
茯苓+苦杏仁	9	0.9	0.33	1.06
厚朴+苦杏仁	9	0.82	0.33	0.96
连翘+苦杏仁	8	0.89	0.3	1.04
槟榔+草豆蔻	7	1	0.26	3.38
草豆蔻+槟榔	7	0.88	0.26	3.39

续表

中药药对	同现频次	置信度	支持度	提升度
芦根+苦杏仁	7	1	0.26	1.17
蜜麻黄+苦杏仁	6	0.86	0.22	1.01
槟榔+苍术	6	0.86	0.22	2.32
芦根+甘草	6	0.86	0.22	1.45
柴胡+茯苓	6	0.86	0.22	2.32
柴胡+苦杏仁	6	0.86	0.22	1.01
陈皮+广藿香	6	0.86	0.22	1.94

注：置信度>0.8，支持度≥0.2，提升度>1。

重型中药的常用药对有葶苈子+石膏、苦杏仁+石膏、赤芍+石膏、赤芍+葶苈子、甘草+石膏及大黄+苦杏仁等，详见表4-18。

表4-18　重型中药关联分析

中药药对	同现频次	置信度	支持度	提升度
葶苈子+石膏	23	1	0.74	1.15
苦杏仁+石膏	21	1	0.68	1.15
赤芍+石膏	18	1	0.58	1.15
赤芍+葶苈子	18	1	0.58	1.35
甘草+石膏	18	1	0.58	1.15
大黄+苦杏仁	15	1	0.48	1.48
大黄+石膏	15	1	0.48	1.15
麻黄+苦杏仁	13	1	0.42	1.48
麻黄+石膏	13	1	0.42	1.15
苍术+苦杏仁	10	1	0.32	1.48
苍术+石膏	10	1	0.32	1.15
苍术+麻黄	10	1	0.32	2.38
苍术+葶苈子	10	1	0.32	1.35
知母+石膏	8	1	0.26	1.15
连翘+石膏	8	1	0.26	1.15
牡丹皮+石膏	7	1	0.23	1.15
牡丹皮+赤芍	7	1	0.23	1.72
牡丹皮+葶苈子	7	1	0.23	1.35
瓜蒌+苦杏仁	7	1	0.23	1.48
瓜蒌+石膏	7	1	0.23	1.15

注：置信度=1，支持度≥0.2，提升度>1。

危重型常用药对有干姜+附子、炙甘草+人参、炙甘草+附子及炙甘草+干姜等，详见表4-19。

表4-19　危重型中药关联分析

中药药对	同现频次	置信度	支持度	提升度
干姜+附子	7	1	0.23	1.2
炙甘草+人参	4	1	0.13	1.2
炙甘草+附子	4	1	0.13	1.2
炙甘草+干姜	4	1	0.13	4.29
炙甘草+山茱萸	4	1	0.13	1.36
牡蛎+人参	3	1	0.1	1.2
牡蛎+附子	3	1	0.1	1.2
牡蛎+龙骨	3	1	0.1	10
赤芍+丹参	3	1	0.1	6
龙骨+人参	3	1	0.1	1.2
龙骨+牡蛎	3	1	0.1	10
龙骨+附子	3	1	0.1	1.2
白术+茯苓	3	1	0.1	7.5

注：置信度=1，支持度≥0.1，提升度>1。

恢复期常用药对有广藿香+党参、广藿香+半夏、广藿香+砂仁、广藿香+陈皮、广藿香+茯苓、广藿香+黄芪及北沙参+麦冬等，详见表4-20。

表4-20　恢复期中药关联分析

中药药对	同现频次	置信度	支持度	提升度
广藿香+党参	12	1	0.28	2.26
广藿香+半夏	12	1	0.28	2.26
广藿香+砂仁	12	1	0.28	2.87
广藿香+陈皮	12	1	0.28	1.87
广藿香+茯苓	12	1	0.28	1.87
广藿香+黄芪	12	1	0.28	1.95
北沙参+麦冬	8	1	0.19	1.95
桑叶+南沙参	7	1	0.16	3.31
桑叶+麦冬	7	1	0.16	1.95
石膏+麦冬	7	1	0.16	1.95
西洋参+麦冬	6	1	0.14	1.95

续表

中药药对	同现频次	置信度	支持度	提升度
玉竹+麦冬	5	1	0.12	1.95
玉竹+甘草	5	1	0.12	2.53
淡竹叶+南沙参	5	1	0.12	3.31
淡竹叶+麦冬	5	1	0.12	1.95
当归+白术	5	1	0.12	2.69

注：置信度=1，支持度≥0.1，提升度>1。

3）中药聚类分析

以聚类分析（cluster analysis）探索新型冠状病毒肺炎各期的核心用药规律。

轻型20味中药进行聚类分析，在欧氏距离取4.3时，可以得到5个簇（clusters）：①广藿香、厚朴；②苍术、草豆蔻、槟榔、陈皮、羌活、麻黄、生姜；③茯苓、白术、苦杏仁、半夏、薏苡仁；④桔梗、金银花；⑤柴胡、甘草、连翘、黄芩。聚类分析结果如图4-7所示。

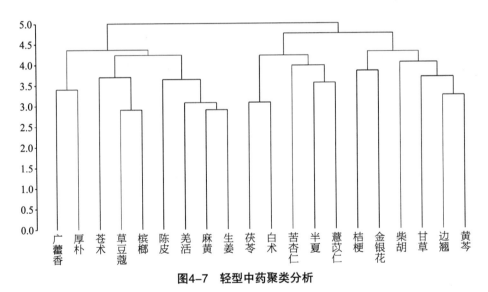

图4-7　轻型中药聚类分析

普通型前20味中药进行聚类分析，在欧氏距离取3.6时，可以得到5个簇：①苦杏仁、麻黄、甘草、石膏；②黄芩、连翘；③薏苡仁、芦根；④炙麻黄、半夏、白豆蔻、厚朴、茯苓、柴胡；⑤苍术、草豆蔻、槟榔、广藿香、陈皮、生姜。聚类分析结果如图4-8所示。

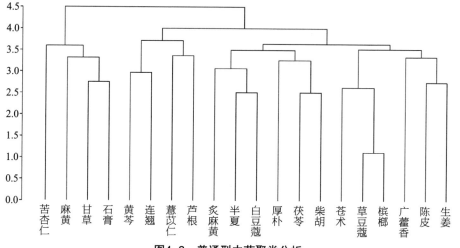

图4-8 普通型中药聚类分析

重型前20味中药进行聚类分析，在欧氏距离取4.2时，可以得到4个簇：①苦杏仁、大黄、石膏、葶苈子、赤芍、甘草；②黄芩、知母、水牛角、连翘、牡丹皮、竹叶；③半夏、草果、麻黄、苍术；④桃仁、瓜蒌、炙麻黄、槟榔。聚类分析结果如图4-9所示。

危重型前20味中药进行聚类分析，在欧氏距离取2.8时，可以得到5个簇：①山茱萸、附子、人参；②五味子、麦冬、石菖蒲；③牡蛎、龙骨、干姜、炙甘草；④丹参、细辛、赤芍、苍术；⑤甘草、水牛角、金银花、苦杏仁、茯苓、白术。聚类分析结果如图4-10所示。

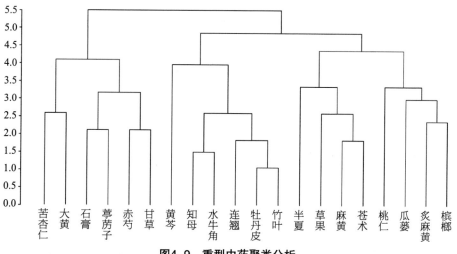

图4-9 重型中药聚类分析

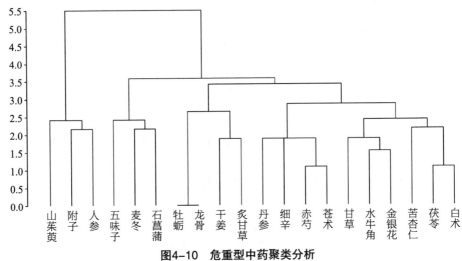

图4-10　危重型中药聚类分析

恢复期前20味中药进行聚类分析，在欧氏距离取3.5时，可以得到6个簇：①白术；②陈皮、黄芪、党参、茯苓、半夏、砂仁、广藿香；③麦冬；④甘草；⑤天花粉、太子参、淡竹叶；⑥炙甘草、五味子、北沙参、南沙参、桑叶、芦根、石膏。聚类分析结果如图4-11所示。

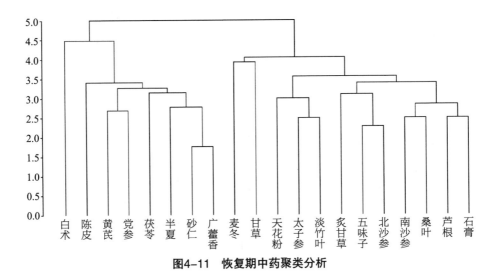

图4-11　恢复期中药聚类分析

（三）讨论

本研究共纳入了25个省份的新型冠状病毒肺炎中医药治疗方案，并对其进行分析。结合各省中医药治疗方案中的临床症状及中医辨证，按《新型冠状病毒诊疗方案（第八版）》分为五期（轻型、普通型、重型、危重型、恢复期）进行数据统计分析。经统计，在25个省份方案中，共出现过415个临床表现、115个中医证候、112首处方，204味中药。

1. 临床表现

《素问·刺法论》云："五疫之至，皆相染易，无问大小，病状相似。"各省中医药治疗方案中轻型常见的临床表现有乏力、胸部胀闷、咽干；普通型常见的临床表现有发热、胸部胀闷、咳嗽；重型常见的临床表现有胸闷气促、咳嗽、发热；危重型常见的临床表现有呼吸困难、烦躁、需辅助通气；恢复期常见的临床表现有气短、乏力、纳差。国家方案第八版指出，新冠肺炎以发热、干咳、乏力为主要表现，轻症患者可表现低热、轻微乏力、嗅觉及味觉障碍等，无肺炎表现，重症患者多在发病一周后出现呼吸困难和（或）低氧血症，严重者可快速进展为急性呼吸窘迫综合征、脓毒症休克、难以纠正的代谢性酸中毒和凝血功能障碍及多器官功能衰竭等。各省中医药治疗方案分期分型符合国家诊疗方案中对于新型冠状病毒肺炎临床表现的描述，并体现出疾病由轻到重，邪气由表入里，邪退正虚的发展规律。

2. 中医证候

本病属疫病范畴，因感受疫疠之气而起，吴又可在《瘟疫论》中提出"瘟疫之为病，非风、非寒、非暑，乃天地间别有一种异气所感"。本病符合中医湿温类疫病特点，表现为湿邪氤氲黏腻，缠绵难解，容易阻滞气机，出现湿疫郁肺、热毒闭肺、毒损肺络，甚至气营两燔、内闭外脱等证候[5]。各省方案中轻型常见的中医证候有寒湿郁肺、湿热蕴肺和湿邪郁肺，普通型常见的中医证候有湿毒郁肺、寒湿阻肺和邪热壅肺，重型常见的中医证候有疫毒闭肺、气营两燔、热毒炽盛，危重型常见的中医证候为内闭外脱，恢复期常见的中医证候有肺脾气虚、气阴两虚和余邪未尽，其各型高频证候与国家方案大体一致。总体来看，本病病理特点以"湿、寒、热、毒、闭、虚"为主，病位主要在肺。同时，各省中医药治疗方案亦有地方特色的辨证，如四川轻症可见风热犯肺证，新疆较少出现内闭外脱证，北京恢复期可见痰瘀阻络证，青海恢复期可见肝郁脾虚证。因此可见，各省针对新型冠状病毒肺炎的辨证分型与国家方案既有一致性，即高频中医证候，又有差异性，即各省根据其地理、气候的差异而归纳的中医证候。另回顾目前疫情情况，多数新型冠状病毒肺炎患者病情较轻，预后良好。少部分患者，尤其老年患者及有慢性基础疾病患者，病情危重，预后较差。年轻患者正气存内，抵邪外出，多数只停留在卫分或气分，故病症较轻；老年患者，体内正气无法与疫邪抗衡，正虚邪实，导致疫毒深陷于里，伏于营分、血分，出现由表及里、由浅入深一系列传变，形成"内闭外脱"之证候。

3. 方剂与中药

经统计，25个省份中医药治疗方案中出现的方剂一共有112首。轻型高频中医处方有达原饮、升降散和麻杏薏甘汤，普通型高频中医处方有麻杏石甘汤、升降散和麻杏薏甘汤；重型高频中医处方有宣白承气汤、麻杏石甘汤、黄连解毒汤；危重型高频中医处方有参附汤、安宫牛黄丸和四逆加人参汤；恢复期高频中医处方有六君子汤、沙参麦冬汤和升阳益胃汤。达原饮有开达膜原、辟秽化浊之功，升降散功用为升清降浊、散风清热，麻杏薏甘汤有解表祛湿之效，提示轻型以解表化湿、辟秽化浊为主。麻杏石甘汤擅辛凉宣泄、清肺平喘，结合升降散和麻杏薏甘汤，提示普通型以宣肺止咳、化湿降浊为主。宣白承气汤具有清肺定喘、泻热通便功效，黄连解毒汤清热解毒，主治三焦火毒，提示重型以清热解毒、平喘通便为主。参附汤用于益气回阳救逆，安宫牛黄丸清热解毒、镇惊开窍，四逆加人参汤回阳救逆，益气固脱，提示危重型以益气、回阳、固脱为主，配合醒神开窍。六君子汤益气健脾、燥湿化痰，沙参麦冬汤清养肺胃、生津润燥，升阳益胃汤益气升阳、清热除湿，提示恢复期以益气养阴为主，辅以驱邪。

25个省份中医药治疗方案中出现的中药一共有204味。各省方案提炼出的高频中药，轻型为苦杏仁、广藿香、厚朴、苍术、草豆蔻、连翘等，普通型为苦杏仁、甘草、石膏、麻黄、黄芩、广藿香等；重型为石膏、葶苈子、苦杏仁、甘草、赤芍、大黄等，危重型为人参、附子、山茱萸、五味子、干姜、丹参等；恢复期为茯苓、陈皮、麦冬、黄芪、党参、半夏等。

轻型及普通型中药四气以温为主，重型以寒为主，危重型以微温为主，恢复期以正虚为主，部分有正虚邪恋的证候，中药四气以温、平为主。轻型及普通型中药五味以辛味为主，重型以苦味为主，危重型及恢复期均以甘味为主。各期中药归经均以归肺经为主，其次为胃经、脾经及心经，符合叶天士在《温热论》中"温邪上受，首先犯肺，逆传心包"的说法。

清代徐大椿云："一病必有一主方，一方必有一主药"。国家卫生健康委《新型冠状病毒诊疗方案（第八版）》推荐使用的"清肺排毒汤"实为麻杏石甘汤、五苓散、小柴胡汤和射干麻黄汤去大枣、五味子，加山药、枳实、陈皮、藿香而成，推荐用于轻型、普通型、重型及部分危重型患者，根据本研究，各省中医药治疗方案轻型、普通型、重型的高频用药基本覆盖清肺排毒汤所含的中药，体现了各省方案与国家卫生健康委的推荐方剂具有一致性。

4. 核心用药规律研究

以两种中药组成的药对进行关联分析，挖掘已知的高频中药组合。各省中医药治疗方案中的轻型常用药对有厚朴+广藿香、草豆蔻+苍术、半夏+苦杏仁、茯苓+广藿香等，体现了轻型治疗以解表、宣肺、化湿为主的治疗方案。普通型的常用药对有甘草+苦杏仁、石膏+苦杏仁、石膏+甘草、黄芩+苦杏仁、麻黄+苦杏仁及薏苡仁+苦杏仁等，体现了普通型治疗以清热、化湿、宣肺为主的治疗原则。重型的常用药对有葶苈子+石膏、苦杏仁+石膏、赤芍+石膏、赤芍+葶苈子、甘草+石膏及大黄+苦杏仁等，体现了重型以清热解毒凉血、泻肺平喘通便为主的治疗策略。危重型的常用药对有干姜+附子、炙甘草+人参、炙甘草+附子及炙甘草+干姜等，体现了危重型以扶正固脱为主的治疗方向。恢复期的常用药对有广藿香+党参、广藿香+半夏、广藿香+砂仁、广藿香+陈皮、广藿香+茯苓、广藿香+黄芪及北沙参+麦冬等，体现了恢复期以益气、养阴为主，兼清余邪的治疗思路。

以聚类分析（cluster analysis）分别对各省方案5个时期的高频中药进行分析，可以在纳入统计的中药中进行基于相似度的归类研究，探索潜在的中药新组合。轻型中药聚类分析揭示了轻型的组方用药规律可以归为5个类别：芳香化湿、辛温解表、利水渗湿、宣肺清热、和解少阳。结合单味中药的频次统计和药对的关联分析，轻型的主要治法进一步提炼为化湿、宣肺、散寒，清热次之。普通型中药聚类分析反映了普通型的组方用药规律可以归类为5个类别：清肺平喘、清热解毒、清热利水、宣肺化痰止咳、散寒化湿。结合单味中药的频次统计和药对的关联分析，普通型的主要治法进一步提炼为宣肺、清热、散寒、化湿。重型中药聚类分析反映了重型的组方用药规律可以归类为4个类别：泻肺平喘、凉血解毒、散寒化湿、宣肺止咳。结合单味中药的频次统计和药对的关联分析，重型的主要治法进一步提炼为宣肺、解毒、凉血、化湿。危重型中药聚类分析反映了危重型的组方用药规律为：回阳救逆、收敛固脱、通窍醒神、凉血解毒。恢复期中药聚类分析反映了恢复期的组方用药规律为：健脾化湿、补益肺气、养阴生津。

新型冠状病毒肺炎的关键病理是诱发自身免疫过度反应，释放大量炎症因子，如白介素1、白介素6、白介素8、白介素21、肿瘤坏死因子和单核细胞趋化蛋白，形成炎症因子风暴[6]。免疫系统在杀死病毒的同时，也损伤机体正常组织，可以造成炎症、凝血、休克、血管损伤、呼吸窘迫、血氧水平降低等系列病理反应，临床上可出现发热、咳嗽、喘气、器官衰竭等表现[7]。现代药理研究表明，各省中医药治疗方案中的核心中药，如广藿香、石膏、黄芩、人参等，大多具有抗病毒或调节免疫力的作用[8]，可减轻新冠肺炎由于自身免疫过度反应所导致的组织损伤。其中，广藿香水煎液有抗病毒、抗真菌、抗炎作用，其挥发油对胃肠有解痉作用。甘草所含有效成分可上调PPAR-ymRNA的表达，具有抗炎效果[9]，亦有止咳、消痰及降低气道阻力作用。石膏具有解热、促进吞噬细胞成熟、抗病毒作用，多用于新冠肺炎重型。其他药物如半夏、葶苈子、陈皮等亦具有抗炎、抗微生物等作用。另外，人参所含的人参皂苷能提高机体应激状态，增加心肌收缩力、减慢心率、增加心输出量，从而达到强心、抗休克作用。附子水煎液具有抗休克、抗凝、抗血栓形成、抗炎作用。人参与附子协同多用于新冠肺炎危重型，起益气、回阳、固脱之效。恢复期虽然新型冠状病毒核酸检测转阴，但仍有乏力、咳嗽、失眠、焦虑等症状，免疫功能及肺功能也未完全修复，茯苓、黄芪、麦冬等具有镇静、增强免疫力作用，可改善相应症状，同时可促进肺部炎症的吸收，减少粘连，促进损伤脏器组织的修复[10]。

综上所述，本研究对全国25个省份的中医药治疗方案进行了用药规律的研究。以各个分期的临床表现、中医辨证、处方和用药为统计对象，通过频数统计、关联分析和聚类分析，得出了各期的高频证候、高频中药、高频药对以及中药组合，探索了各个分期的辨证论治用药原则。不同省份的治疗方案用药具有一定的差异，但其核心用药与国家方案具有一致性。结合现代药理学研究可发现，各省中医药治疗方案中的核心中药大多具有抗病毒或调节免疫力的作用，可减轻新冠肺炎由于自身免疫过度反应所导致的组织损伤。

本研究所纳入的各省中医药治疗方案，由于临床表现、中医证型用语类似而不完全相同，某些省份仅推荐方剂而无中药，另一些省份仅推荐中药组合而无方剂名称，有可能出现统计出的高频方剂与高频中药不一致的情况，若能进一步标准化各方案的语言，有助于得到更贴近临床实际的结果与结论。

参考文献：

[1] 中华人民共和国国家卫生健康委员会. 关于印发新型冠状病毒感染的肺炎诊疗方案（试行第三版）的通知［EB/OL］.（2020-01-23）［2020-11-01］. http://www.nhc.gov.cn/yzygj/s7653p/202001/f492c9153ea9437bb587ce2ffcbee1fa.shtml.

[2] 中华人民共和国国家卫生健康委员会. 关于印发新型冠状病毒感染的肺炎诊疗方案（试行第八版）的通知［EB/OL］.（2020-08-18）［2020-11-01］. http://www.nhc.gov.cn/yzygj/s7653p/202008/0a7bdf12bd4b46e5bd28ca7f9a7f5e5a.shtml.

[3] 谢鸣. 方剂学［M］. 北京：人民卫生出版社，2002.

[4] 黄兆胜. 中药学［M］. 北京：人民卫生出版社，2002.

[5] 郑文科，张俊华，杨丰文，等. 中医药防治新型冠状病毒肺炎各地诊疗方案综合分析［J］. 中医杂志，2020，61（04）：277-280.

[6] 张竞文，胡欣，金鹏飞. 新型冠状病毒引起的细胞因子风暴及其药物治疗［J］. 中国药学杂志，2020，55（5）：333-336.

[7] 黄明，杨丰文，张磊，等. 中医药治疗新型冠状病毒肺炎的经验与策略——张伯礼院士武汉一线抗疫思考［J/OL］. 中医杂志：1-4［2020-11-01］. http://kns.cnki.

net/kcms/detail/11.2166.R.20200927.0943.002.html.

[8] 朱坤, 申毅锋, 甘文吉, 等. 新型冠状病毒肺炎中医治疗方用药规律分析 [J/OL]. 辽宁中医杂志: 1-12 [2020-11-01]. http://kns.cnki.net/kcms/detail/21.1128 0R.20200927.1455.008.html.

[9] 李冀, 李想, 曹明明, 等. 甘草药理作用及药对配伍比例研究进展 [J]. 上海中医药杂志, 2019, 53 (7): 83-87.

[10] 刘清泉, 夏文广, 安长青, 等. 中西医结合治疗新型冠状病毒肺炎作用的思考 [J]. 中医杂志, 2020, 61 (06): 463-464.